U0251641

## 编·委·会

顾问组专家◎汪之顼　　南京医科大学公共卫生学院

杨　莉　　四川省卫生健康委员会妇幼健康处

李光辉　　首都医科大学附属北京妇产医院

杨年红　　华中科技大学同济医学院公共卫生学院


主　　编◎张　琚　　四川省妇幼保健院

曾　果　　四川大学华西公共卫生学院

副　主　编◎高　岩　　四川省妇幼保健院

杨　蓉　　武汉市妇幼保健院

参　　编◎李　润　　四川省妇幼保健院

程改平　　四川大学华西医院

滕　越　　北京市海淀区妇幼保健院

戴永梅　　南京市妇幼保健院

周　敏　　甘肃省妇幼保健院

刘　婧　　成都市妇女儿童中心医院

彭　敏　　四川省妇幼保健院

刘　丹　　四川米诺娃妇女儿童医院

周凤鸣　　成都西区安琪儿妇产医院

王　玥　　四川锦欣妇女儿童医院

周　羽　　四川省妇幼保健院

杨柳青　　海南省妇女儿童医学中心

黄璐娇　　四川省人民医院

芮　溧　　昆明医科大学／昆明市妇幼保健院

王　雪　　四川省妇幼保健院

吴　成　　四川省妇幼保健院

孙海岚　　重庆市妇幼保健院

胡桂凤　　南京市妇幼保健院

四 川 省 营 养 学 会 妇幼营养分会
四 川 省 预 防 医 学 会 妇幼营养分会
四川省卫生健康委员会 妇 幼 健 康 处

"中国孕产妇营养与健康科学调查项目"
"四川省孕期营养门诊建设项目"
实践系列丛书（一）

# 妊娠合并糖尿病

## 临床营养管理与实践手册

四川大学出版社

项目策划：许　奕
责任编辑：许　奕
责任校对：张　澄
封面设计：墨创文化
责任印制：王　炜

**图书在版编目（CIP）数据**

妊娠合并糖尿病临床营养管理与实践手册 / 张琚，
曾果主编 . — 成都 ： 四川大学出版社，2021.1
　ISBN 978-7-5690-4510-9

　Ⅰ . ①妊… Ⅱ . ①张… ②曾… Ⅲ . ①妊娠合并症—
糖尿病—临床营养—手册 Ⅳ . ① R714.256-62

中国版本图书馆 CIP 数据核字（2021）第 018671 号

书名　妊娠合并糖尿病临床营养管理与实践手册
　　　RENSHEN HEBING TANGNIAOBING LINCHUANG YINGYANG GUANLI YU SHIJIAN SHOUCE

| | |
|---|---|
| 主　　编 | 张琚曾果 |
| 出　　版 | 四川大学出版社 |
| 地　　址 | 成都市一环路南一段 24 号（610065） |
| 发　　行 | 四川大学出版社 |
| 书　　号 | ISBN 978-7-5690-4510-9 |
| 印前制作 | 四川胜翔数码印务设计有限公司 |
| 印　　刷 | 郫县犀浦印刷厂 |
| 成品尺寸 | 185mm×260mm |
| 插　　页 | 4 |
| 印　　张 | 11.5 |
| 字　　数 | 289 千字 |
| 版　　次 | 2021 年 3 月第 1 版 |
| 印　　次 | 2021 年 3 月第 1 次印刷 |
| 定　　价 | 65.00 元 |

◆ 读者邮购本书，请与本社发行科联系。
　电话：(028)85408408/(028)85401670/
　(028)86408023　邮政编码：610065
◆ 本社图书如有印装质量问题，请寄回出版社调换。
◆ 网址：http://press.scu.edu.cn

四川大学出版社
微信公众号

前言

随着现代社会人们生活方式的改变、女性生育年龄的推迟以及诊断标准的更新，妊娠合并糖尿病，特别是妊娠期糖尿病（GDM）的发病率在全球范围内呈明显上升趋势。在中国，尤其是大、中城市孕妇人群中，近年来 GDM 发病率快速增长（已达 15%～20%），远远超过世界平均水平。大量研究证实，GDM 对母子双方近期和远期健康均可能造成严重危害。然而，目前在我国针对妊娠合并糖尿病的临床营养管理和治疗工作十分有限，尚缺乏规范化指导。因此，为了推动我国孕妇人群妊娠合并糖尿病的有效预防和临床干预，我们特别邀请国内从事相关领域研究和临床工作的数十位专家学者，组织编写了这本实用手册。本书以当前国内外有关妊娠合并糖尿病尤其是 GDM 的临床营养管理的理论、方法及应用为主线，融合了产科、内分泌科、临床营养科、健康教育科等的最新研究成果，全面介绍规范化妊娠合并糖尿病医学营养治疗的主要内容、治疗流程及工作模式。

全书共十四章，涉及孕前、孕期及产后的不同阶段，从 GDM 的预防保健到医学营养治疗及综合管理的全方位内容。本书强调理论与实践的紧密结合，注重科学性、实用性和可操作性，还特别展示了国内代表性地区三甲医院的 GDM 临床营养治疗模式和经典案例,有助于相关医务人员在创建孕期营养门诊和 GDM 患者的临床营养管理过程中学习与实践。

　　本书的如期出版,离不开编写团队的各位专家教授、同道的智慧贡献和辛勤付出。同时在本书编写中,中国营养学会妇幼营养分会的汪之顼教授、李光辉教授、杨年红教授,四川省卫健委妇幼处的杨莉处长给予了精湛的专业指导。本书还得到科技部基础资源调查项目"中国孕产妇营养与健康科学调查"、四川省卫健委项目"四川省孕期营养门诊建设"及四川省预防医学会的大力支持。四川省妇幼保健院临床营养科的李润等在书籍排版、校对、核查等工作中付出了辛勤的劳动,在此一并表示衷心感谢!

　　本书编写历时 2 年多,收集国内外最新研究进展及临床案例,力求为基层医务人员提供相对全面和完整的信息。希望本书能成为从事孕产妇健康营养保健工作的临床医护人员、医学营养专业人员以及社区医生、助产士等健康相关工作者的实用参考书。

　　由于编者水平有限,书中难免存在不足之处,恳请专家、同道和读者多多批评指正。

张琚　曾果

2021 年 1 月

# 目　　录

# 第一章 概　述

　　本章明确了妊娠合并糖尿病的定义，从妊娠合并糖尿病的病因相关因素、流行趋势、影响因素展开论述，阐述目前妊娠合并糖尿病的诊断标准，同时详细描述了妊娠合并糖尿病对母体和子代近期及远期的影响，以期引起广大医生及患者的高度重视，并将血糖作为长期关注和随访的指标。

　　早在 3000 多年前，人类就对糖尿病有一定的认识。20 世纪，对糖尿病的研究和治疗进入了飞速发展的阶段。2003 年美国糖尿病协会（American Diabetes Association，ADA）将糖尿病（Diabetes Mellitus，DM）定义为由遗传和环境等多种因素相互作用引起的一组代谢综合征，是由胰岛素合成或分泌绝对或相对不足、胰岛素受体数目或结构异常、胰岛分泌的活性不足、胰岛素与胰岛素受体结合异常等引起的糖、蛋白质、电解质、水的代谢紊乱而导致的临床综合征。

## 第一节　妊娠合并糖尿病的定义

　　胰岛素应用之前，妊娠期糖尿病（Gestational Diabetes Mellitus，GDM）鲜为人知，1922 年胰岛素应用于临床后，人们发现糖尿病孕妇的生育能力提升，才逐渐开始深入研究 GDM。1979 年，世界卫生组织（World Health Organization，WHO）首先提出 GDM 这种特殊类型的糖尿病，这是临床十分常见的内科合并症之一，指的是妊娠期首次发生的不同程度的糖耐量异常，妊娠期的高血糖大大增加了妊娠期病理状态和新生儿并发症的发生率。

　　妊娠合并糖尿病包括孕前糖尿病（Pre-Gestational Diabetes Mellitus，PGDM）和妊娠期糖尿病（GDM）。PGDM 指孕前已经确诊的糖尿病和在妊娠期首次发现且血糖升高已经达到糖尿病诊断标准者，也称为糖尿病合并妊娠。GDM 指妊娠期发生的不同程度的糖耐量异常，一般在妊娠 24～28 周及 28 周后做 75g 口服葡萄糖耐量试验，空腹、服糖后 1 小时、服糖后 2 小时任意一个时间点血糖值超过标准值即可诊断，不包括妊娠前已存在的糖尿病。由于在妊娠合并糖尿病患者当中，GDM 孕妇占到 90% 以上，且绝大多数 GDM 孕妇可以通过单纯的医学营养治疗获得良好的妊娠结局，所以本书中涉及营养治疗的内容主要针对 GDM 孕妇。

## 第二节　妊娠合并糖尿病的诊断标准

多年来，人们对妊娠合并糖尿病的诊断方法和标准一直存在争议。为此，2001 年在美国国立卫生研究院（National Institute of Health，NIH）的支持下，国际妊娠合并糖尿病研究组（International Association of Diabetes and Pregnancy Study Group，IADPSG）进行了一项全球多中心的前瞻性研究，即"高血糖与不良妊娠结局（Hyperglycemia and Adverse Pregnancy Outcomes，HAPO）"研究，根据研究结果，IADPSG 在 2010 年提出了妊娠合并糖尿病诊断的新标准。2011 年，ADA 建议采用 IADPSG 标准作为妊娠合并糖尿病的诊断标准。2011 年 10 月，妊娠合并糖尿病协作组提出了我国妊娠合并糖尿病的诊治指南。WHO 在 2013 年也制订出妊娠期高血糖的诊断标准。此外，我国《妊娠合并糖尿病诊治指南（2014）》也采用国际和国内推荐的新妊娠合并糖尿病诊断标准。

### 一、孕前糖尿病的诊断

符合以下两项中任意一项者，即可确诊为 PGDM。

1. 妊娠前已经确诊为糖尿病。

2. 妊娠前未进行过血糖检查的孕妇，尤其是存在糖尿病高危因素者，首次产检时需明确是否存在糖尿病，妊娠期血糖升高达到以下任何一项标准即可诊断为 PGDM：

（1）空腹血浆葡萄糖（Fasting Plasma Glucose，FPG）≥7.0mmol/L（126mg/dL）。

（2）75g 口服葡萄糖耐量试验（Oral Glucose Tolerance Test，OGTT），服糖后 2 小时血糖≥11.1mmol/L（200mg/dL）。

（3）伴有典型的高血糖症状或高血糖危象，同时随机血糖≥11.1mmol/L（200mg/dL）。

（4）糖化血红蛋白（HbA1C）≥6.5%，但不推荐妊娠期常规用 HbA1C 进行糖尿病筛查。

### 二、妊娠期糖尿病的诊断

1. 推荐医疗机构对所有尚未被诊断为 PGDM 或 GDM 的孕妇，在妊娠 24～28 周以及 28 周后首次就诊时行 OGTT。

OGTT：OGTT 前禁食至少 8 小时，试验前连续 3 天正常饮食，即每日进食碳水化合物不少于 150g，检查期间静坐、禁烟。检查时，5 分钟内口服含 75g 无水葡萄糖液体 300mL，分别抽取孕妇服糖前及服糖后 1 小时、2 小时的静脉血（从开始饮用葡萄糖水计算时间），放入含有氟化钠的试管中，采用葡萄糖氧化酶法测定血糖水平。

OGTT 的诊断标准：服糖前及服糖后 1 小时、2 小时，3 个时间点的血糖值应分别低于 5.1mmol/L、10.0mmol/L、8.5mmol/L（92mg/dL、180mg/dL、153mg/dL）。任何一项血糖值达到或超过上述标准即诊断为 GDM。

2. 孕妇具有 GDM 高危因素或者在医疗资源缺乏地区，建议妊娠 24~28 周首先检查 FPG。FPG≥5.1mmol/L，可以直接诊断为 GDM，不必行 OGTT；FPG<4.4mmol/L（80mg/dL），发生 GDM 的可能性极小，可以暂时不行 OGTT；4.4mmol/L≤FPG<5.1mmol/L，应尽早行 OGTT。

3. 孕妇具有 GDM 高危因素，首次 OGTT 结果正常，必要时可在妊娠晚期重复行OGTT。

4. 妊娠早、中期随孕周增加 FPG 水平逐渐下降，尤以妊娠早期下降明显，因而，妊娠早期 FPG 水平不能作为 GDM 的诊断依据。

5. 未定期检查者，如果首次就诊时间在妊娠 28 周以后，建议首次就诊时或就诊后尽早行 OGTT 或 FPG 检查。

# 第三节　妊娠合并糖尿病的流行趋势

近年来，随着人们生活方式的改变、生育年龄的后移以及诊断标准的变化，妊娠合并糖尿病的发病率在全球范围内呈明显上升趋势。2015 年国际糖尿病联盟（International Diabetes Federation，IDF）资料显示：世界范围内共 4.15 亿成年人患糖尿病，约 2100 万妇女患有 GDM。

## 一、全球流行现状

由于种族和人种的差异，全球 GDM 发病率差异较大，而所用的筛查和诊断标准的不同进一步放大了这种差异，所报告的 GDM 患病率在 1%~28%。2013 年 IDF 对全球34 个国家和地区的 47 个流行病学研究数据进行综合统计分析后发现，印度和英国GDM 发病率为 20% 以上，尼日利亚、加拿大、法国 GDM 发病率为 10%~15%，中国、日本和美国 GDM 发病率为 5%~10%。从 IDF 公布的数据看，中国 GDM 发病率在世界范围尚处于较低水平。但由于中国人口众多，2013 年受 GDM 所累的中国妇女仍超过 100 万人，位于印度之后，排名世界第二。

## 二、中国流行现状

采用最新诊断标准，2010 年 1 月至 2012 年 2 月，全国 13 家医院 17186 名孕妇的筛查结果显示，我国 GDM 发病率为 17.5%。采纳新的诊断标准后，我国 GDM 发病率近 20%，已经超过世界平均水平。中国地域广阔，地区间经济发展及医疗水平不均衡，GDM 在中国各地区的发病情况存在较大差异。

## 第四节　妊娠合并糖尿病的病因

妊娠合并糖尿病是由遗传和环境因素相互作用导致的一种与怀孕相关的代谢性疾病。研究表明，妊娠合并糖尿病主要与胰岛素抵抗、炎症因子和围孕期不健康的生活方式相关。

### 一、胰岛素抵抗

胰岛素抵抗（Insulin Resistance，IR）指胰岛素作用的靶器官、靶组织对胰岛素生物学效应的反应性降低或丧失，常伴有胰岛素代偿性分泌增加，是孕期生理性改变之一。正常妊娠时，胰岛素敏感性较孕前下降 $50\%\sim60\%$，同时胰岛素分泌也代偿性增加 $2.0\sim2.5$ 倍，以维持孕期正常的血糖水平。孕期 IR 与孕期激素水平变化、自身免疫、遗传因素、胰岛素分泌异常、胰岛素受体异常、游离脂肪酸增加以及机体组织器官对胰岛素敏感性下降等因素相关。孕期 IR 明显增加，机体不能分泌足够的胰岛素代偿，即发生妊娠合并糖尿病。

### 二、炎症因子

近年来，随着对胰岛素作用信号通路的深入研究，人们发现炎症因子在糖代谢异常中有重要作用。与 GDM 有关的炎症因子主要有：①肿瘤坏死因子（$TNF-\alpha$），GDM 孕妇血糖调节能力降低，血糖升高，组织产生 $TNF-\alpha$ 增加，加重 IR 和高脂血症，进一步加重 GDM。②C 反应蛋白（CRP），血浆 CRP 水平是慢性亚临床炎症的敏感指标，与胰岛素敏感性及代谢障碍有独立的相关性。CRP 水平与孕前 BMI 有明显相关性，但调整孕前 BMI 后，CRP 和 GDM 的相关性明显降低。因此，CRP 与 GDM 之间的关联性有待进一步研究证实。③代谢介质 $IL-6$、$IL-8$ 是在胎盘、骨骼肌和脂肪组织中合成与释放的，可能与 2 型糖尿病、脂肪代谢异常和肥胖的发生有关。

### 三、饮食因素

与 GDM 有关的饮食因素主要包括以下几点：①孕期进食过多或结构失衡易导致过多能量摄入，进而引起孕期体重增加过多。多数研究提示，妊娠 24 周前体重增加过多的孕妇 GDM 发生风险增加。②长期进食高血糖指数和血糖负荷的食物，可降低胰岛 β 细胞的代偿潜能，导致其不能分泌足够的胰岛素以维持正常血糖水平，进而发生不同程度的糖代谢异常。③膳食纤维摄入量在一定范围内与 GDM 发病率呈负相关。研究显示，每天增加 10g 膳食纤维能使 GDM 发病率降低 $26\%$，作用机制可能是膳食纤维增加饱腹感，限制孕妇的进食量，使胃内容物的黏性增加，延缓食物向小肠转移，从而减少葡萄糖的吸收。④脂肪酸会参与体内葡萄糖代谢过程，发挥关键的调节作用，妊娠期体内雌激素等快速升高可引起脂肪动员，增加血液游离脂肪酸的浓度，促进胰岛素的分泌增加，引起胰岛素抵抗。⑤目前也有研究表明，血色素正常的孕妇过多摄入高血红素铁、母体低维生素 D 摄入可增加 GDM 发生风险，但铁、维生素 D 和 GDM 的关系尚需进一步研究证实。

### 四、肠道菌群

肠道菌群的作用主要表现为参与糖脂代谢、炎症反应和免疫反应等。主要机制如下。①胆汁酸学说：妊娠期雌激素水平大幅升高，导致胆汁酸代谢障碍，胆汁流出受阻、回流增加。若肠道菌群发生紊乱，结合型胆汁酸转化为游离型胆汁酸受阻，造成体内游离型胆汁酸水平下降，进而减弱游离型胆汁酸对肠道细菌的抑制，从而严重影响体内糖脂代谢，最终诱发肥胖或 GDM。②胰岛素抵抗学说：肠道菌群失调会导致菌群比例发生改变，肠壁通透性增加，产生诸多炎症因子，其可通过多种途径引起内皮细胞结构和功能的异常，导致胰岛素在人体组织细胞中出现转运障碍，无法发挥正常作用，从而发生胰岛素抵抗。

## 第五节　妊娠合并糖尿病的影响因素

目前，妊娠合并糖尿病已成为重要的公共卫生问题。研究和预测影响妊娠合并糖尿病的高危因素，改进筛查和管理策略，对具有一项或多项高危因素的孕妇提前进行医学营养管理和临床治疗，能够有效减少妊娠合并糖尿病及不良妊娠结局的发生。

### 一、年龄

随着中国"二孩"政策的实施以及生育延迟的普遍化，我国高龄妊娠率不断上升。近年流行病学研究表明，高龄是 GDM 的独立危险因素。目前关于年龄与 GDM 发病风险的相关机制主要包括：①随着孕妇年龄的增加，胰岛素受体数量及信号传导减少，机体对胰岛素作用的敏感性降低，导致 IR；②高龄产妇由于基础代谢率下降，更易发生肥胖，由肥胖诱导引起的慢性炎症，进一步加剧 IR；③高龄产妇葡萄糖转运蛋白功能降低，从而影响葡萄糖的摄取和代谢，最终导致血糖调节能力降低。

### 二、体重

超重和肥胖是 GDM 另一个重要的独立危险因素，与健康孕妇相比，GDM 患者的体质指数（Body Mass Index，BMI）普遍较高。其可能机制为：①超重和肥胖导致脂肪组织产生的炎性细胞因子增加，促炎及抗炎细胞因子表达失衡，从而促进 IR 并阻碍胰岛素的分泌；②超重和肥胖导致炎症，慢性炎症诱导黄嘌呤酸合成，已知高水平的黄嘌呤酸可导致胰岛 β 细胞功能不全或障碍，使胰岛素分泌下降；③母体脂肪增加及胎盘激素的胰岛素脱敏作用协同促进 IR；④肝脏胆固醇过度积累，对肝细胞存在毒性作用，肝糖原储存功能下降，导致循环中血糖水平升高。

## 三、膳食模式

研究发现，高脂肪、高胆固醇、红肉和（或）加工肉类的饮食模式，中国北方地区及亚洲某些地区的高盐和高碳水化合物的膳食模式可增加 GDM 的患病风险；而饮食中增加水果、蔬菜、全谷物和鱼类的摄入能降低 GDM 的患病风险。因此，采取地中海饮食模式（Mediterranean Diet）、高血压防治计划饮食模式（Dietary Approaches to Stop Hypertension，DASH）可使 GDM 发病风险下降。

地中海饮食模式的特点：强调摄入丰富的蔬菜、单不饱和脂肪酸（主要来自橄榄油）、水果、全谷食物、坚果，适量摄入鱼类、禽类及奶制品，少量摄入红肉和加工肉制品，主张餐间饮用适量红酒。

高血压防治计划饮食模式的特点：主张摄入丰富的水果、蔬菜、全谷食物、鱼及低脂（或脱脂）奶制品，少量摄入红肉、加工肉类、饱和脂肪酸、零食和高热量甜品。

## 四、体力活动

与缺乏体育锻炼的孕妇相比，在孕前和孕早期进行适当体育锻炼的孕妇可降低 GDM 患病风险，而长时间久坐生活方式（每天≥2 小时）会增加 GDM 的患病风险。体力活动与 GDM 患病风险的关系可能为：①弥补胰岛素信号通路的缺陷；②改变脂联素、瘦素、内脂素等脂肪因子的表达，从而降低 IR；③通过增加抗氧化剂（超氧化物歧化酶、过氧化氢酶和谷胱甘肽过氧化物酶）水平，降低氧化应激状态；④通过控制炎症标志物（TNF-α、IL-6）分泌，改善炎症状态。

## 五、遗传因素

目前各项研究显示，糖尿病家族史（尤其是一级亲属）可增加 GDM 的患病风险，糖尿病母亲所生女儿可能在生育年龄发生糖尿病，进而影响下一代，形成延续的恶性循环。一些研究表明，单核苷酸多态性（Single Nucleotide Polymorphisms，SNPs），如 *ENPP*1 等位基因的纯合子及杂合子与 GDM 患病风险有关。关于 GDM 遗传因子的全基因组关联研究（Genome Wide Association Study，GWAS）非常有限，目前研究发现 *CDKAL*1 和 *MTNR*1B 与 GDM 有很强的相关性，但 GDM 的遗传易感性仍需要深入探索和研究。

## 六、疾病因素

在孕前对 GDM 影响最大的疾病因素是多囊卵巢综合征（Polycystic Ovarian Syndrome，PCOS），它是一种常见的内分泌疾病，与多种代谢过程有关，约 50%PCOS 患者存在 IR。数据显示，PCOS 患者的 GDM 患病率高于非 PCOS 患者（4% *vs* 0.6%）。其病理机制可能为：①高雄激素血症加重内脏脂肪蓄积，而脂肪蓄积进一步加重 IR；②患者孕前肥胖或超重比例较高，协同作用下促进 GDM 发展；③部分患者因排卵障碍、不孕等病理情况接受辅助生殖治疗，同时由于对流产、早产的担忧而长期卧床，缺乏运动进一步增加 GDM 的患病风险。

## 七、环境污染物

环境污染物也是 GDM 的重要危险因素。妊娠期女性内分泌系统发生明显变化，而环境污染物的暴露则可能加剧孕妇代谢变化，导致代谢功能紊乱和 GDM 患病风险增加。研究表明，无机金属元素（如砷、汞等）和空气污染物［如可吸入肺颗粒物（PM2.5）、氮氧化物（$NO_x$）、二氧化硫（$SO_2$）等］与 GDM 患病风险有关。无机金属元素影响葡萄糖代谢的可能机制包括：①扰乱脂质调节和脂肪生成，作为肥胖源诱发 GDM；②通过干扰钙的摄取、诱导氧化应激，降低胰岛素转录和分泌；③对胰腺细胞可能有直接毒性作用。空气污染物与 GDM 患病风险有关的机制为：①作为内皮功能障碍的中介物质，减少对外周血葡萄糖的摄取；②诱导循环中促炎生物标志物（IL－6、CRP）升高，使内脏脂肪组织失调；③降低肝脏酪氨酸磷酸化，从而促进 IR；④降低外周组织对胰岛素的敏感性。

（张琚　李润　曾果）

【参考资料】

[1] HAPO Study Cooperative Research Group, Metzger B E, Lowe L P, et al. Hyperglycemia and adverse pregnancy outcomes [J]. The New England Journal of Medicine, 2008, 358: 1991－2002.

[2] American Diabetes Association. Diagnosis and classification of diabetes mellitus [J]. Diabetes Care, 2010, 33: 62－69.

[3] 中华人民共和国卫生部. 妊娠期糖尿病诊断标准 [S]. 2011.

[4] World Health Organization. Diagnostic criteria and classification of hyperglycaemia first detected in pregnancy [S]. 2013.

[5] 中华医学会妇产科学分会产科组，中华医学会围产医学分会妊娠合并糖尿病协作组. 妊娠合并糖尿病诊治指南（2014）[J]. 中华妇产科杂志, 2014, 49（8）: 561－569.

[6] 郭美英，李玉梅，刘冬菊，等. 妊娠期糖尿病孕妇个体化营养干预的效果观察 [J]. 护理报, 2015（18）: 52－55.

[7] Oriot P, Selvais P, Radikov J, et al. Assessing the incidence of gestational diabetes and neonatal outcomes using the IADPSG guidelines in comparison with the carpenter and coustan criteria in a Belgian general hosiptal [J]. Acta Clinica Belgica, 2014, 69（1）: 8－11.

[8] IDF Diabetes Atlas. International Diabetes Federation [S]. 7th edition. 2012.

[9] Guariguata L, Linnenkamp U, Beagley J, et al. Global estimates of the prevalence of hyperglycaemia in pregnancy [J]. Diabetes Research and Clinical Practice, 2014, 103（2）: 176－185.

[10] Zhu W W, Yang H X, Wei Y M, et al. Evaluation of the value of fasting plasma glucose in the first prenatal visit to diagnose gestational diabetes mellitus in China [J]. Diabetes Care, 2013, 36: 586－590.

[11] 毛雷婧，葛星，徐叶清，等. 孕前体重指数和孕中期体重增加对妊娠期糖尿病发病影响的队列研究 [J]. 中华流行病学杂志, 2015, 36（5）: 416－420.

[12] 吴向华，杨秋红，侯菲，等. 妊娠期糖尿病新旧两种诊断标准对妊娠结局的影响 [J]. 现代妇产科进展, 2014, 23（5）: 378－380.

[13] 陈友，江芳华，徐丛荣，等．新诊断标准下妊娠糖尿病筛查分析 [J]．国际检验医学杂志，2013，34：3083−3084.

[14] Liao S，Mei J，Song W，et al. The impact of the International Association of Diabetes and Pregnancy Study Groups (IADPSG) fasting glucose diagnostic criterion on the prevalence and outcomes of gestational diabetes mellitus in Han Chinese women [J]．Diabetic Medicine，2014，31：341−351.

[15] Hod M，Kapur A，Sacks D A，et al. The International Federation of Gynecology and Obstetrics (FIGO) initiative on gestational diabetes mellitus：a pragmatic guide for diagnosis，management，and care [J]．Obstetrics & Gynecology，2015，131 (3)：173−211.

[16] Abdulai T，Li Y，Zhang H，et al. Prevalence of impaired fasting glucose，type 2 diabetes and associated risk factors in undiagnosed Chinese rural population：the Henan Rural Cohort Study [J]．BMJ Open，2019，9 (8)：e029628.

[17] 孙倩，王慧，乔楠．成年居民膳食模式与 2 型糖尿病风险的关联研究 [J]．中华预防医学杂志，2020，54 (3)：278−282.

[18] Tonstad S，Stewart K，Oda K，et al. Vegetarian diets and incidence of diabetes in the Adventist Health Study-2 [J]．Nutrition，Metabolism，and Cardiovascular Diseases，2013，23 (4)：292−299.

[19] Nanri A，Mizoue T，Kurotani K，et al. Low-Carbohydrate Diet and Type 2 Diabetes Risk in Japanese Men and Women：The Japan Public Health Center-Based Prospective Study [J]．Plos One，2015，10 (2)：e0118377.

# 第二章　妊娠合并糖尿病对母子的影响

　　本章讲解了妊娠合并糖尿病对母体和子代的影响。对母体的影响包括妊娠期高血压疾病、羊水过多、脂代谢异常、剖宫产、2型糖尿病、早产、感染性疾病。对子代的影响包括流产、死胎和胎儿畸形、巨大儿、胎肺成熟延迟、糖代谢障碍、红细胞增加及高胆红素血症、肥胖及心血管疾病。希望广大医务工作者熟知以上内容，明确将血糖控制在适宜水平的重要性，从而达到促进母婴健康的目的。

　　HAPO研究证实，妊娠期即使是轻度的血糖升高，孕妇发生剖宫产、新生儿低血糖等的风险也会随着血糖的逐渐升高而增加。妊娠合并糖尿病是产科常见并发症，目前各界学者高度关注孕期高血糖对母子的近远期影响。有学者回顾分析了GDM非治疗组、治疗满意组以及糖代谢正常孕妇的妊娠结局，各组不良妊娠结局的发生率分别为59％、18％、11％，说明进行营养治疗将血糖控制在适宜水平非常重要。健康与疾病发育起源学说指出，妊娠期是生命发育、内脏器官形成的关键时期，胎儿暴露于高血糖环境中，其成年后发生超重、肥胖、2型糖尿病的风险大大增加，而严重程度主要取决于病情及长期血糖控制水平。因此将GDM孕妇血糖控制在适宜水平，是减少不良妊娠结局发生的关键。

## 第一节　妊娠合并糖尿病对母体的影响

### 一、妊娠期高血压疾病

　　目前，越来越多的证据显示，GDM孕妇并发妊娠期高血压疾病的概率明显高于正常孕妇，但其机制尚未完全阐明，主要认为GDM孕妇由于体内血糖升高导致全身广泛的血管病变，小血管内皮增厚及管腔狭窄，组织供血不足，再加上存在严重胰岛素抵抗状态以及高胰岛素血症，易发生妊娠期高血压疾病，甚至诱发更为严重的子痫前期或者子痫。GDM孕妇一旦并发高血压，病情控制困难，对母子会产生十分严重的影响。GDM和妊娠期高血压疾病的发生有共同的病理生理基础，GDM合并妊娠期高血压疾病的概率高达25％～32％，是正常孕妇的3～5倍。随着对GDM并发子痫前期的研究不断深入，人们发现高龄、慢性原发性高血压、原发性高血压家族史、肥胖、孕期体重

9

增加过快、孕早期高压增高、孕早期尿蛋白总量 24 小时达到或超过 190mg、糖化血红蛋白水平升高以及空腹血糖异常均是 GDM 孕妇发生子痫前期的高危因素。

## 二、羊水过多

羊水过多是 GDM 的常见并发症之一，容易导致孕妇子宫收缩乏力、胎盘早剥、休克、早产、胎儿窘迫、胎死宫内等不良结局。正常孕妇中羊水过多的发生率为 0.6%～0.9%，但 GDM 孕妇羊水过多的发生率是正常人群的 7 倍以上。目前，研究证实胎儿畸形是羊水过多的主要原因之一，有 18%～40% 的羊水过多合并胎儿畸形。同时，孕期高血糖、胎儿胎盘异常均有可能导致羊水过多。目前 GDM 孕妇并发羊水过多的机制尚不清楚，还需更多研究。

## 三、脂代谢异常

孕期是女性生命周期中的特殊阶段，为满足胎儿正常生长发育及产后哺乳的需要，机体内分泌状态也会发生相应改变。孕期血脂水平与非孕期相比会相应增加。但多数学者认为，GDM 孕妇存在脂代谢紊乱，尤其是血甘油三酯。血脂代谢异常可能增加胰腺炎等的发生率。目前 GDM 孕妇发生血脂异常的机制尚不明确，还需更多研究。

## 四、剖宫产

根据文献报道，GDM 孕妇的剖宫产率高于非 GDM 孕妇。GDM 虽然不是剖宫产的手术指征，但由于其易导致巨大儿、胎儿窘迫、羊水过多、低血糖、妊娠期高血压疾病等其中一种或多种并发症，最终导致剖宫产发生率升高。

## 五、2 型糖尿病

GDM 孕妇由于孕期胰岛功能的改变以及胰岛素抵抗的存在，在血糖控制不佳的情况下有 20%～50% 的可能发展为 2 型糖尿病，其发病风险较普通人群高 7 倍以上，严重影响孕妇远期生活质量。

## 六、早产

早产是 GDM 的常见并发症之一，但对 GDM 是否增加早产的发生率，目前研究结论尚不一致，需要更多研究。HAPO 研究发现服糖后 1 小时和 2 小时的血糖水平与早产的风险之间存在连续的线性关系。美国一项回顾性队列研究在校正了混杂因素之后发现，不同水平的母亲高血糖都与自发早产的风险增加有关。但由于早产与 GDM 有共同的危险因素，如高龄等，还不能确定 GDM 是早产的独立危险因素。

## 七、感染性疾病

在 GDM 孕妇中，白细胞的吞噬作用、杀菌作用均明显降低；同时，妊娠后机体抵抗力下降而易合并感染。因此，GDM 孕妇更易发生孕期及产褥期感染。常见的有泌尿系统感染及霉菌性阴道炎。

## 第二节　妊娠合并糖尿病对子代的影响

### 一、流产、死胎和胎儿畸形

血糖控制不佳的 GDM 孕妇可造成胎儿在宫内处于高营养状态，导致胎儿代谢紊乱，甚至流产、死胎，尤其是孕早期高血糖将影响胚胎的正常发育，是导致胎儿畸形和发生流产的重要原因。35 岁后的高龄产妇，卵巢储备卵泡数明显下降，卵母细胞质量、卵巢对促性腺激素的反应、种植率均呈下降趋势，故自然流产率升高。若妊娠前及妊娠早期有高血糖，将会影响胚胎的正常发育，易导致胎儿畸形、胚胎停止发育，发生流产。孕早期血糖高的孕妇，其胚胎在器官形成期细胞不能正常分化。特别是在受孕后 7~9 周，如果血糖不能很好控制，先天畸形发生率高。

胎死宫内是糖尿病性巨大儿最常见的并发症。有研究表明，在妊娠合并糖尿病孕妇中，巨大儿胎死宫内的发生率是正常体重胎儿的 2 倍。而目前，避免这一不良妊娠结局的方法主要就是改善孕妇高血糖、加强胎儿监护以及提前结束妊娠。胎死宫内多发生在妊娠 39 周以后，因此，在血糖控制满意的情况下，妊娠 39 周以后及时终止妊娠可避免胎死宫内的发生。

在健康教育过程中需要向孕妇说明：孕前及孕期全程良好的血糖控制是可以降低流产、先天畸形、死产和新生儿死亡风险的，但不可能完全避免。

### 二、巨大儿

GDM 的发病会引起不良的妊娠结局，如巨大儿，而巨大儿又与胎儿死亡、早产、出生创伤和呼吸窘迫综合征有较强的相关性。我国巨大儿的定义是胎儿体重≥4.0kg。过往研究指出，我国巨大儿发生率为 2.15%~13.00%，其中 GDM 孕妇巨大儿的发生率占 30%~50%。母亲的高血糖状态与巨大儿的产生存在较强的相关性，并且孕期血糖水平越高，越会增加巨大儿的发生风险。但目前糖尿病性巨大儿的发生机制尚不明确，大多数学者认为，GDM 孕妇的高血糖持续经胎盘输入胎儿体内，刺激胰岛 β 细胞增生，分泌过量胰岛素，进而导致高胰岛素血症，促进葡萄糖转化成糖原，阻止了脂肪分解，由于糖脂代谢紊乱、胎盘脂质转运异常及脂肪细胞因子等作用导致胎儿血脂代谢紊乱和皮下脂肪积累，最终引起胎儿宫内过度生长。这种代谢改变不仅使巨大儿发生率升高，也对胎儿及新生儿的神经发育、心理认知以及远期心血管疾病和某些代谢性疾病的发生产生影响。

### 三、胎肺成熟延迟

孕期高血糖可导致胎儿高胰岛素血症。动物实验证明，母亲高血糖可降低肺表面活性物质的合成分泌。但截至目前，其发生机制尚不十分清楚。自 20 世纪 80 年代以来，学者比较公认的观点为影响 GDM 孕妇胎肺成熟的因素包括孕周、糖尿病分级、是否存在其他并发症、血糖控制情况等。近年来，许多学者发现血糖控制满意的 GDM 孕妇，并未出现胎肺成熟延迟现象。

## 四、糖代谢障碍

若孕妇孕期血糖控制不理想，高血糖持续经胎盘进入胎儿体内，刺激胎儿胰岛 β 细胞增生，体内胰岛素水平可代偿性升高。新生儿离开母体后，高胰岛素血症仍然存在，在大量胰岛素的作用下易发生低血糖，甚至引起新生儿低血糖脑病，严重影响新生儿远期预后。积极控制孕期高血糖，系统监测新生儿血糖是预防新生儿低血糖的重要措施。GDM 增加了子代在儿童期、青春期及成年期糖代谢异常的风险。GDM 母亲的子代从出生后即可出现糖耐量异常，但 5 岁以前发生率低。随着年龄的增长，5 岁以后糖耐量异常及糖尿病发生率呈上升趋势，且这种影响将传给下一代，即女性子代到了生育年龄将可能发生 GDM，从而在各代之间形成糖尿病的恶性循环，最终导致 2 型糖尿病的流行。

## 五、红细胞增加及高胆红素血症

胎儿若在出生前存在高胰岛素血症，会增加机体的代谢率，使胎儿机体内环境处于相对缺氧的状态，慢性缺氧可引起胎儿体内红细胞生成素分泌增加，导致胎儿循环血中红细胞数量明显增多，分娩后大量的红细胞在短时间内破坏会发生高胆红素血症；也可能与低血糖、红细胞增多症及延迟喂养等因素有关。

## 六、肥胖及心血管疾病

宫内高血糖环境会增加子代儿童时期及成年期肥胖的发生风险。研究发现，即便是出生体重正常的 GDM 母亲的子代，其在 5~19 岁体重均高于非 GDM 母亲的子代，控制母亲 BMI 后，GDM 母亲的子代肥胖的风险仍在增加，提示 GDM 是一个独立于母亲肥胖以及出生体重的危险因素。世界各地均有研究显示 GDM 母亲的子代收缩压高于同龄人群，可能机制为孕期高血糖及高胰岛素血症对肾脏的相关作用导致子代高血压。

综上所述，妊娠合并糖尿病带给母亲及子代的影响是多方面且长久的，因此对具有高危因素的育龄妇女进行孕前指导及妊娠早期筛查，尽早给予饮食和运动干预，必要时采用胰岛素治疗，可预防和减少不良妊娠结局的发生。此外，妊娠合并糖尿病产妇也应该积极调整饮食模式，加强运动，定期复查，并对其子代给予足够的重视，这对提高全民健康素质具有重要而深远的意义。

（张琚　李润　曾果）

【参考资料】

[1] HAPO Study Cooperative Research Group, Metzger B E, Lowe L P, et al. Hyperglycemia and adverse pregnancy outcomes [J]. The New England Journal of Medicine, 2008, 358: 1991-2002.

［2］Oriot P，Selvais P，Radikov J，et al. Assessing the incidence of gestational diabetes and neonatal outcomes using the IADPSG guidelines in comparison with the carpenter and coustan criteria in a Belgian general hosiptal ［J］. Acta Clinica Belgica，2014，69（1）：8－11.

［3］王成书，魏玉梅，杨慧霞. 妊娠期糖尿病孕妇不同血糖指标异常与妊娠结局的关系 ［J］. 中华妇产科杂志，2013，48（12）：899－902.

［4］Liao S，Mei J，Song W，et al. The impact of the International Association of Diabetes and Pregnancy Study Groups（IADPSG）fasting glucose diagnostic criterion on the prevalence and outcomes of gestational diabetes mellitus in Han Chinese women ［J］. Diabetic Medicine，2014，31：341－351.

［5］Becky，McCall. IVF associated with higher risk of Gestational Diabetes ［J］. Medscape，2019，9：16－20.

# 第三章　育龄妇女膳食指南与食物指导

膳食指南是膳食营养指导的基础，《中国居民膳食指南（2016）》涵盖了各类人群平衡膳食应遵守的基本膳食原则，包括各类食物的合理选择与搭配、食物的健康益处及适宜推荐量、体力活动及体重控制建议以及烹饪方法等与理想膳食模式相关的内容。掌握膳食指南的内容将有助于树立日常健康饮食的理念和获得健康饮食的知识与技巧，更好地为育龄妇女提供科学指导和服务。

## 第一节　膳食指南原则及要求

### 一、食物多样，谷类为主

对于育龄妇女而言，每日摄入多种多样的食物才能满足人体的营养需要。合理膳食模式可降低心血管疾病、高血压、2 型糖尿病等慢性病的发病风险，对孕期及产后妇女同样重要，能够尽可能满足母体及宝宝的全面营养需求。食物多样，谷类为主是理想膳食模式的重要特征，膳食中碳水化合物提供的能量应占总能量的 50％以上。日常生活中学会将食物归类到谷薯类、蔬菜水果类、畜禽鱼蛋奶类、大豆坚果类中，使食物多样化，并合理控制食物摄入量在推荐范围内，就可以做到饮食健康。每天的膳食应包括谷薯类、蔬菜水果类、畜禽鱼蛋奶类、大豆坚果类食物等。每天摄取 12 种以上食物，每周 25 种以上。通常正常成人每天摄入谷薯类食物 250～400g，其中全谷物和杂豆类 50～150g，薯类 50～100g。谷类、薯类、杂豆类的食物品种数达到平均每天 3 种以上，每周 5 种以上；蔬菜、菌藻和水果类的食物品种数达到平均每天 4 种以上，每周 10 种以上；鱼、蛋、禽肉、畜肉类的食物品种数达到平均每天 3 种以上，每周 5 种以上；奶、大豆、坚果类的食物品种数达到平均每天 2 种以上，每周 5 种以上。按照一日三餐食物品种数分配，早餐至少摄入 4 或 5 个品种，午餐摄入 5 或 6 个品种，晚餐摄入 4 或 5 个品种，加上零食 1 或 2 个品种。

全谷物是指未经精细化加工或虽经碾磨、粉碎、压片等处理仍保留了完整谷粒所具备的胚乳、胚芽、麸皮及其天然营养成分的谷物。粗粮即相对于大米、白面这些细粮的谷类及杂豆，如小米、高粱、玉米、荞麦、燕麦、薏米、红小豆、绿豆、芸豆等。大豆指黄豆和黑豆，杂豆类是除大豆外的豆类，包括绿豆、红豆、黑豆、芸豆、蚕豆等。薯类包括土豆、红薯、山芋、芋头、山药、木薯等，目前，我国居民常把土豆、山药、芋头作为蔬菜食用。薯类中碳水化合物含量为 25% 左右，蛋白质、脂肪含量较低。马铃薯中钾含量丰富，薯类维生素 C 含量较谷类高，甘薯中的胡萝卜素含量比谷类高，还含有丰富的纤维素、半纤维素和果胶等，可促进肠道蠕动，预防便秘。

在外就餐容易忽视主食，特别是聚餐点餐时，宜先点主食或蔬菜类，不能只点肉菜或饮料。就餐时，主食和菜肴同时上桌，不要在用餐结束时才把主食端上桌，从而导致主食吃得很少或不吃主食的情况。在家吃饭，每餐都应该有米饭、馒头、面条等主食类食物，各餐主食可选不同种类的谷类食材。采用各种烹调加工方法将谷物制作成不同口味、风味的主食，可丰富谷类食物的选择，有利于实现谷物为主的膳食模式。

## 二、吃动平衡，健康体重

吃动平衡是在健康饮食、规律运动的基础上，保证食物摄入量和身体活动量的相对平衡。随着生活水平的不断提高，大、中城市甚至农村地区的居民生活方式逐渐西化，在吃饱饭的基础上，能量摄入相对过剩，需要适当减少高能量食物的摄入并增加身体活动，以促进健康，预防和减少疾病的发生。孕妇体重增重及产后体重恢复均需要建立在吃动平衡的基础上，只有这样才能保证母子的健康。

健康体重的判定常用两种方法。①BMI 法：BMI＝体重（kg）/身高（m²），中国人正常 BMI 范围是 18.5～23.9。②标准体重法：标准体重（kg）＝身高（cm）－105，标准体重正负 10% 以内是正常体重。

如果能够做到以下的行为改变，维持健康体重其实很容易：①在家里准备一台电子秤或体重秤；②经常算一算自己的 BMI，了解自己的体重在什么范围，体重稳定或变化速度反映身体健康状况，避免过快增重或减重；③按照平衡膳食的模式准备自己和家人的食物；④注意膳食能量，不过量；⑤养成坚持运动的好习惯，循序渐进地改善健康；⑥保持良好的作息和生活方式；⑦培养良好的心态，乐于分享健康心得，愉快生活。

运动和食物选择一样，也要多样化。运动包括有氧运动、抗阻运动、柔韧性运动等。有氧运动如快走、慢跑、游泳、固定自行车等可提高人体心肺耐力，也可有效减少孕期的脂肪堆积。抗阻运动如小哑铃、沙袋、弹力带和健身器械等可延缓运动功能丧失，保持身体肌肉量，强壮骨和关节，每 2～3 天进行 1 次肌肉力量锻炼，每次 8～10 个动作，每个动作做 3 组，每组重复 8～15 次。柔韧性运动如太极拳、瑜伽、舞蹈等，每天 10～15 分钟。颈、肩、肘、腕、髋、膝、踝各关节的屈曲和伸展活动，上、下肢肌肉的拉伸活动等可增强韧带的柔韧性、关节的灵活性、肌肉记忆力，平复情绪。

食不过量也是控制体重的关键因素。膳食指南中推荐的食物重量指的是食物生重，一小碗米约 75g，一小把蔬菜约 100g，一小碗菜约 200g，一小碗肉约 200g。有条件者可以在厨房自备电子秤，计算每日食物摄入量。食不过量需要做到以下几点。①每天定时定量进餐：避免过度饥饿，引起大脑饱食中枢反应迟钝，下一餐进食过量；避免进食过快，无意中过量进食，大脑和胃肠反应不同步。②分餐制：积极提倡分餐制，根据个人的生理条件和身体活动量，进行标准化配餐，大概记录自己进食食物的份和量。③每顿少吃一两口：如果能坚持每顿少吃一两口，对预防能量摄入过多进而引起超重和肥胖有显著作用。对于容易发胖的人，强调适当限制进食量，最好在感觉还欠几口的时候就放下筷子。④减少高能量食品的摄入：学会看食品标签上的营养成分表，了解食品的能量值，少选择高脂肪、高糖含量的高能量食品。⑤减少在外就餐的次数：在外就餐或聚餐会无意中增加能量的摄入，也无法控制食物的烹饪方法，往往会增加糖、盐、油的摄入，时间久了，自然会增加身体脂肪储备。

### 三、适量多吃蔬果、奶类、大豆和坚果

蔬菜、水果、奶类和大豆及其制品是平衡膳食的重要组成部分。坚果是膳食的有益补充。蔬菜和水果能够提供丰富的微量营养素、膳食纤维等，提供每日推荐量 30％以上的营养素约 15 种，是理想膳食模式的重要组成部分。提倡餐餐有蔬菜，每天至少 300～500g 蔬菜，吃蔬菜时不仅要看量，还要看颜色，因为深色蔬菜含有的维生素和矿物质比浅色蔬菜丰富，深色蔬菜应占 1/2。天天吃水果，保证每天摄入 200～350g 新鲜水果。果汁不能代替鲜果。日常生活中很多人认为果汁浓缩了水果的精华，比新鲜水果更营养。其实不然，果汁并不能代替鲜果，因为在制备果汁的过程中会丢失部分维生素和膳食纤维。

奶类和大豆类富含钙、优质蛋白质和 B 族维生素，对降低慢性病的发病风险具有重要作用。牛奶富含钙质，多摄入可增加骨密度。酸奶可缓解孕产期常见的便秘现象，调节肠道微生态平衡。提倡吃各种奶制品，摄入量相当于每天液态奶 300g。大豆及其制品可降低乳腺癌、骨质疏松、高血压等的发生风险，也是优质蛋白质的重要来源。经常吃豆制品，每天摄入量相当于大豆 25g 以上。大豆制品分为非发酵豆制品和发酵豆制品两类。非发酵豆制品有豆浆、豆腐干、腐竹等。发酵豆制品有豆豉、豆瓣酱、腐乳、臭豆腐、豆汁等。提倡适量吃坚果。

简单的实施办法如下。①餐餐有蔬菜：每餐吃一大把蔬菜，其中深色蔬菜占 1/2；巧烹饪，保持蔬菜营养。②天天吃水果：吃多种多样的时令鲜果。③选择多种多样的奶制品，把牛奶当作膳食组成的必需品。④常吃大豆和豆制品，豆腐、豆干、豆浆、豆芽、发酵豆制品都是不错的选择。⑤坚果有益健康但不可过量，最好一周 50～70g。

### 四、适量吃鱼、禽、蛋、瘦肉

鱼、禽、蛋、瘦肉均为动物性食物，是优质蛋白质重要的来源，也是脂溶性维生素和某些矿物质的良好来源，有些也含有较高的脂肪和胆固醇。所以，鱼、禽、蛋和瘦肉摄入要适量，需做到控制总量，分散食用，切小块烹制，在外就餐时，减少加工肉类摄入，以瘦肉为主，同时配着蔬菜吃。在烹饪方面尽量做到减少营养损失和避免有害变化，虽然挂糊上浆可增加口感并减少营养素丢失，但容易引起血糖升高，所以建议妊娠期糖尿病患者多蒸、煮、炖，少烧、烤、炸，不仅要喝汤，更要吃肉，喝汤弃油弃皮。

动物性食物优选鱼和禽类，鱼和禽类脂肪含量相对较低。鱼类含较多不饱和脂肪酸，有些鱼类富含二十碳五烯酸（EPA）和二十二碳六烯酸（DHA）。去皮禽类脂肪含

量相对较低。建议每周吃鱼 280~525g、畜禽肉 280~525g、蛋类 280~350g，平均每天摄入总量 120~200g，总量不超过 1.1kg。建议将这些食物分散到每天各餐中，避免集中食用。最好每餐可见肉，以便更好地发挥蛋白质互补作用。

蛋类各种营养成分比较齐全，营养价值高，但胆固醇含量也高，不宜摄入过多，但吃鸡蛋不必弃蛋黄，平均每天大约可以吃 1 个。一般来讲，高胆固醇食物饱和脂肪酸含量往往也高，如脑花、肥肠等，膳食中饱和脂肪酸供能比应该限制在 10% 以下，所以高胆固醇食物应该适量选择。

畜肉类中血红素铁的利用较好，但饱和脂肪酸含量较高。常见畜肉有猪、牛、羊、兔肉等，禽肉有鸡、鸭、鹅肉等。以肉的颜色将肉分为红肉（畜肉）和白肉（鱼肉和禽肉）。白肉富含多不饱和脂肪酸，而瘦畜肉富含铁、锌、硒等矿物质和维生素等。建议吃畜肉应选择瘦肉，瘦肉脂肪含量较低。

为调整好鱼、禽、蛋、瘦肉摄入量，应学会掌握食物分量，了解常见食材或熟食品的重量，可在烹饪时掌握食块的大小，以及在食用时主动掌握食物的摄入量。大块的肉，如红烧蹄髈、鸡腿、粉蒸肉等，如果不了解其重量，往往会过量摄入，因此在烹饪时宜切小块烹制。烹制成大块的畜禽肉或鱼，最好分成小块再食用。在外就餐时，常会增加动物性食物的摄入量，建议尽量减少在外就餐的次数，如果需要在外就餐，点餐时要做到荤素搭配，清淡为主，尽量用鱼和豆制品代替畜禽肉。腌制肉制品是用食盐或以食盐为主，添加亚硝酸钠、蔗糖等腌制材料处理的肉类，烟熏肉制品指利用燃料没有完全燃烧时产生的烟气对食物进行烟熏，过多食用烟熏和腌制肉类可增加肿瘤的发生风险，应当少吃。

### 五、少盐少油，控糖限酒

我国多数居民目前食盐、烹调油和脂肪摄入过多，这是高血压、肥胖和心脑血管疾病等慢性病发病率居高不下的重要原因，因此应当培养清淡饮食习惯。尤其要注意清淡饮食习惯要从孕期和婴幼儿开始培养，胎儿期已可通过胎盘和羊水感受母体的口味，从添加辅食开始家庭饮食口味已开始影响宝宝。高危人群尤其要注意培养清淡饮食习惯。

#### （一）少盐

食用盐中加入碘强化剂后，平均碘含量为 20~30mg/kg，因此 5g 碘盐可提供碘 100~150μg。建议成人每天食盐摄入不超过 6g（啤酒盖 1 瓶盖），豆瓣酱、辣椒酱、酱油、调味料、泡菜、酱菜等都含钠，可通过换算控制 1 天的盐的摄入量，1g 钠可以换算为大约 2.5g 盐，所以营养标签上的钠含量乘以 2.5 就是大概的含盐量了，如 20mL 酱油含 3g 食盐，10g 蛋黄酱含 1.5g 食盐等。烹制时加糖会掩盖咸味，故不能仅凭品尝来判断食盐是否过量，使用量需更准确。烹饪可用新鲜食材，巧用替代方法，如用葱、姜、蒜、醋、芥末、香菜等调味。

#### （二）少油

食用油包括植物油和动物油，是人体必需脂肪酸和维生素 E 的重要来源，有助于食物中脂溶性维生素的吸收利用。烹调油提供人体所需脂肪，约占总脂肪的 53%。不同植物油脂肪酸构成不同，如橄榄油、茶油、菜籽油的单不饱和脂肪酸含量较高，玉米油、葵花籽油则富含亚油酸，胡麻油（亚麻籽油）中富含 α-亚麻酸。建议每天烹调油摄入 25～30g（茶匙 2～3 勺）。选择蒸、煮、炖、焖等烹调方法可减少用油量。坚持定量用油，控制总量，使用有刻度的控油壶。少吃富含饱和脂肪和反式脂肪酸的食物，如饼干、蛋糕、糕点、加工肉制品以及薯条/薯片等。少摄入饱和脂肪，如肥肉、油汤、鸡皮等。注意饭菜不要混合食用，防止摄入油脂过量。经常更换烹调油的种类，食用多种植物油，减少动物油的用量。

### （三）控糖

添加糖指在食品生产和制备过程中被添加到食品中的糖及糖浆，主要有蔗糖、葡萄糖和果糖。添加糖是纯能量食物，不含其他营养成分。人天生喜欢甜味，糖非常容易被人体消化吸收。除果糖外，所有糖都具有较高的升高人体血糖的作用。果糖是目前已知天然糖中最甜的糖。由于饮食文化习惯不同，我国用于茶、咖啡、烹饪的添加糖总量不太高，但现代化生活中的隐性添加糖，如各种甜味饮料、甜点等使其摄入增多，导致产生的能量比例增大，这是应该控制的。过多摄入添加糖可增加龋齿和超重发生的风险，建议每天摄入不超过 50g，最好控制在 25g 以下，包括所有含糖食物和零食中的糖。家庭烹饪时应控制糖作为佐料加入菜肴中，如红烧、糖醋等。

### （四）限酒

大量饮酒使碳水化合物、蛋白质及脂肪的摄入量减少，维生素和矿物质的摄入量也不能满足机体需要；可造成上消化道损伤及肝脏功能损害，影响营养物质的消化、吸收和转运；干扰脂类、糖类和蛋白质等营养物质的正常代谢。故提倡不饮酒或适量饮酒。儿童、青少年、孕妇、乳母不应饮酒，特定职业或特殊状况人群，如驾车、操纵机器，对酒精过敏，血尿酸过高，患有某些疾病（如高甘油三酯血症、胰腺炎、肝脏疾病等）的人，正在服用可能会与酒精产生作用的药物的人不应饮酒。成人如饮酒，男性酒精摄入量≤25g/d，女性酒精摄入量≤15g/d［酒精量=饮酒量（mL）×度数（%）×0.8］。换算成不同酒类，25g 酒精=啤酒 750mL=葡萄酒 250mL=38°白酒 75g=高度白酒 50g，15g 酒精=啤酒 450mL=葡萄酒 150mL=38°白酒 50g=高度白酒 30g。

### （五）足量饮水

在温和气候条件下，建议成年男性每日最少饮用 1700mL 水，女性最少饮用 1500mL 水。最好的饮水方式是少量多次，每次 1 杯（200mL），不鼓励一次大量饮水，尤其在进餐前，大量饮水会冲淡胃液，影响食物的消化吸收。除早、晚各 1 杯水外，在三餐前后可饮用 1～2 杯水，分多次喝完；也可饮用较淡茶水替代一部分白开水。此外，在炎热夏天，饮水量需相应增加。

## 六、杜绝浪费，兴新食尚

勤俭节约，珍惜食物，杜绝浪费是中华民族的美德。按需选购食物、按需备餐，提倡分餐不浪费。选择新鲜卫生的食物和适宜的烹调方式，保障饮食卫生。学会阅读食品标签，合理选择食品。创造支持文明饮食新风的社会环境和条件，从每个人做起，回家吃饭，享受食物和亲情，传承优良饮食文化，树立健康饮食新风。

（一）不浪费食物是居民的基本素质

1. 按需求制订购买计划，依据食物特性选择适宜的储藏方式。
2. 提倡小分量，实现食物多样化和减少浪费。应充分利用食物，减少食物垃圾。
3. 以食品安全为前提，剩饭最好直接加热食用，也可加工成其他形式，烹饪过的叶菜不宜隔夜食用。
4. 无论在家还是在外，都应该做到饮食文明礼貌，讲卫生，不浪费，主动分餐或简餐。家长应有意识培养这样的习惯和素质，以影响整个家庭的饮食方式，并对孩子良好饮食习惯的养成起到积极的作用。

（二）分餐制的优势

分餐制是现代生活方式的趋势。
1. 预防经口传播疾病：避免共同用餐时个人使用的筷子、勺子接触公众食物，传播一些口－口传染性疾病。
2. 节约粮食，减少浪费：在外就餐时（家宴、宴请、会餐等）往往会过量订餐，如分餐便可按量取舍，剩余饭菜还可打包带走。
3. 定量取餐，按需进食，保证营养平衡：特别是对于宝宝，学习认识食物、熟悉量化食物，有助于良好饮食习惯的养成。

（三）新鲜卫生的食物是保证营养的基础

1. 首选当地当季食物，缩短食物里程，减少污染机会，保证食物新鲜卫生和营养，同时做到节能、低碳、环保。
2. 学会辨别新鲜食物，通过看、触、闻等方法了解食物的外观、色泽、气味等感官指标加以辨别。
3. 水果和蔬菜要浸泡和洗净，这是清除其表面上的污物、微生物的基本方法，对去除农药残留也有一定效果，尤其是直接生吃水果和蔬菜时，更需洗净。
4. 食物生熟要分开，在食物清洗、切配、储藏的整个过程中，生熟都应分开。
5. 食物要完全煮熟，适当温度的烹调可杀死几乎所有的致病微生物，彻底煮熟食物是保证饮食安全的有效手段，尤其是对畜、禽、蛋和水产品等微生物污染风险较高的食品。
6. 熟食或者隔顿、隔夜的剩饭在食用前须彻底再加热，以杀灭储存时增殖的微生物。

7. 根据食物属性选择储存方式，储存的目的是保持新鲜，避免污染。

## （四）学会识别食品标签

食品标签可显示食物新鲜度、产品特点、营养信息等。以下信息需特别关注。

1. 日期信息：生产日期和保质期。

2. 配料表：是了解食品主要原料、鉴别食品属性的重要途径，应特别关注添加剂种类。

3. 营养标签：标签上的营养成分表显示该食物所含的能量、蛋白质、脂肪、碳水化合物、钠等食物营养基本信息，有助于了解食品的营养组分和特征。

4. 注意过敏食物及食物中的过敏原信息：常见的容易引起过敏的食物有奶（牛奶、山羊奶等）、坚果类（杏仁、胡桃、花生、榛子和腰果等）、豆类（大豆、豌豆、蚕豆等）、蛋类、海产品（虾、贝壳类）等。根据孕妇和婴幼儿的过敏原检测结果或日常观察避免以上食物的摄入。

## （五）回家吃饭的好处

在外就餐已经成为现代生活方式，但回家吃饭有诸多好处。

1. 饮食健康：在家烹调不仅可以增加生活乐趣，还有助于实践少盐少油的清淡口味饮食，同时还能有效控制饭菜的食用量，合理搭配各类食物。

2. 尊老爱幼：陪伴儿童进餐可了解其对食物、味道的喜恶，进而调整烹饪方法或及时纠正和引导儿童的饮食习惯。陪伴老年人进餐，了解老年人胃口，是了解老年人健康情况的重要方法。照顾老年人、陪伴老年人进餐，是晚辈的责任和义务。

3. 情感沟通：经常在家吃饭的孩子不容易心情低落或饮食紊乱，有利于家长更早发现问题，消除不良情绪。

4. 饮食文化传承：食物不仅承载了营养，也反映了人们的文化传承、饮食习惯、生活状态，特别是文明程度。

# 第二节　平衡膳食宝塔的构成及应用

中国居民平衡膳食宝塔（以下简称宝塔）（Chinese Food Guide Pagoda）根据《中国居民膳食指南（2016）》，结合中国居民膳食的实际情况，把平衡膳食的原则转化为各类食物的数量和比例的图形化标识。

宝塔形象化的组合，遵循了平衡膳食的原则，体现了一个在营养上比较理想的基本构成（附图1）。宝塔共分5层，各层面积大小不同，体现了5类食物和食物量的多少。5类食物包括谷薯类、蔬菜水果、畜禽鱼蛋类、奶类、大豆和坚果类，另外还有烹饪用油盐，均为生重，其食物数量根据不同能量需要而设计，宝塔旁边的文字注释，表明了能量在1600～2400kcal之间时，一段时间内成人每人每天各类食物摄入量的平均范围，具体见表3-1。

表3-1 平衡膳食宝塔建议不同能量膳食的各类食物参考摄入量［g/（d·人）］

| 食物种类 | 不同能量摄入水平（kcal） | | | | |
|---|---|---|---|---|---|
| | 1600 | 1800 | 2000 | 2200 | 2400 |
| 谷类 | 200 | 225 | 250 | 275 | 300 |
| —全谷物及杂豆 | 50～150 | | | | |
| 薯类 | 50～100 | | | | |
| 蔬菜 | 300 | 400 | 450 | 450 | 500 |
| —深色蔬菜 | 占所有蔬菜的1/2 | | | | |
| 水果 | 200 | 200 | 300 | 300 | 350 |
| 畜禽肉类 | 40 | 50 | 50 | 75 | 75 |
| 蛋类 | 40 | 40 | 50 | 50 | 50 |
| 水产品 | 40 | 50 | 50 | 75 | 75 |
| 乳制品 | 300 | 300 | 300 | 300 | 300 |
| 大豆 | 15 | 15 | 15 | 25 | 25 |
| 坚果 | 10 | 10 | 10 | 10 | 10 |
| 烹调油 | 20～25 | 25 | 25 | 25 | 30 |
| 食盐 | <6 | <6 | <6 | <6 | <6 |

在日常应用中，依据中国居民膳食营养素参考摄入量（DRIs，2013），可以简单地通过自己的年龄和劳动强度来确定营养需要量，直接采用对应的能量值作为食物摄入目标。当然，每个人还需根据自己的生理状态、身体活动程度及体重情况，以及食物资源可及性进行调整。

此外，食物指导建议的各类食物摄入量是一个平均值和比例。如育龄妇女每日膳食应当包含膳食宝塔中的各类食物，各类食物的比例也应基本与膳食宝塔一致。日常生活中无须每天都按照宝塔推荐量吃。例如烧鱼比较麻烦，就不一定每天都吃50g鱼，可以改成每周吃2或3次鱼、每次150～200g，较为切实可行。实际上平日喜欢吃鱼的多吃些鱼、愿吃鸡的多吃些鸡都无妨碍，重要的是一定要经常遵循宝塔各层各类食物的大体比例。

人们吃多种多样的食物不仅是为了获得均衡的营养，也是为了使饮食更加丰富多彩以满足人们的口味享受。例如人们每天都吃同样的50g肉、40g豆，难免久食生厌，那么合理营养也就无从谈起了。每一类食物中都有许多的品种，虽然每种食物都与另一种不完全相同，但同一类中各种食物所含营养成分往往大体上近似，在膳食中可以互相替换。因此可把营养与美味结合起来，按照同类互换、多种多样的原则调配一日三餐。同类互换就是以粮换粮、以豆换豆、以肉换肉。例如大米可与相当量的面粉或杂粮互换，馒头可与相当量的面条、烙饼、面包等互换，大豆可与相当量的豆制品或杂豆类互换，瘦猪肉可与相当量的鸡、鸭、牛、羊、兔肉互换，鱼可与相当量的虾、蟹等水产品互换，牛奶可与相当量的羊奶、酸奶、奶粉或奶酪等互换。多种多样就是选用品种、形态、颜色、口感多样的食物，变换烹调方法。例如每日吃 50g 豆类及豆制品，掌握了同类互换、多种多样的原则就可以变换出数十种吃法。可以全量互换，全换成相当量的豆浆或熏干，今天喝豆浆，明天吃熏干；也可以分量互换，如 1/3 换豆浆，1/3 换腐竹，1/3 换豆腐，早餐喝豆浆，中餐吃凉拌腐竹，晚餐再喝碗酸辣豆腐汤。

（张琚　刘丹　曾果）

【参考资料】

［1］中国营养学会. 中国居民膳食指南（2016）［M］. 北京：人民卫生出版社，2016.

［2］中国营养学会. 中国居民膳食营养素参考摄入量速查手册（2013 版）［M］. 北京：科学出版社，2014.

# 第四章 围孕期妇女合理膳食

围孕期妇女的膳食建议是在《中国居民膳食指南（2016）》的一般人群膳食原则基础上增加了特殊建议。本章将分别对备孕期、孕早期、孕中期、孕晚期和哺乳期妇女以及低龄、肥胖等特殊妊娠情况妇女的膳食指导要点进行解读。

## 第一节 备孕妇女膳食指南

孕前女性良好的健康及营养状况是满足妊娠期及哺乳期营养需要的基本条件，对其子代胚胎期、胎儿期、新生儿及儿童期，甚至成年后的健康发育起到关键作用。关注成年女性的营养健康，应该从孕前数年，甚至从青春期女性就开始，才能确保女性自身及其子代的健康，并保障后代的预期寿命和健康状况。

育龄妇女有计划地怀孕，夫妻双方对优孕进行必要的各方面准备，是优生优育的重要前提条件。备孕夫妇的营养状况直接关系着胚胎质量和新生儿的健康，并对产后妇女及其子代的健康产生近期和远期影响。身体状况良好、膳食合理、营养均衡是孕育新生命必需的物质基础。准备怀孕的妇女应接受健康体检、饮食和生活方式指导，达到最佳营养状况后再怀孕。

中国营养学会推荐的备孕妇女膳食指南在一般人群膳食指南的基础上补充了以下内容：①调整孕前体重至适宜水平；②常吃含铁丰富的食物，选用碘盐，孕前3个月开始补充叶酸；③禁烟酒，保持健康生活方式。

### 一、调整孕前体重至适宜水平

孕前体质指数（BMI）是巨大儿、剖宫产等不良妊娠结局的独立影响因素之一。孕前消瘦或超重甚至肥胖的妇女是发生不良妊娠结局的高危人群。备孕妇女应该通过调整生活方式、平衡膳食和适量运动来调整体重，尽量使 BMI 达到 18.5~23.9。

#### （一）体重过低（BMI<18.5）

孕前体重过低的女性能量储备不足，常常缺乏多种必需营养素（如铁、碘、维生素A、维生素B、叶酸、钙、锌），进而造成免疫系统功能降低，易患感染和其他疾病。

体重过低女性的子代更易出现低出生体重、胎儿生长受限、头围偏小、身高矮小等问题。所以，围孕期营养不良对子代会造成近期和远期影响。低体重者可通过适当增加食物量和规律运动来增加体重，每天可有 1 或 2 次的额外加餐，如每天增加牛奶 200mL 或粮谷/畜肉类 50g 或蛋类/鱼类 75g。

（二）肥胖（BMI≥28.0）

孕前肥胖与母子不良妊娠结局密切相关。肥胖女性的不孕风险、受孕失败和非计划妊娠的概率都较孕前 BMI 正常女性高。发生妊娠期并发症，出现难产、巨大儿、大于胎龄儿的概率更大，且在产后易发生感染和血栓，其子代易发生新生儿出生缺陷、产伤，甚至死亡，成年后肥胖、糖代谢异常、慢性病发生率高。建议肥胖女性孕前就开始减重，因为孕期过度节食会对胚胎产生不利影响。值得注意的是，肥胖女性虽然有能量摄入过多的问题，但也往往缺乏多种必需营养素。所以肥胖者应改变不良饮食习惯，减慢进食速度，避免过量进食，减少高能量、高脂肪、高糖食物的摄入，多选择低血糖指数（Glycemic Index，GI）、富含膳食纤维、营养素密度高的食物，同时应增加运动，推荐每天 30～90 分钟中等强度的体力活动，以每月体重降低 1～2kg 的速度减重直至达标后再考虑怀孕。

## 二、常吃含铁丰富的食物，选用碘盐，孕前 3 个月开始补充叶酸

正常成年女性体内储存铁量为 0.3～1.0g，但育龄妇女因生育和月经失血，体内铁储备往往不足，所以，育龄妇女是铁缺乏和缺铁性贫血的高危人群。孕前如果缺铁，孕期不关注或来不及补充铁可能导致早产、胎儿生长受限、新生儿低出生体重以及妊娠期缺铁性贫血。孕妇贫血导致胎儿肝脏储存的铁量不足，不仅影响婴儿早期血红蛋白合成，引起贫血，而且影响含铁酶（血红素）的合成，并影响脑内多巴胺 $D_2$ 受体产生，对胎儿及新生儿智力和行为发育产生不可逆的影响。因此，铁缺乏或缺铁性贫血的备孕妇女应纠正贫血后再怀孕，经常摄入含铁丰富、铁利用率高的动物性食物。动物血、肝脏及红肉中铁含量及铁的吸收率均较高，一日三餐中应该有瘦畜肉 50～100g，每周吃 1 次动物血或畜禽肝肾 25～50g。在摄入富含铁的畜肉、动物血或肝脏的同时，摄入含维生素 C 较多的蔬菜和水果，可提高膳食铁的吸收与利用。

碘是在体内通过转化为甲状腺激素发挥生理作用的特殊微量元素。人体内的碘主要储存在甲状腺，8～15mg，可维持机体 2～3 个月的需要。碘缺乏引起甲状腺激素合成减少，甲状腺功能减退，进而影响新陈代谢及蛋白质合成，并对儿童智力发育造成不可逆的损伤。为避免孕期碘缺乏对胎儿智力和体格发育产生不良影响，备孕妇女应选用碘盐。由于食物中普遍缺乏碘，选用加碘食盐可确保有规律的碘摄入。我国现行食盐强化碘量为 25mg/kg，碘的烹调损失率为 20%，按每日食盐摄入量 6g 计算，可摄入碘约 120μg/d，达到成人推荐量。考虑到孕期对碘的需要增加、碘缺乏对胎儿的严重危害及孕早期妊娠反应会影响机体对食物和碘的摄入，建议备孕妇女除规律食用碘盐外，每周再摄入 1 次富含碘的食物，如海带、紫菜、贻贝（淡菜），以增加一定量的碘储备。

叶酸是一碳单位的主要供体之一，在同型半胱氨酸代谢、DNA 合成、甲基化等方

面发挥重要的作用，与正常发育、健康维持以及多种疾病的发病风险有关，是细胞增殖、组织生长与机体发育不可缺少的微量营养素。叶酸缺乏可影响胚胎细胞增殖、分化，增加神经管畸形、流产、早产的风险。天然食物中的叶酸是结构复杂的多谷氨酸叶酸，进入体内后分解为小分子的单谷氨酸叶酸，才能被小肠吸收，生物利用率约为50%，而且由于对热、光和酸敏感，烹调加工的损失率可达 50%～90%。人工合成的叶酸补充剂为叶酸单体，稳定性好，肠道可直接吸收，空腹服用的生物利用率达100%，与膳食混合后的生物利用率为 85%，是天然食物中叶酸的 1.7 倍。因此，备孕妇女应从准备怀孕前 3 个月开始每天补充 $400\mu g$ DFE 叶酸，并持续整个孕期。曾有过神经管畸形儿生育史和怀疑有叶酸缺乏的妇女，应在医生指导下补充更大剂量的叶酸。

### 三、禁烟酒，保持健康生活方式

夫妻双方应共同为受孕进行充分的营养、身体和心理准备，保持良好的卫生习惯和健康的生活方式，纠正可能存在的营养缺乏和治疗相关疾病，因为良好的身体状况和营养贮备是成功孕育新生命的重要条件。健康的生活方式、均衡的营养、有规律的运动和锻炼、充足的睡眠、愉悦的心情等均有利于优孕优育。

#### （一）禁烟酒，讲卫生，规律作息

夫妻一方或双方经常饮酒、酗酒，可影响受孕和下一代的健康。酒精可导致内分泌紊乱，影响精子或卵子发育，造成精子或卵子畸形，受孕时形成异常受精卵；影响受精卵顺利着床和胚胎发育，受酒精损害的生殖细胞形成的胚胎往往发育不正常，进而导致流产；男性长期或大量饮酒，引起慢性或急性酒精中毒，精子数量减少、活力降低，畸形精子、死亡精子的比例升高，进而影响受孕和胚胎发育；酒精可通过胎盘进入胎儿血液，造成胎儿宫内发育不良、中枢神经系统发育异常、智力低下等。

烟草中的有害成分通过血液循环进入生殖系统，会直接或间接地产生毒性作用。怀孕前夫妻双方或一方经常吸烟可增加下一代发生畸形的风险，吸烟时间越长，畸形精子越多，停止吸烟半年后，精子方可恢复正常。

因此，计划怀孕前 6 个月夫妻双方均应戒烟、禁酒。计划怀孕的妇女应远离吸烟环境，还应注意保持良好的卫生习惯，避免感染、炎症及接触有毒有害物质。保持规律作息，避免熬夜和过度劳累，保证充足睡眠，保持愉悦心情，准备孕育新生命。

#### （二）检查身体，纠正营养缺乏，治疗疾病

运动可以避免超重和肥胖，保持健康体重；增强心肺功能，改善血液循环以及呼吸系统、消化系统的功能，提高免疫力，增强机体的适应能力；调节人体紧张情绪，改善生理和心理状态，有助于睡眠。少动久坐的生活方式，可因能量消耗减少而使体内脂肪堆积，导致超重和肥胖，还可诱发颈椎病、腰椎病，也是心血管疾病、糖尿病等慢性病的危险因素。少动久坐的生活方式容易导致孕期增重过多，增加不良妊娠的风险。备孕妇女应坚持每天至少 30 分钟中等强度的运动，改变少动久坐的不良习惯，为受孕和妊娠的成功奠定基础。孕前接受健康的生活方式指导和干预有助于获得良好妊娠结局，提

高生育质量。母亲牙周炎是早产和低体重儿的独立危险因素，其发生机制可能与牙菌斑中的致病厌氧菌及其代谢产生的细胞因子侵入胎盘有关。准备怀孕的育龄妇女应坚持每天早晚 2 次有效刷牙和餐后漱口，及时清除牙菌斑，并应定期检查与治疗牙周病，以预防早产和低体重儿的发生。

总之，计划怀孕前夫妻双方均应进行健康体检，及时发现可能存在的疾病或营养缺乏，遵循平衡膳食原则，纠正可能的营养缺乏，积极治疗相关疾病，避免带病怀孕。

备孕妇女平衡膳食宝塔见附图 2。

# 第二节　孕期妇女膳食指南

## 一、孕早期妇女膳食指南

生命早期 1000 天指从妊娠期开始到子代 2 岁的阶段，孕期是起始阶段，营养作为重要的环境因素之一，对母子的近期和远期健康都将产生至关重要的影响。孕期母体乳腺和子宫等生殖器官的发育、胎儿生长发育以及分娩后乳汁分泌均需必要的营养储备，因此，妊娠各期妇女的膳食应在非妊娠期妇女的基础上，根据胎儿生长速率、体重增加速度、运动强度、饮食习惯等进行适当的调整。孕早期胎儿生长发育速度相对缓慢，所需能量与孕前无太大差别，但营养素需要量有少量增加，故建议孕早期膳食是由多样化食物组成的营养均衡膳食。中国营养学会建议孕早期妇女膳食应在一般人群膳食指南的基础上补充以下内容：①补充叶酸，常吃含铁丰富的食物，选用碘盐；②孕吐严重者，可少量多餐，保证摄入含一定碳水化合物的食物。

### （一）补充叶酸

叶酸对预防胎儿神经管畸形极为重要。孕期叶酸的摄入应达到每天 $600\mu g$ 膳食叶酸当量（Dietary Folate Equivalence，DFE），除常吃含叶酸丰富的食物外，还应补充叶酸 $400\mu g DFE/d$。富含叶酸的食物有动物肝脏、蛋类、豆类、绿叶蔬菜、水果及坚果类等。但天然食物中存在的叶酸是四氢叶酸的各种衍生物，均为还原型，烹调加工或遇热易分解，生物利用率较低。合成的叶酸是氧化型单谷氨酸叶酸，稳定性好，生物利用率高。因此，孕期除了常吃富含叶酸的食物，还应补充叶酸 $400\mu g DFE/d$，以满足需要。每天保证摄入 400g 各种蔬菜，且其中 1/2 以上为新鲜绿叶蔬菜，可提供叶酸约 $200\mu g DFE$。

### （二）选用碘盐

碘是合成甲状腺素的主要原料，甲状腺素对调节新陈代谢、促进蛋白质合成具有极其重要的作用。孕期新陈代谢增强，甲状腺素合成增加，对碘的需要量显著增加。碘缺乏导致甲状腺素合成不足，影响蛋白质合成和神经元分化，使脑细胞数量减少、体积缩小、重量减轻，严重损害胎儿脑和智力发育。孕期碘缺乏，轻者导致胎儿大脑发育缓慢、智力低下、反应迟钝；严重者导致先天性克汀病，患儿表现为矮、呆、聋、哑、瘫等症状。此外，孕期缺碘导致的甲状腺素合成不足还可引起早产、流产及死胎发生率增加，妊娠期高血压疾病、胎盘早剥等严重妊娠期并发症的发生率也相应增加。由于多数食物缺乏碘，加碘盐能确保有规律地摄入碘。以食盐中加碘量25mg/kg、每天摄入盐6g，烹调损失率约20％计算，每天从碘盐中可摄入碘120μg，仅能满足普通人群对碘的需要。孕期碘的推荐摄入量为230μg/d，比非孕时增加近1倍，食用碘盐仅可获得推荐量的50％左右，为满足孕妇对碘的需要，建议孕妇常吃富含碘的海产食品。海带（鲜，100g）、紫菜（干，2.5g）、裙带菜（干，0.7g）、贝类（30g）、海鱼（40g）都可提供碘约110μg。

### （三）孕吐严重者，可少量多餐，保证摄入含必要量碳水化合物的食物

孕早期胎儿生长相对缓慢，所需要的能量和营养素不多，备孕期的良好营养贮备可以维持母体和胎儿在这一时期的营养需要，若不能维持孕前平衡膳食，只要保证基本的能量供应即可，不必过分强调平衡膳食，也无须过早增加能量和各种营养素的摄入。孕早期无明显早孕反应者应继续保持孕前平衡膳食。研究表明，孕早期能量摄入过多导致孕妇孕早期体重增长过多是孕期总体重增长过多的重要原因，可明显增加妊娠期糖尿病等妊娠并发症的发生风险。早孕反应明显者不必过分强调平衡膳食。早孕反应是许多孕妇在孕早期都会出现的正常生理反应，不必过于担心和焦虑，保持愉快稳定的情绪，注意食物的色、香、味的合理调配，有助于缓解和减轻症状。早孕反应明显时，不必过分强调平衡膳食，也无须强迫进食。可根据个人的饮食嗜好和口味选用容易消化的食物，少食多餐。进餐的时间、地点也可依个人的反应特点而异，可清晨醒来起床后进食，也可在临睡前进食。

孕早期受孕酮等激素分泌增加的影响，消化系统功能发生一系列变化，如胃肠平滑肌松弛、张力减弱、蠕动减慢，使胃排空及食物在肠道中停留的时间延长，孕妇容易出现饱胀感及便秘；消化液和消化酶分泌减少，易出现消化不良；由于贲门括约肌松弛，胃内容物可逆流至食管下部，引起胃灼热、反胃或呕吐。严重孕吐不能摄入足够碳水化合物时，机体需要动员身体脂肪来产生能量维持基本生理需要。大量脂肪酸在肝脏经氧化产生乙酰乙酸、β-羟丁酸和丙酮，三者统称为酮体。当酮体生成量超过机体氧化能力时，血液中酮体浓度升高，称为酮血症或酮症酸中毒。血液中过高的酮体可通过胎盘进入胎儿体内，损伤胎儿大脑和神经系统的发育。为避免孕早期酮症酸中毒对胎儿神经系统发育的不利影响，早孕反应进食困难者，必须保证每天摄入不低于130g的碳水化合物。应首选富含碳水化合物、易消化的粮谷类食物，如米、面、烤面包、烤馒头片、饼干等。各种薯类、根茎类蔬菜和一些水果中也含有较多碳水化合物，可根据孕妇的口味选用。可提供130g左右碳水化合物的食物有200g左右的全麦粉、170~180g精制小麦粉或大米。大米50g、小麦精粉50g、鲜玉米100g、薯类150g的食物组合，是满足130g碳水化合物的最低限的食物。食糖、蜂蜜等的主要成分为简单碳水化合物，易于吸收，进食少或孕吐严重时食用可迅速补充身体需要的碳水化合物。进食困难或孕吐严

重者应寻求医生的帮助，考虑通过静脉输注葡萄糖的方式补充必要的碳水化合物。

（四）控制孕早期体重增长速度

体重增长是反映孕妇营养状况的最实用的直观指标，与胎儿出生体重、妊娠并发症等密切相关。为保证胎儿正常生长发育、避免不良妊娠结局，应使孕期体重增长保持在适宜的范围。平衡膳食和适度的身体活动是维持孕期体重适宜增长的基础，身体活动还有利于保持愉悦心情和自然分娩，健康的孕妇每天应进行不少于 30 分钟的中等强度身体活动。孕期适宜增重有助于获得良好妊娠结局，应从孕前开始对体重进行监测和管理。孕早期体重增长不明显，早孕反应明显的孕妇还可能出现体重下降，均为正常现象，但应注意避免孕早期体重增长过快，每月测量 1 次即可，孕 12 周之前增重不超过 2kg。

## 二、孕中期妇女膳食指南

孕中期开始，胎儿生长发育逐渐加速，母体生殖器官的发育也相应加快，对营养的需要增大，应合理增加食物的摄入量。孕期妇女的膳食应是由多样化食物组成的营养均衡膳食，除保证孕期的营养需要外，还潜移默化地影响婴儿对辅食的接受程度和后续多样化膳食结构的建立。中国营养学会建议孕中期妇女膳食应在一般人群膳食指南的基础上补充以下内容：①继续补充叶酸，常吃含铁丰富的食物，选用碘盐；②孕中期开始适量增加奶、鱼、禽、蛋、瘦肉的摄入；③适量进行身体活动，维持孕期适宜增重。

（一）继续补充叶酸

叶酸是细胞 DNA 合成过程中的重要辅酶，孕中、晚期血容量和红细胞数量增加，叶酸缺乏会影响幼红细胞核中 DNA 的合成，使细胞核的成熟和分裂延缓、停滞，影响血红蛋白的合成，导致巨幼红细胞性贫血。叶酸是体内蛋氨酸循环的甲基供体，叶酸缺乏导致高同型半胱氨酸血症，损伤血管内皮细胞，并可激活血小板的黏附和聚集，诱发妊娠期高血压疾病。孕妇血浆中同型半胱氨酸水平升高还与习惯性流产、胎盘早剥、胎儿生长受限、畸形、死胎、早产等的发生密切相关。所以叶酸对预防高同型半胱氨酸血症、促进红细胞成熟和血红蛋白合成也极为重要。女性在孕中、晚期持续每日补充 $400\mu gDFE$ 叶酸，可降低孕晚期同型半胱氨酸水平，对两胎间隔过短的妇女尤为重要。

（二）常吃含铁丰富的食物

孕中期开始孕妇对铁的需要量增加。随着妊娠的进展，孕妇血容量和红细胞数量逐渐增加，胎儿、胎盘组织的生长均额外需要铁，整个孕期额外需要铁 $600\sim800mg$。孕中期开始，孕妇应适当增加铁的摄入量。孕期膳食铁摄入不足容易导致孕妇及婴儿发生缺铁性贫血或铁缺乏。孕期缺铁性贫血是我国孕妇常见的营养缺乏病，发生率约为 30%，对母体和胎儿的健康均会产生许多不良影响。孕中期铁的推荐摄入量在孕前 20mg/d 的基础上增加 4mg/d，达到 24mg/d。

为预防早产、流产，满足孕期血红蛋白合成增加和胎儿铁储备的需要，孕期应常吃含铁丰富的食物，铁缺乏严重者可在医生指导下适量补铁。由于动物血、肝脏及红肉中含铁量较为丰富，且所含的铁为血红素铁，其生物利用率较高，可通过适当增加这类食物的摄入来满足孕期对铁的额外需要。孕中、晚期每天可增加 20～50g 红肉的摄入，可提供铁 1～2.5mg，每周摄入 1 或 2 次动物血和肝脏，每次 20～50g，可提供铁 7～15mg，基本可以满足孕期增加的对铁的需要。

### （三）孕中期开始适量增加奶、鱼、禽、蛋、瘦肉的摄入

孕中期开始，胎儿生长速度加快。孕中期孕妇每天需要增加蛋白质 15g、钙 200mg、能量 300kcal（1kcal＝4.184kJ），故应在非孕妇女膳食的基础上，增加奶类 200g/d，使奶的总摄入量达到 500g/d，可以提供优质蛋白质 5～6g、钙 200mg 和能量 70～120kcal。

孕中期开始，孕妇对钙的需要量增加，从妊娠 18 周起胎儿的骨骼和牙齿开始钙化，至分娩时新生儿体内约有 30g 钙沉积。钙主要在孕中、晚期逐渐沉积于胎儿骨骼和牙齿中，孕中期每天需沉积钙约 50mg，尽管妊娠期钙代谢发生适应性变化，孕妇可通过增加钙的吸收率来适应钙需要量的增加，但膳食钙摄入仍需增加 200mg/d。如果孕期钙营养缺乏，母体会动用自身骨骼中的钙维持血钙浓度并满足胎儿骨骼生长发育的需要。因此，孕期钙营养不足对母体健康的危害更加明显。奶是钙的最好食物来源，孕中期每天需要摄入各种奶类 500g/d，可选用液态奶、酸奶，也可用奶粉冲调，可分别在正餐或加餐时食用，孕期体重增长较快时，可选用低脂奶，以减少能量摄入。

孕中期增加动物性食物（鱼、禽、蛋、瘦肉）50g/d，可提供优质蛋白质约 10g、能量 80～150kcal，以满足孕中期对优质蛋白质、维生素 A、钙、铁等营养素和能量的需要。建议每周食用 2 或 3 次鱼类，以提供对胎儿大脑和视网膜发育有重要作用的 $n-3$ 长链多不饱和脂肪酸。同样重量的鱼类与畜禽类食物相比，提供的优质蛋白质含量相差无几，但鱼类所含脂肪和能量明显少于畜禽类。因此，当孕妇体重增长较多时，可多食用鱼类而少食用畜禽类，食用畜禽类时尽量剔除皮和肉眼可见的肥肉，畜肉可优先选择牛肉。与孕前要求一致，每日摄入的脂肪所供能量应占总能量的 15%～30%，应限制饱和脂肪的摄入，从而控制身体脂肪的过度堆积。

### （四）孕中期适量吃主食，增加膳食纤维摄入

碳水化合物既是提供能量的主要物质，也是妊娠期饮食中能量摄入的主要来源。孕期应选择多样化的、GI 值低的碳水化合物，并限制饮食中糖的额外摄入。GI 值低的碳水化合物可降低女性妊娠期体重增长过度的风险，并能改善葡萄糖耐量、减轻妊娠导致的胰岛素抵抗。建议孕中期开始每日碳水化合物摄入量可从孕早期的 130g 增加到 175g。膳食纤维有助于降低妊娠期便秘、妊娠期糖尿病和子痫前期的发生风险。建议孕期妇女每日摄入 25～30g 膳食纤维。孕前膳食纤维摄入不足的女性，孕期应摄入更多的蔬菜、水果及全麦谷物，以替代精细谷物和单糖食品。

### （五）适量身体活动，维持孕期适宜增重

孕期体重平均增长约 12.5kg，其中胎儿、胎盘、羊水、增加的血容量及增大的子宫和乳腺属必要性体重增加，为 6~7.5kg，孕妇身体脂肪蓄积 3~4kg。孕中期应每周测量体重，并根据体重增长速率调整能量摄入水平。体重增长不足者，可适当增加高能量密度的食物摄入；体重增长过多者，应在保证营养素供应的同时注意控制总能量的摄入，并适当增加身体活动。除了使用校正准确的体重秤，还要注意每次称重前均应排空大、小便，脱鞋帽和外套，仅着单衣，以保证测量数据的准确性和监测的有效性。由于我国目前尚缺乏足够的数据资料建立孕期适宜增重推荐值，建议以美国医学研究所（Institute of Medicine，IOM）2009 年推荐的妇女孕期体重增长适宜范围和速率作为监测和控制孕期体重的参考。

能量摄入和身体活动是控制孕期体重增长的两个关键要素：推荐孕中、晚期每天能量摄入比孕前增加 300kcal，这是基于维持身体活动水平不变的前提，如果孕期体力活动水平比孕前有明显下降，则容易导致能量过剩和体重增长过多。随着生活条件的改善，加之一些居民对围产保健还存在一些认识误区，以为孕妇吃得越多对胎儿越好，活动越少越安全，我国妇女孕期能量摄入过多、日常工作量和活动明显减少的现象越来越普遍。这样容易导致能量摄入与消耗失衡，使孕期体重增长过多、妊娠期糖尿病和巨大儿的发生率显著增加，从而危害母婴两代人的健康。国内外研究均证实，对孕妇进行以身体活动和膳食指导为基础的干预，并辅以体重监测，可有效减少孕期体重过度增长，帮助妇女实现孕期体重的适宜增长。

## 三、孕晚期妇女膳食指南

孕晚期妇女在营养管理方面需要更加注重体重的适宜增长，食物多样不过量，少食多餐，保证优质蛋白质的摄入量。孕育生命是一个奇妙的历程，要以积极的心态适应孕期的变化，愉快享受这一过程。母乳喂养对孩子和母亲都是最好的选择，孕期应了解相关的知识，为产后尽早开奶和成功母乳喂养做好各项准备。中国营养学会建议孕晚期妇女膳食应在一般人群膳食指南的基础上补充以下内容：①可以继续补充叶酸，常吃含铁丰富的食物，选用碘盐；②孕晚期适量增加奶、鱼、禽、蛋、瘦肉的摄入，保证优质蛋白质比例；③适量身体活动，维持孕期适宜增重；④禁烟酒，愉快孕育新生命，积极准备母乳喂养。

### （一）常吃含铁丰富的食物

孕晚期缺铁性贫血可能导致严重后果，如胎盘缺氧则易发生妊娠期高血压疾病及妊娠期高血压疾病性心脏病，铁缺乏和贫血还使孕产妇免疫力下降，导致身体虚弱，容易并发产褥期感染、产后大出血、心力衰竭等，甚至危及生命。孕妇贫血还会增加早产、子代低出生体重及儿童期认知障碍发生的风险。孕晚期铁的推荐摄入量在孕前 20mg/d 的基础上，应增加 9mg/d，达到 29mg/d。

### （二）孕晚期适量增加奶、鱼、禽、蛋、瘦肉的摄入

孕晚期胎儿生长速度加快，孕妇每天需要增加蛋白质 30g、钙 200mg、能量

450kcal。孕晚期妇女应在孕前膳食的基础上增加奶类200g/d，使奶的总摄入量达到500g/d。孕晚期钙的需要量仍然是1000mg/d，孕晚期每天沉积钙增至330mg。孕妇增加奶制品的摄入可使妊娠期高血压疾病的发生率降低35%，子痫前期的发生率降低55%，早产的发生率降低24%。有研究证实孕妇饮奶可降低孩子出生后对牛奶蛋白过敏的风险。孕晚期体重增长较快时，可选用低脂奶，以减少能量摄入。注意区分乳饮料和奶类，多数乳饮料中含乳量并不高，不能代替奶类。

孕妇蛋白质的需要包括两部分：一部分是根据体重增加计算得到的蛋白质维持量，另一部分是蛋白质的储存量。整个孕期孕妇和胎儿需要储存蛋白质约930g，其中胎儿约440g、胎盘约100g、羊水约3g、子宫增大约166g、乳腺发育约80g、血液增加约135g。孕晚期蛋白质推荐摄入量比孕前增加30g，甚至超过产后乳母的推荐量。已有大量的研究证实，孕期蛋白质－能量营养不良会直接影响胎儿的体格和神经系统发育，导致早产和胎儿生长受限、低出生体重儿。而早产儿、低出生体重儿成年后发生向心性肥胖、胰岛素抵抗、代谢综合征、2型糖尿病等代谢性疾病的风险增加。为保证孕晚期优质蛋白质摄入水平，应增加动物性食物（鱼、禽、蛋、瘦肉）125g/d，每周食用2或3次鱼类。鱼类尤其是深海鱼类，如三文鱼、鲱鱼、凤尾鱼等，还含有较多$n-3$多不饱和脂肪酸，其中的二十二碳六烯酸（DHA）对胎儿大脑和视网膜发育有益。但是蛋白质提供的能量不建议超过摄入总能量的25%，这样不仅可保证均衡的蛋白质－能量摄入，还可明显改善营养不良女性的妊娠结局。

### （三）适量身体活动，维持孕期适宜增重

孕期体重增长过多是孕妇发生妊娠并发症（如妊娠期高血压疾病、妊娠期糖尿病等）的危险因素，也是妇女产后体重滞留的重要原因，并增加妇女远期发生肥胖和2型糖尿病的风险，还与绝经后发生乳腺癌的危险性呈中度相关。孕期体重增长不足和过多，均会影响母体产后乳汁的分泌。与孕期增重适宜的孕妇相比，增重过多的孕妇子痫前期发生率增加88%，头盆不称发生率增加58%，妊娠期糖尿病发生率增加47%，大于胎龄儿发生率增加143%；增重不足时子痫前期发生率、头盆不称发生率和剖宫产率虽有所降低，但小于胎龄儿发生率增加114%。可见，孕期增重不足或过多都不利于母婴健康。孕晚期也应每周测量体重，并根据体重增长速率调整能量摄入水平。孕期进行适宜的身体运动除了能增强身体的适应能力、预防体重过多增长，还有利于预防妊娠期糖尿病和孕妇产后远期2型糖尿病的发生。身体活动还可促进胎盘的生长及改善血管分布，从而减少氧化应激和炎性反应，减少疾病相关的内皮功能紊乱。此外，身体活动还有助于保持愉悦心情；活动和运动使肌肉收缩能力增强，还有利于自然分娩。只要没有医学禁忌，孕晚期继续进行常规活动和运动都是安全的，而且对孕妇和胎儿均有益处。

### （四）禁烟酒，愉快孕育新生命，积极准备母乳喂养

1. 孕妇需避免烟酒和不良生活环境对胎儿的危害。孕妇除了禁止吸烟、饮酒外，还要注意避免被动吸烟，尽量避免身处于通风不良和人群聚集的环境中。烟草和烟雾中含有大量的有毒物质，除了人们熟知的尼古丁，还有氢氰酸、一氧化碳、二氧化碳、吡

啶、芳香族化合物和焦油等。这些物质可随着烟雾主动或被动吸入孕妇体内，使母体血液和胎盘循环中氧含量降低，导致胎儿缺氧，从而影响生长发育。烟雾中的尼古丁可使子宫与胎盘的小血管收缩，导致胎儿缺氧，从而引起流产、死胎等。烟雾中的氰化物可导致胎儿大脑和心脏发育不全、腭裂、唇裂、智力低下等先天性缺陷。孕妇饮酒容易使胎儿患酒精中毒综合征，酒精中毒综合征胎儿的典型特征为低体重、心脏及四肢畸形、中枢神经系统发育异常、智力低下。孕妇饮酒可增加早产和流产的风险，平均每周喝4～5杯葡萄酒即会损害胎儿的脑神经，导致儿童期多动症和智力低下。

2. 尽情享受孕育新生命的快乐。怀孕是一个艰辛而又幸福的过程，良好的心态、融洽的感情是实现优孕优生的重要条件。健康向上、愉快乐观的情绪会增加血液中有利于健康发育的化学成分，使胎儿发育更好，分娩时也较顺利；反之，不良的情绪会使血液中有害于神经系统和其他组织器官的物质剧增，并通过胎盘影响胎儿发育。长期保持不良的情绪会损伤激素的正常调节能力，使血液循环中胎源性促肾上腺皮质激素释放激素的水平提前升高，过高的促肾上腺皮质激素释放激素及其他激素（如皮质醇、蛋氨酸脑啡肽）可通过胎盘影响正常妊娠，导致流产、胎儿生长受限、早产、低出生体重，甚至影响胎儿对刺激的适应性和婴儿期的体质。孕妇要积极了解孕期生理变化特点，学习孕育知识，定期进行孕期检查，出现不适时能正确处理或及时就医，遇到困难多与家人和朋友沟通以获得必要的帮助和支持。家人也应多给孕妇一些精神上的安慰和支持。适当进行户外活动和运动、向专业人员咨询等均有助于释放压力、保持愉悦心情。

3. 做好母乳喂养的准备。母乳喂养对子代的健康成长和母亲的产后恢复均十分重要，对婴儿和母亲都是最好的选择。绝大多数妇女都可以且应该用自己的乳汁哺育婴儿，任何代乳品都无法替代母乳。成功的母乳喂养不仅需要健康的身体准备，还需要积极的心理准备。孕妇尽早了解母乳喂养的益处，加强母乳喂养的意愿，在保证孕期平衡膳食、合理营养的同时，做好乳房的护理，学习母乳喂养的方法和技巧，可大大提高母乳喂养的成功率。

（1）思想准备和心理准备：母乳喂养可给婴儿提供全面的营养和充分的肌肤接触，促进婴儿的生长发育，还有助于产妇子宫和产后体重的恢复，降低乳腺癌的发病率，对母体也有很多益处。健康妇女都应选择母乳喂养，纯母乳喂养至产后6个月，最好坚持哺乳至婴儿满2周岁。

（2）营养准备：孕期平衡膳食和适宜的体重增长，使孕妇身体有适当的脂肪蓄积和各种营养储备，有利于产后泌乳。正常情况下，孕期增重中有3～4kg的脂肪蓄积是为产后泌乳贮备能量的。母乳喂养有助于这些脂肪的消耗和产后体重的恢复。

（3）乳房护理：孕中期开始乳房逐渐发育，应适时更换胸罩，选择能完全罩住乳房并能有效支撑乳房底部及侧边、不挤压乳头的胸罩，避免过于压迫乳头妨碍乳腺的发育。孕中、晚期应经常对乳头、乳晕进行揉捏、按摩和擦洗，以增强乳头、乳晕的韧性和对刺激的耐受性。用温水擦洗乳头，忌用肥皂、洗涤剂或酒精等，以免破坏保护乳头和乳晕的天然油脂，造成乳头皲裂，影响日后哺乳。

孕期妇女平衡膳食宝塔见附图3。

# 第三节 哺乳期妇女膳食指南

一直以来，大家只关注孕期和分娩期保健，产后关注点转移到宝宝身上，产后妈妈的保健一直没有受到足够的重视。哺乳期是母亲用乳汁哺育新生子代，使其可以健康地生长发育并奠定一生健康基础的特殊生理阶段。如果女性营养储备耗竭，其导致的负面影响将持续至女性再次妊娠。如果母亲营养状况良好，其子代在出生后6个月内则不需要母乳之外的其他食物。所以，哺乳期妇女的膳食仍是由多样化食物组成的营养均衡的膳食，除保证哺乳期的营养需要外，还通过乳汁的口感和气味，潜移默化地影响婴儿对辅食的接受程度和后续多样化膳食结构的建立。乳母的营养状况是泌乳的基础，如果哺乳期营养不足，将会减少乳汁分泌量，降低乳汁质量，并影响健康。

因此，哺乳期妇女膳食指南在一般人群膳食指南的基础上应增加以下内容：①增加富含优质蛋白质及维生素A的动物性食物和海产品，选用碘盐；②产褥期食物多样但不过量，重视整个哺乳期营养；③愉悦心情，充足睡眠，促进乳汁分泌；④坚持哺乳，适度运动，逐步恢复至适宜体重；⑤忌烟酒，避免浓茶和咖啡。

## 一、增加富含优质蛋白质及维生素A的动物性食物和海产品，选用碘盐

乳母的营养是泌乳的基础，尤其是蛋白质营养状况对泌乳有明显影响。乳母膳食蛋白质在一般成年女性的基础上每天增加25g。动物性食物如鱼、禽、蛋、瘦肉等可提供丰富的优质蛋白质和一些重要的矿物质和维生素，乳母每天应比孕前增加80~100g的鱼、禽、蛋、瘦肉，每天总量为220g。如条件限制，可用富含优质蛋白质的大豆及其制品替代。优质蛋白质25g的食物组合举例见表4-1。

表4-1 优质蛋白质25g的食物组合举例

| 组合一 | | 组合二 | | 组合三 | |
|---|---|---|---|---|---|
| 食物及数量 | 蛋白质含量 | 食物及数量 | 蛋白质含量 | 食物及数量 | 蛋白质含量 |
| 牛肉50g | 10.0g | 瘦猪肉50g | 10.0g | 鸭肉50g | 7.7g |
| 鱼50g | 9.1g | 鸡肉60g | 9.5g | 虾60g | 10.9g |
| 牛奶200g | 6.0g | 鸡肝20g | 3.3g | 豆腐80g | 6.4g |
| 合计 | 25.1g | 合计 | 22.8g | 合计 | 25.0g |

注："组合一"既可提供25g优质蛋白质，也可提供216mg钙，补充乳母对钙的需要。若不增加牛奶，则应考虑每天补钙200mg；"组合二"既可提供25g优质蛋白质，也可提供维生素A 2100μgRAE左右，每周一次相当于每天增加维生素A 300μgRAE。

乳母每天通过乳汁分泌的钙约为200mg。若乳母膳食钙摄入量不能满足需要，乳母可因缺钙而患骨质软化症。为保证母体的钙平衡和骨骼健康，乳母膳食钙推荐摄入量

比孕前增加 200mg，总量为每天 1000mg。每天比孕前增饮 200mL 的牛奶，使总奶量达到每日 400~500mL，可获得约 540mg 钙，加上膳食中其他食物来源钙，则较容易达到推荐摄入量。获得 1000mg 钙的食物组合举例见表 4-2。

表 4-2　获得 1000mg 钙的食物组合举例

| 组合一 | | | 组合二 | | |
| --- | --- | --- | --- | --- | --- |
| 食物 | 数量 | 含钙量（mg） | 食物 | 数量 | 含钙量（mg） |
| 牛奶 | 500mL | 540 | 牛奶 | 300mL | 324 |
| 豆腐 | 100g | 127 | 豆腐干 | 60g | 185 |
| 虾皮 | 5g | 50 | 芝麻酱 | 10g | 117 |
| 蛋类 | 50g | 30 | 蛋类 | 50g | 30 |
| 绿叶菜（如小白菜） | 200g | 180 | 绿叶菜（如小白菜） | 250g | 270 |
| 鱼类（如鲫鱼） | 100g | 79 | 鱼类（如鲫鱼） | 100g | 79 |

注："组合一"有 1/2 以上的钙来自牛奶，而牛奶中的钙易于吸收利用。若实在不习惯多饮牛奶，则可参照"组合二"增加其他含钙丰富的食品（如豆腐干、绿叶菜、芝麻酱等）的摄入，以保证获得足够的钙。此外，不习惯饮牛奶或有乳糖不耐受的乳母也可用酸奶替代。

乳汁中维生素 A 的含量与乳母膳食密切相关。为保证母乳中维生素 A 水平，乳母维生素 A 推荐摄入量应在孕前的基础上增加 $600\mu gRAE/d$，达到 $1300\mu gRAE/d$。乳母需要多选择富含维生素 A 的食物，如富含视黄醇的动物肝脏、蛋黄，富含维生素 A 原的深绿色和红黄色蔬菜以及水果。因为动物性食物中的维生素 A 是视黄醇，可直接吸收利用，尤应注意选用。建议每周吃 1 或 2 次动物肝脏，总量相当于 85g 猪肝或 40g 鸡肝。

乳母对碘的需要较孕前增加一倍。为保证乳汁中碘、$n-3$ 多不饱和脂肪酸（如 DHA）的含量，乳母应选用碘盐烹调食物，适当摄入海带、紫菜、鱼、贝类等富含碘或 DHA 的海产品。DHA 有利于婴儿的生长发育，特别是脑和神经系统的发育。建议至少每周摄入 1 次海鱼、海带、紫菜、贝类等海产品，采用加碘盐烹调食物。

## 二、产褥期食物多样不过量，重视整个哺乳期营养

乳母的膳食营养状况是影响乳汁质与量的重要因素。尤其是维生素和矿物质的浓度较易受乳母膳食的影响，因此必须注重哺乳期的营养充足均衡，以保证乳汁的质和量。

产褥期膳食应是由多样化食物构成的平衡膳食。若"坐月子"期间动物性食物摄入过多，会加重消化系统和肾脏负担，并造成能量过剩，导致肥胖；若蔬菜和水果等摄入不足，则使维生素、矿物质和膳食纤维的摄入量减少，影响乳汁中维生素和矿物质含量，并增加乳母便秘、痔疮等疾病的发病率。因此，产褥期食物应均衡、多样、充足，但不过量，以保证乳母健康和乳汁质量。

应重视整个哺乳阶段的营养，以保证持续母乳喂养。有调查显示，产妇"坐月子"过后动物性食物摄入明显减少，很快恢复到孕前饮食，使得能量和蛋白质等营养素往往

达不到乳母的推荐摄入量。因此，要同样重视产褥期过后的哺乳阶段的营养，将肉、禽、鱼、蛋等含优质蛋白质的食物在哺乳期的整个阶段均衡分配，以保证乳汁的质和量，这样才有利于乳母健康及持续母乳喂养。

有些产妇在分娩后的最初 1～2 天感到疲劳无力或肠胃功能较差，可选择较清淡、稀软、易消化的食物，如面片、挂面、馄饨、粥、蒸或煮的鸡蛋及煮烂的肉菜，之后就可过渡到正常膳食。对于剖宫产妇女，由于剖宫产手术一般采用区域麻醉，对胃肠的影响比较轻，术后一般给予流食，但忌用牛奶、豆浆等胀气的食物，肛门排气后可恢复正常饮食。对于采用全身麻醉或手术情况较为复杂的剖宫产术后妇女，其饮食需遵医嘱。产褥期妇女可比平时多吃些鸡蛋、禽肉类、鱼类、动物肝脏、动物血等以保证供给充足的优质蛋白质，并促进乳汁分泌，但不应过量，还必须重视蔬菜和水果的摄入。

### 三、愉悦心情，充足睡眠，促进乳汁分泌

乳汁分泌受情绪、心理、睡眠时间的影响。乳汁分泌包括泌乳和排乳。泌乳受催乳素调控，排乳受催产素调控。乳母的情绪、心理及精神状态可直接兴奋或抑制大脑皮质来刺激或抑制催乳素及催产素的释放，也可通过神经-内分泌来影响调控。乳母心理状态良好、自信心强、积极乐观可促使催产素分泌，增加乳汁排出，反之，则会降低乳汁的合成量。所以，家人应充分关心乳母，经常与乳母沟通，帮助其调整心态，舒缓压力，愉悦心情，树立母乳喂养的自信心。若产后睡眠不足，不但不利于产后恢复，也影响乳汁分泌。因此应合理安排乳母作息，保证每天睡眠 8 小时以上，以促进乳汁分泌及乳母健康。

乳母摄水量与乳汁分泌量密切相关。营养是泌乳的基础，而食物多样化是充足营养的基础。除营养素外，乳母每天摄水量与乳汁分泌量也密切相关。由于乳母的基础代谢较高，出汗多，再加上乳汁分泌，需水量高于一般人，故乳母饮水量不足时，可使乳汁分泌减少，因此乳母多喝一些水或汤汁是有益的。鱼汤、鸡汤、肉汤、豆腐汤等营养丰富，含有可溶性氨基酸、维生素和矿物质等营养成分，不仅味道鲜美，还能刺激消化液分泌，改善食欲，帮助消化，促进乳汁分泌。有调查显示，大豆、花生加上各种肉类，如猪腿、猪排骨或猪尾煮汤，鲫鱼汤，黄花菜鸡汤，醋与猪脚和鸡蛋煮汤等均能促进乳汁分泌。乳母每日需水量应比一般人增加 500～1000mL，达到每天 2100mL 左右，每餐应保证有带汤水的食物。

尽早开奶，频繁吸吮。分娩后开奶越早越好。坚持让孩子频繁吸吮，24 小时内至少 10～12 次。吸吮时将乳头和乳晕的大部分同时含入婴儿口中，让婴儿吸吮时能充分挤压乳晕下的乳窦，使乳汁排出，还能有效刺激乳头上的感觉神经末梢，促进泌乳反射，使乳汁越吸越多。

### 四、坚持哺乳，适度运动，逐步恢复适宜体重

产后体重滞留是导致女性远期肥胖的主要因素，而肥胖是许多慢性病的重要诱因，这些疾病会影响女性终生健康。乳汁分泌可消耗在孕期储存的脂肪，有利于乳母体重尽快复原。此外，适量的运动可防止脂肪沉积，随着体力活动增加，体重逐渐降低。因

此，妇女产后除注意合理膳食外，还应尽早开始进行适当的活动和做产后健身操，并坚持母乳喂养，这样可促使产妇机体复原，保持适宜体重，有利于预防后期糖尿病、心血管疾病、乳腺癌等慢性病的发生。

产褥期的运动可采用产褥期保健操。产褥期保健操应根据产妇的分娩情况、身体状况循序渐进地进行。顺产产妇一般在产后第 2 天就可以开始，每 1~2 天增加 1 节，每节做 8~16 次。6 周后可选择新的锻炼方式。

产后 6 周可以开始进行有氧运动，如散步、慢跑等。一般从每天 15 分钟逐渐增加至每天 45 分钟，每周坚持 4 或 5 次，形成规律。对于剖宫产产妇，应根据自己的身体状况，如贫血和伤口恢复情况，缓慢增加有氧运动及力量训练。

### 五、忌烟酒，避免浓茶和咖啡

乳母吸烟、饮酒会影响乳汁分泌，可通过抑制催产素和催乳素进而减少乳汁的分泌。尼古丁和酒精也可通过乳汁进入婴儿体内，影响婴儿睡眠及运动发育，如婴儿粗大运动发育。研究证明，母亲饮酒可减少泌乳量，还可改变乳汁的气味，从而减少婴儿对乳汁的摄取。此外，浓茶和咖啡里含有较多的咖啡因，研究显示，哺乳期母亲摄入咖啡因可引起婴儿烦躁及影响婴儿睡眠质量，长期摄入可影响婴儿神经系统发育。哺乳期间，母亲应忌烟酒，避免饮用浓茶和咖啡。

哺乳期妇女平衡膳食宝塔见附图 4。

## 第四节　特殊情况下围孕期妇女膳食建议

### 一、低龄妊娠女性

青少年时期和婴儿期是女性生长的两个关键期。通常来讲，青春期女性出现健康问题的风险比较低，但如果对女性青少年期的营养、健康及生活方式进行良性引导，很多成年后可能出现的健康问题都可避免。由于青春期女性易受到不良行为方式、家庭生活习惯、性传播疾病等的影响，在一定社会环境下，超重或肥胖的青春期女性可能越来越多，过度减肥后的消瘦也是关注的重点。关注青春期女性健康及营养状况是保障其生长发育、认知功能、学业水平和整体生活质量的核心，有利于预防慢性病，并为将来的妊娠做准备。青春期女性的营养需要不同于女童及成人期，她们需要接受性传播疾病及生殖健康的教育，并获得如何建立良好生活方式的建议。由于很多生活习惯是在青少年期确立的，所以对青春期女性及早进行干预可产生长远影响。青春期女性若得到充分的支持和充足的营养，将会促进家庭及社会的发展。

### （一）关注青春期女性体重

青春期女性发生体重过度增加的风险较高。这与青少年饮食习惯和运动习惯变化较大，以及不愿听从父母的饮食建议有关。青春期女性比成年女性更易摄入能量高但营养密度低的食物，导致超重甚至肥胖。青春期女性如果怀孕，摄入过量碳水化合物，会增加胎儿脂肪沉积。应认识到脂肪含量过多的食物会导致妊娠期体重增长过多，故应选择多样化饮食，尤其是注意摄入蔬菜和水果。由于妊娠期肥胖和婴儿脂肪沉积可能带来长远影响，应教育她们纠正不良饮食行为。

通常来讲，青春期女性对形体比较关注，这有助于其减重，但需要增加运动锻炼来实现，而非一味减少饮食摄入，因过分控制饮食会对女性产生极端的影响，如导致饮食紊乱（神经性厌食）等。青春期低龄孕妇营养不良会影响胎儿生长发育，孕妇自身及胎儿可能会对饮食中缺乏的必需营养素进行竞争吸收。此外，妊娠期和哺乳期会进一步消耗低龄女性的营养储备，进而导致已经营养不良的女性出现生长停滞。

（二）青春期女性易缺乏的营养素

青春期女性常见的营养素缺乏可对胎儿生长发育造成不利影响，而产前营养素的补充通常不能满足其妊娠需要。青春期低龄孕妇即使已摄入充足或过量的能量，但单纯从食物获取的必需营养素也往往不够。

1. 青春期女性在妊娠期对铁元素的需求量远超摄入量，二者差异较成年女性更明显。青春期女性体内铁元素储存不足更加常见，可导致其妊娠期贫血发生率增加，进而增加自发性流产、死产、早产、低出生体重和围产儿死亡等的发生风险。青春期女性应食用富含铁元素的食物。有铁元素缺乏风险的女性更应通过铁元素制剂进行补充。

2. 青春期女性很少在妊娠前补充叶酸，因此建议其在妊娠早期尽早补充，从而降低胎儿神经管畸形及小于胎龄儿的发生风险。

3. 青春期低龄孕妇对钙元素的需求量增加，以满足胎儿及自身骨骼生长的双重需要。但青春期女性饮食中钙的摄入量往往低于推荐量，应给予额外的钙和维生素 D 补充，防止自身骨量减少，预防妊娠期高血压疾病的发生。

4. 青春期低龄孕妇是骨骼矿化不良的危险因素，母乳中镁元素含量较成年乳母低。产前补充镁可能并不能为妊娠期提供足量的镁元素，建议孕期和哺乳期适宜补充。

5. 锌对青春期女性的生长发育十分重要，且青春期女性更容易受到锌缺乏的影响，尤其是妊娠晚期，胎儿快速增长更易导致锌缺乏。因此，建议青春期低龄孕妇额外补充锌元素。

**二、妊娠间隔过短女性**

妊娠间隔的时间指本次分娩到再次受孕之间的时间间隔，是女性重建营养储备的时期，可影响其自身及将来子代的健康。过短的妊娠间隔不利于女性再次妊娠时的健康，并对其子代健康产生不利影响。对于营养不良的女性，重建营养储备是重要的。建议：①应在结束母乳喂养后有足够的妊娠间隔时间，关注铁和叶酸的缺乏，如果女性在妊娠期不补充叶酸，则自孕中期开始，其体内的叶酸水平会逐渐下降并在哺乳期处于较低水平，而母体内叶酸储备仍需持续用于维持母乳叶酸水平，因此母体叶酸水平会进一步降低。故建议产后女性，特别是可能再次妊娠的女性，持续补充叶酸或食用叶酸强化食物。②对于妊娠期体重增长过多的女性，过短的妊娠间隔不利于其机体代谢水平恢复，从而增加再次妊娠时发生肥胖的风险。应控制妊娠期体重过度增长，并建议延长妊娠间隔时间。世界卫生组织推荐妊娠间隔应至少在 24 个月以上。妊娠间隔时间与围产期预后之间呈"U"形关系，即间隔过短或过长都会造成不良妊娠结局。妊娠间隔少于 18 个月的女性，其子代发生早产、低出生体重和小于胎龄儿的风险较高。

### 三、肥胖女性

备孕期和妊娠期的肥胖女性比正常体重者更容易发生妊娠期代谢性并发症和不良妊娠结局，对母子均会产生远期不良影响。

对妊娠前肥胖女性的特殊建议：

1. 咨询专业人员。告知孕前肥胖女性：妊娠期健康饮食和适当运动对母子均有益，且有利于产后减轻体重。

2. 为肥胖孕妇提供正确的饮食和运动指导。如肥胖孕妇不需要摄入两人份食物量，不应摄入全脂牛奶，控制饱和脂肪摄入量，在孕期前 6 个月机体对能量的需求量并无显著增加，即使在妊娠最后 3 个月，能量需求量也只有小幅增加。

3. 肥胖孕妇应定期监测血糖和血压。通过监测血糖和血压，及早发现和治疗妊娠期糖尿病和妊娠期高血压疾病。

4. 孕前肥胖且诊断为糖尿病的备孕妇女，建议孕前先减重并控制血糖在正常范围后再怀孕。因为孕前即使只有很少的减重，都会改善妊娠结局。建议孕早期即进行糖耐量筛查，孕期体重增加 0～5kg 即可。在平衡膳食的基础上建议补充含叶酸的多维元素片，预防高血糖对胎儿早期发育的不良影响。

5. 妊娠期糖尿病和肥胖孕妇，每日能量摄入应不超过 25kcal/kg，并保证每日至少 30 分钟的中等强度运动。肥胖孕妇，尤其是伴有妊娠期糖尿病的孕妇，应多选择 GI 值低的食物。每日总能量摄入限制在 1600～2000kcal，其中每日碳水化合物应限制在 150～180g，有利于改善肥胖女性妊娠晚期的空腹胰岛素水平和糖代谢，并降低其远期发生 2 型糖尿病的风险。

（张琚　刘丹　曾果）

【参考资料】

[1] 中国营养学会. 中国居民膳食指南（2016）[M]. 北京：人民卫生出版社，2016.

[2] Wang S S, Lay S, Yu H N, et al. Dietary Guidelines for Chinese Residents (2016)：comments and comparisons [J]. Journal of Zhejiang University-Science B, 2016, 17 (9)：649－656.

[3] 杨月欣，苏宜香，汪之顼，等. 备孕妇女膳食指南（2016）[J]. 临床儿科杂志，2016（34）：798－800.

[4] 曾果. 中国营养学会"孕期妇女膳食指南（2016）"解读 [J]. 实用妇产科杂志，2018，34（4）：31－33.

[5] 毛丽梅. 妇幼人群《哺乳期妇女膳食指南》解读// 妇幼人群膳食评价互联网＋技术应用研讨班资料汇编，2016.

# 第五章　围孕期妇女体重管理

孕期增重是妊娠合并糖尿病的独立影响因素，也是妊娠合并糖尿病治疗的重要监测指标。本章从围孕期体重管理的重要性、体重管理标准以及体重管理在营养门诊中的应用等方面进行阐述，旨在指导临床医务人员规范化进行围孕期体重管理。

## 第一节　围孕期体重管理的重要性

### 一、孕前体重管理的重要性

肥胖或低体重的育龄女性是发生不良妊娠结局的高危人群。研究表明，孕前体重与新生儿出生体重、婴儿死亡率以及孕期并发症等密切相关。

孕前超重或肥胖是 GDM 的独立危险因素。研究表明，孕前 BMI≥24，GDM 发生风险明显增加；孕前 BMI>27 的女性，孕期发生 GDM 的风险比孕前 BMI 正常的女性增加 3 倍以上。因此，孕前 BMI 的有效控制是预防 GDM 的重要措施。建议在孕妇首诊时对孕前 BMI 进行测量，并将筛查出的高危人群纳入孕期高危管理体系中，以预防 GDM。

### 二、孕期体重管理的重要性

孕期体重是反映孕妇营养状况最实用的直观指标，与胎儿出生体重、妊娠并发症等妊娠结局密切相关。孕期增重过多或不足都可能对母婴健康造成不良影响。

目前，国内外均有研究关注孕期增重和 GDM 的关系，但结论尚未统一。大部分研究表明，孕期增重过多导致 GDM 发生风险增加，但近年来有研究未发现孕期增重与 GDM 的关联。这可能与随着妇幼医疗保健机构孕前及孕期保健系统不断完善，孕妇在妊娠 24～28 周诊断为 GDM 后，接受了营养科医生合理膳食和适当运动的建议，进而限制其孕期体重增长有关。因此，越来越多的研究关注孕妇在糖耐量筛查之前的增重对 GDM 发生的影响。研究表明，孕早期合理的增重对于维持正常血糖代谢至关重要。孕早期增重主要是体内脂肪蓄积，体内脂肪蓄积过多，加剧胰岛素抵抗，进而增加 GDM 发生风险。同时，除了增重的量，增重速率也与 GDM 相关。研究表明，糖耐量筛查前的增重速率及孕早期增重速率越快，GDM 发生风险越高。一项巢式病例对照研究发现，血糖筛查前增速≥0.41kg/w 的孕妇患 GDM 的风险是血糖筛查前增速<0.27kg/w 者的 1.74 倍，孕早期增速≥0.27kg/w 的孕妇患 GDM 的风险是孕早期增速<0.06kg/w 者的 1.82 倍。因此，为了减少 GDM 的发病率，建议动态监测孕妇糖耐量筛查之前的增重情况，及时对其进行饮食指导和运动干预，将体重增长控制在适宜范围内。

### 三、再次妊娠前体重管理的重要性

2017 年，ADA《糖尿病医学诊疗标准》指出，两胎之间体重增加会导致第二胎妊娠时包括 GDM 在内的不良妊娠结局风险增加及产后 2 型糖尿病进程加快。Villamor 等的纵向研究对两胎间隔两年左右的 151025 名妇女进行观察，结果发现，相较于两胎之间 BMI 改变在－1.0～0.9 的妇女，两胎间 BMI 增加≥3 的妇女 GDM 发生风险增加 2.09 倍，且此规律在两次妊娠前 BMI 水平均正常的妇女中也存在。也有研究表明，两胎之间的体重滞留与前一胎妊娠期高血压疾病、剖宫产及巨大儿发生呈正相关，与母亲年龄、身高、两胎之间的时间呈负相关。因此，预防和控制首次不良妊娠结局的发生，延迟再次妊娠时间，对于预防再次妊娠 GDM 发生有重要意义。

综上所述，体重管理对母子近期和远期健康影响重大，应贯穿孕前、孕期、产后至再次妊娠前的整个过程。

# 第二节 围孕期体重管理标准

### 一、孕前体重管理

肥胖或低体重备孕妇女应调整体重至适宜水平，以在最佳的生理状态下孕育新生命。目前常用的判断健康体重的指标是体质指数（BMI）。推荐备孕妇女将 BMI 调整至 18.5～23.9（表 5-1）。由于近年来人们生活方式的转变，单纯依赖 BMI 不一定能反映出人体组成，建议有条件者结合人体成分测定，对于 BMI 正常但脂肪含量超标的隐性肥胖、内脏脂肪超标、水肿、消瘦、营养不良的妇女进行有针对性的营养指导和运动指导。

BMI 计算公式：$BMI=体重（kg）/[身高（m）]^2$。

例如：孕前体重为 52kg，身高 161cm（1.6m），$BMI=体重（kg）/[身高（m）]^2=52/1.61^2≈20.06$。

表5-1　BMI分型标准

| 类别 | | 中国肥胖问题工作组* | WHO** |
|---|---|---|---|
| 体重过轻 | | <18.5 | <18.5 |
| 正常体重 | | 18.5~23.9 | 18.5~24.9 |
| 超重 | | 24.0~27.0 | 25.0~29.9 |
| 肥胖 | 1度肥胖 | | 30.0~34.9 |
| | 2度肥胖 | ≥28.0 | 35.0~39.9 |
| | 3度肥胖 | | ≥40.0 |

　　* 资料来源：中国肥胖问题工作组. 中国学龄儿童青少年超重、肥胖筛查体重指数值分类标准 [J].中华流行病学杂志，2004，25（2）：97-102。

　　** 资料来源：World Health Organization. Obesity：preventing and managing the global epidemic [R]. 2000。

## 二、孕期体重管理

　　目前全球范围内多采用 2009 年美国医学研究所（IOM）对孕期增重的推荐指南（表5-2、表5-3）。根据单、双胎和孕前 BMI 不同，孕期增重推荐也有所变化。该指南同时发布了孕期体重管理曲线图（附图5、附图6、附图7、附图8），可以直观地反映孕期增重是否适宜，利用此工具，孕妇可以自我记录体重并监测体重变化是否正常。由于数据不足，IOM 指南未给出多胎（三胎及以上）妊娠孕期增重推荐值。

表5-2　单胎妊娠孕妇孕期增重推荐*

| 孕前 BMI | 孕期总增重（kg） | 孕中、晚期平均增重（kg/w） |
|---|---|---|
| 体重过低：<18.5 | 12.5~18.0 | 0.51（0.44~0.58） |
| 正常体重：18.5~24.9 | 11.5~16.0 | 0.42（0.35~0.50） |
| 超重：25.0~29.9 | 7.0~11.5 | 0.28（0.23~0.33） |
| 肥胖：≥30.0 | 5.0~9.0 | 0.22（0.17~0.27） |

　　建议孕早期增重 0.5~2.0kg。

　　* 资料来源：美国医学研究所（IOM），2009。

表5-3　双胎妊娠孕妇孕期增重推荐*

| 孕前 BMI | 孕期总增重（kg） |
|---|---|
| 正常体重：18.5~24.9 | 16.8~24.5 |
| 超重：25.0~29.9 | 14.1~22.7 |
| 肥胖：≥30.0 | 11.3~19.1 |

　　* 资料来源：美国医学研究所（IOM），2009。

　　由于 IOM 指南的主要参考人群为西方人群，并且推荐范围的孕前 BMI 依据 WHO

标准，中国人与西方人群体型差异较大，因此使用 IOM 指南的标准，相对于中国人来说可能并不适宜。近年来，我国也在研究适合中国人的孕期增重标准并制订相应的孕期增重指南，孕期增重的推荐范围相对 IOM 指南会更加严格。2018 年，国家卫生健康委员会起草了《妊娠期妇女体重增长推荐值》卫生行业标准，给出了中国育龄妇女单胎妊娠体重增长推荐值（表 5-4）。

表 5-4　单胎妊娠妇女孕期体重增长范围和增重速率的推荐值＊（待发）

| 孕前体重分类 | 总增长范围（kg） | 孕早期增长范围（kg） | 孕中、晚期增长速率（kg/week） |
| --- | --- | --- | --- |
| 低体重（BMI<18.5） | 11.0~16.0 | <2.0 | 0.46（0.37~0.56） |
| 正常体重（18.5≤BMI<24.0） | 8.0~14.0 | <2.0 | 0.37（0.26~0.48） |
| 超重（24.0≤BMI<28.0） | 7.0~11.0 | <2.0 | 0.30（0.22~0.37） |
| 肥胖（BMI≥28.0） | <9.0 | <2.0 | <0.30 |

＊资料来源：中华人民共和国国家卫生健康委员会。

# 第三节　体重管理在营养门诊中的应用

助产医疗机构应开设孕期营养门诊，与产科门诊联合进行孕期体重管理工作。体重管理最好从备孕期开始。管理好整个围孕期体重，一方面可以预防 GDM 发生，另一方面可以部分反映 GDM 治疗效果。围孕期体重管理应该遵循以下几点：

1. 体重管理的时间越早越好，对低体重、超重或肥胖的妇女应该从孕前开始管理。
2. 体重管理方式多样，包括个体化指导、群体健康教育和互动式网络宣教等。
3. 体重管理团队应包含营养医生、产科医生、护士、运动指导师等。
4. 体重应纳入 GDM 治疗常规监测指标，在控制血糖的同时保证胎儿正常生长发育。

## 一、体重测量方法

为了保证测量数据的有效性，建议体重测量方法参照《人群健康监测人体测量方法》（WS/T 424-2013），具体要求如下。

1. 测量条件：同一状态下进行测量（如早晨、空腹、排泄完毕的状态下进行）。
2. 测量工具：经计量认证的体重秤，分度值 0.1kg。使用前体重秤以 20kg 标准砝码为参考物校准体重秤，误差不得超过±0.1kg，测量时将体重秤放置平稳并调零。
3. 测量方法：被测者平静站立于体重秤踏板中央，两腿均匀负重，免冠、赤足，穿贴身内衣裤。
4. 读数与记录：准确记录体重秤读数，精确到 0.1kg。

因孕早期体重变化不大，可每月测量 1 次。孕中、晚期应每周测量体重，并根据体重增长速率调整能量摄入和身体活动水平。

## 二、体重管理流程

孕期营养门诊需要制订规范的体重管理流程，以利于强化与其他科室的合作，并有条理地对体重进行科学管理。体重管理流程需确定管理的时间节点、管理人员、操作内容以及患者如何分级管理等内容。营养门诊体重管理流程见图5-1。

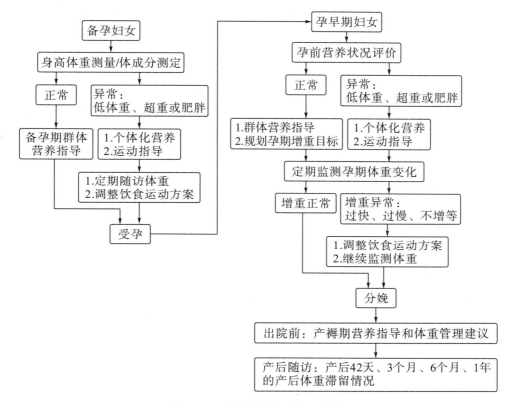

**图5-1　营养门诊体重管理流程**

## 三、体重管理要点

做好孕前及孕期体重管理，需要从以下三方面出发：

1.保证充足的营养摄入。在孕前，女性应遵循备孕妇女膳食建议，在一般人群膳食建议的基础上，注意关键营养素的摄入。怀孕后，需要满足孕妇和胎儿的生理需求，保证孕期营养平衡。对于有GDM的孕妇，需要满足其代谢需求，同时平稳血糖。基本原则：根据孕妇基本情况、孕周、胎儿生长发育及临床症状等情况确定能量和各种营养素的需求量；根据孕妇饮食喜好和习惯来确定每日食物及膳食构成；定期进行营养评估，调整建议。

2.适量的身体活动。孕前适量的身体活动有助于调整孕前体重至适宜水平，建议每天进行30~90分钟中等强度的运动。孕期运动管理指通过适量运动产生的能量消耗，调节妊娠期体重增长。对血糖异常女性，适度运动还可提高机体胰岛素敏感性，有利于血糖控制。基本原则：评估运动指征，充分考虑孕前的运动习惯，结合目前身体状况及孕妇主观感受选择活动类型，量力而行，循序渐进。若无医学禁忌，多数活动对孕妇是安全的，孕中、晚期应该每天进行 30 分钟中等强度的运动。常见的中等强度运动包括快走、游泳、跳舞、孕妇瑜伽及各种家务劳动等。

3. 建立良好的生活方式。在孕前，夫妻双方应规律生活，避免熬夜，保证充足睡眠；戒烟限酒，远离吸烟环境；保持良好卫生习惯，避免感染；愉悦心情，做好孕育新生命的准备。怀孕后，要继续保持孕前养成的良好生活习惯，以积极心态适应孕期变化，愉快享受这一奇妙的过程。

对于 GDM 孕妇，饮食指导和运动指导应作为 GDM 管理的首要常规方法。GDM 孕妇有必要接受实用性的营养教育和指导，确保能够正确选择食物，纠正不良饮食行为。妊娠期间，应对 GDM 孕妇进行定期随访，以帮助其逐渐形成和坚持健康的生活方式，甚至影响家庭就餐氛围和习惯。分娩后也需要保持同样的饮食和运动方式，以降低未来发生肥胖、2 型糖尿病和心血管疾病的风险。

（张琚　周凤鸣　曾果）

【参考资料】

[1] American College of Obstetricians Committee Opinion. Weight gain during pregnancy [J]. Obstetrics & Gynecology, 2013, 121 (1): 210-212.

[2] Hod M, Kapur A, Sacks D A, et al. The International Federation of Gynecology and Obstetrics (FIGO) initiative on gestational diabetes mellitus: a pragmatic guide for diagnosis, management, and care [J]. Obstetrics & Gynecology, 2015, 131 (3): 173-211.

[3] Institute of Medicine (US) and National Research Council (US) Committee. Weight gain during pregnancy: reexamining the guidelines [M]. Washington: National Academies Press, 2009.

[4] Callaway L K, Prins J B, Chang A M. The prevalence and impact of overweight and obesity in an Australian obstetric population [J]. Medical Journal of Australia, 2006, 84 (2): 56-59.

[5] 解冰洁, 郭朋鸽, 彭婷婷, 等. 孕前 BMI 及孕期体育活动与妊娠期糖尿病的关系 [J]. 中华疾病控制杂志, 2016, 20 (4): 362-365.

[6] Leung T Y, Leung T N, Sahota D S, et al. Trends in maternal obesity and associated risks of adverse pregnancy outcomes in a population of Chinese women [J]. Obstetrics & Gynecology, 2008, 115 (12): 1529-1537.

[7] 毛雷婧, 葛星, 徐叶清, 等. 孕前体重指数和孕中期体重增加对妊娠期糖尿病发病影响的队列研究 [J]. 中华流行病学杂志, 2015, 36 (5): 416-420.

[8] 代正燕, 刘丹, 李润, 等. 孕期增重及总增重与妊娠期糖尿病关系的队列研究 [J]. 中华流行病学杂志, 2016, 37 (10): 1336-1340.

[9] Gibson K S, Waters T P, Catalano P M. Maternal weight gain in women whodevelop gestational diabetes mellitus [J]. Obstetrics & Gynecology, 2012, 119 (3): 560-565.

[10] Liu Z, Ao D, Yang H, et al. Gestational weight gain and risk of gestationaldiabetesmellitus among Chinese women [J]. Chinese Medical Journal, 2014, 127 (7): 1255-1260.

［11］ Macdonald S C，Bodnar L M，Himes K P，et al. Patterns of gestational weight gainin early pregnancy and risk of gestational diabetes mellitus ［J］. Epidemiology，2017，28（3）：419－427.

［12］ Hantoushzadeh S，Sheikh M，Bosaghzadeh Z，et al. The impact of gestationalweight gain in different trimesters of pregnancy on glucose challenge test andgestational diabetes ［J］. Postgraduate Medical Journal，2016，92（1091）：520－524.

［13］ Li N，Liu E，Guo J，et al. Maternalprepregnancy body mass index and gestational weight gain on pregnancy outcomes ［J］. PloS One，2013，8（12）：e82310.

［14］ American Diabetes Association. Standards of medical care in diabetes-2017 abridged for primary care providers ［J］. Clinical Diabetes，2017，35（1）：5－26.

# 第六章　妊娠合并糖尿病医学营养治疗理论

　　本章重点讲述妊娠合并糖尿病医学营养治疗的理论基础，包括能量及各类营养素的推荐量、三大营养素的食物来源及膳食模式对血糖的影响及建议，并讲解食物 GI 和 GL 值的定义及应用；同时对在互联网高度发达的现代社会，如何运用互联网技术对患者进行线上指导进行了简要介绍和举例。

　　医学营养治疗（Medical Nutrition Therapy，MNT）是临床条件下对糖尿病营养问题采取的特殊干预措施的总称，包括对患者进行个体化营养评估、营养诊断，制订相应的营养干预计划，并在一定时期内实施及监测。其目的是使妊娠合并糖尿病孕妇的血糖达到并维持在正常水平，保证孕妇和胎儿的最佳营养状况，减少母子并发症的发生。能量摄入不足与过剩，或者血糖控制不佳均可致胎儿宫内发育迟缓，增加妊娠期高血压疾病的发生率，导致难产或早产，不仅直接影响妊娠结局，还可能影响母子的远期健康。一旦确诊妊娠合并糖尿病，应立即对患者进行医学营养治疗。

　　MNT 的概念由美国糖尿病协会（ADA）于 1994 年首次提出。2013 年 ADA 开始强调在循证基础上制订个体化营养治疗方案，并在 2017 诊疗指南中指出：所有糖尿病患者均应接受"个体化医学营养治疗"。此外，国际妇产科联盟（The International Federation of Gynecology and Obstetrics，FIGO）、美国内分泌学院（American College of Endocrinology，ACE）、美国内分泌临床医师协会（American Association of Clinical Endocrinologists，AACE）等机构也认为"糖尿病医学营养治疗"是妊娠合并糖尿病的首要治疗方法。我国学者在长期的医学实践中逐渐形成了适合我国国情的 MNT 共识。中华医学会妇产科学会产科学组和中华医学会围产医学分会妊娠合并糖尿病协作组于 2014 年发布了《妊娠合并糖尿病诊治指南（2014）》（以下简称"中国指南 2014"）。中华医学会糖尿病学会和中国医师协会营养医师专业委员会于 2015 年发布《中国糖尿病医学营养治疗指南》（以下简称"中国营养指南 2015"）。2018 年国家卫生标准委员会营养标准专业委员会起草了《妊娠期糖尿病患者膳食指导》（以下简称"国标 GDM 膳食指导 2018"）。

## 第一节 能量及营养素推荐量

### 一、能量

目前国内外大部分指南（FIGO，2015；ACE，2013；中国指南2014）建议孕妇根据孕前BMI和理想体重（Ideal Body Weight，IBW）计算能量需要量，具体标准为：①孕前低体重，35～40kcal/kg IBW；②孕前正常体重，30～35kcal/kg IBW；③孕前超重，25～30kcal/kg IBW。正常及低体重的妊娠合并糖尿病患者（妊娠前BMI<24）能量摄入应在非妊娠期每日能量摄入的基础上，在孕早期保持不变，孕中期增加300kcal/d，孕晚期增加450kcal/d。

摄入量要满足孕妇及胎儿的生理代谢需要，维持适宜的孕期体重增长，同时维持血糖的正常和平稳状态，防止发生低血糖。同时应根据孕妇身高、体重、年龄、活动量、应激状况、单胎或多胎、饮食习惯等调整为个体化能量标准。国标GDM膳食指导2018指出，肥胖和超重孕妇可以减少最多30%的能量摄入，但孕早期不低于1500kcal/d，孕中、晚期不低于1800kcal/d。临床医生或营养师可以根据孕妇的实际情况进行调整，如根据体重增长状况、胎儿发育状况、血糖及酮体水平和体力活动强度进行个体化能量设定，但应以不发生低血糖和尿酮体为最低标准。

### 二、碳水化合物

碳水化合物是影响血糖的主要宏量营养素，多数指南均推荐妊娠合并糖尿病孕妇的碳水化合物供能比范围为45%～60%，对于每日碳水化合物摄入，孕早期不低于130g，孕中、晚期不低于150g。碳水化合物摄入应注意控制总量、质量和餐次分布，少量多餐、定时定量进餐。早、中、晚三餐分别供能10%～15%、30%、30%，每次加餐供能5%～10%。等量碳水化合物食物选择时可优先选择低血糖指数的食物。低血糖指数食物可降低餐后血糖升高速度并让血糖曲线变缓，高血糖指数食物可使餐后血糖快速升高。低血糖指数食物主要源于全谷类、蔬菜、水果、大豆和乳制品的复合碳水化合物（高膳食纤维、低血糖负荷）。尽量避免摄入精制糖，如葡萄糖、蔗糖等。临床上对能量摄入不足致尿酮体阳性者，应考虑适当增加碳水化合物摄入。

### 三、蛋白质

适量蛋白质摄入有助于促进妊娠合并糖尿病孕妇胰岛素分泌或提高胰岛素敏感性。多数指南指出，GDM孕妇蛋白质需求与正常孕妇基本相同。建议蛋白质摄入应占每日总能量的15%～20%。蛋白质在非妊娠期摄入1.0g/（kg·d）的基础上，孕早期摄入不变，孕中期和孕晚期分别增加15g/d和30g/d。建议鱼、禽、肉、蛋、豆类等提供优质蛋白质的食物占一日蛋白质总摄入量的一半及以上，以满足孕妇妊娠期生理变化需要及胎儿生长发育之需。

### 四、脂肪

妊娠合并糖尿病孕妇对脂肪的需求与正常孕妇一样，多数指南建议每日总脂肪摄入以占总能量的25%~35%为宜，饱和脂肪酸占总能量不超过7%，单不饱和脂肪酸应占总能量的1/3以上。反式脂肪酸应小于总能量的1%。二十二碳六烯酸（DHA）应达到200mg/d。对超重或肥胖者，脂肪供能比应控制在30%以内，并增加植物脂肪占总脂肪摄入的比例，通过辨识食物标签和合理烹饪，尽量避免富含隐形脂肪食物的过量摄入，如高脂零食、油炸食物等。

### 五、膳食纤维

膳食纤维尤其是可溶性膳食纤维的足量摄入有减少血糖波动、减缓餐后血糖上升程度、改善葡萄糖耐量和降低血胆固醇的作用。FIGO（2015）建议培养孕妇对富含膳食纤维食物的喜好，如麦麸、某些水果、海带/紫菜、某些豆类等。中国营养指南2015推荐膳食纤维摄入量为25~30g/d或（10~14)g/1000kcal。

### 六、维生素和矿物质

尚无明确证据表明，本身不缺乏微量营养素的妊娠合并糖尿病孕妇补充后会产生更大益处。ACE（2013）建议无论是PGDM孕妇还是GDM孕妇，微量营养素摄入应与正常孕妇相同。与育龄妇女相比，建议所有孕妇应在正常饮食的基础上适当增加部分维生素或矿物质摄入，如增加富含维生素 $B_6$、钙、钾、铁、锌、铜的食物，充足的维生素 $B_1$、维生素 $B_2$、维生素 $B_5$ 有利于糖代谢，同时应限制食盐摄入量（<6g/d）。

## 第二节　膳食模式及食物推荐

### 一、膳食模式

中国营养指南2015建议遵循平衡膳食原则，膳食总能量摄入应符合体重管理目标，其中45%~60%来自碳水化合物，25%~35%来自脂肪，15%~20%来自蛋白质。在保证宏量营养素的供能比适宜的前提下，可结合患者的代谢目标和个人喜好制订个体化的膳食结构和进餐时间安排。妊娠合并糖尿病孕妇可选择的饮食模式有很多，可以根据个体喜好、代谢目标进行选择，如地中海膳食模式、富含多不饱和脂肪酸的膳食模式、DASH模式和以植物性膳食为主模式均有利于血糖控制和改善。

### 二、餐次安排

目前多数指南均建议妊娠合并糖尿病孕妇应该少量多餐、定时定量进餐，以利于保持血糖平稳，同时满足母体和胎儿的营养需求。建议在早、中、晚三次正餐外，增加 2 或 3 次加餐，每日正餐及加餐中均应包括碳水化合物类食物且数量相对固定，避免发生低血糖或血糖过高。早、中、晚三餐可分别供能 10%～15%、30%、30%，每次加餐供能 5%～10%。餐间间隔至少 2 小时，各餐可根据作息时间安排提前或推后。临床上，对于正在接受胰岛素或降糖药物治疗者，控制血糖的药物治疗只有与膳食安排密切配合，才能达到个体化治疗的目标。

### 三、食物选择

妊娠合并糖尿病孕妇同样提倡食物多样化，每日应摄入谷薯类、蔬果类、畜禽鱼类、奶类、蛋类、豆类和油脂类食物，可参考食物交换份。每日膳食种类应达到 12 种及以上，每周应达到 25 种及以上。谷薯类根据能量目标及碳水化合物供能比调整每日摄入量，首选低血糖指数/血糖负荷（GI/GL）复合型碳水化合物食物，其中全谷物不少于谷薯类总量的 1/3。畜、禽、鱼、奶、蛋和豆类可根据能量目标及实际孕周对应的蛋白质推荐参考摄入量进行个体化调整。减少摄入加工肉类及饱和脂肪酸含量高的动物性食品。蔬菜类摄入量应达到 500g/d 及以上，其中绿叶蔬菜占 2/3 及以上。在血糖平稳的情况下，可选用低 GI/GL 水果，一般 150～200g/d，在两餐间进食。烹调油不超过 25g/d。

### 四、碳水化合物食物来源

膳食中碳水化合物的总量和类型是影响血糖水平重要的因素。妊娠合并糖尿病孕妇膳食碳水化合物应主要来源于含复合碳水化合物的食物，如全谷类、蔬菜、大豆等。这些食物含丰富的膳食纤维，属于低 GI 食物；同时应避免摄入含糖饮料，尽量减少含蔗糖食物的摄入量。ADA（2017）认为，与等量的蔗糖和其他碳水化合物相比，果糖（指自然存在的）对血糖控制更为有益，只要不过量（供能比<12%），不会对甘油三酯的升高产生绝对影响。但不推荐在糖尿病患者饮食中常规添加大量果糖作为甜味剂，过量果糖不利于血脂代谢。中国营养指南 2015 认为，糖尿病患者适量摄入糖醇或某些非营养性甜味剂是安全的，但并无肯定的代谢益处。目前美国 FDA 批准的 5 种非营养性甜味剂分别是乙酰磺胺酸钾、阿斯巴甜、纽甜、食用糖精和三氯蔗糖。

### 五、蛋白质食物来源

食物中优质蛋白质的来源包括瘦肉、奶类、蛋类及大豆制品，植物来源的蛋白质，尤其是大豆蛋白，比动物蛋白更有助于降低血脂和血糖水平，在摄入适宜肉、蛋、奶的基础上，可以适当增加大豆蛋白的摄入。对于素食孕妇来说，需要增加大豆类的摄入，以弥补肉类摄入的缺乏。高蛋白能量占比（15%～20%）的膳食在短期内（3 个月内）有助于孕期体重控制，并保证孕中、晚期胎儿的生长发育需要。乳清蛋白也有助于促进胰岛素分泌，改善糖代谢，并在短期内控制体重。

### 六、脂肪食物来源

对妊娠合并糖尿病孕妇来说，脂肪摄入量的控制目标宜个体化，更需要引起重视的是脂肪的质量而不仅是脂肪的重量。应增加植物脂肪摄入占总脂肪摄入的比例。膳食中宜选择富含 $n-3$ 多不饱和脂肪酸的植物油，同时尽量选择富含 EPA 和 DHA 的鱼类和适量摄入坚果。建议每周摄入 1 或 2 次鱼类，尽量选择深海鱼。如果无法获取，建议孕妇每日补充 DHA 至少 200mg。

## 第三节　血糖指数值与血糖负荷值

餐后高血糖是糖尿病管理中的主要问题。食物中碳水化合物的分子量及结构不同，导致餐后血糖升高的快慢和幅度不同，其影响程度可用血糖指数（Glycemic Index，GI）和血糖负荷（Glycemic Load，GL）来衡量。

### 一、GI 的概念及应用

不同食物来源的碳水化合物进入人体后，因其消化吸收的速率不同，对血糖的影响也不同，其影响程度可用 GI 值来衡量。GI 指摄入含 50g 碳水化合物食物的餐后 2 小时血糖应答面积与参考食物（含 50g 碳水化合物的葡萄糖或白面包）餐后 2 小时血糖应答面积的比值。它是反映食物引起血糖应答特性的生理学指标，由 Jenkins 在 1981 年提出，可以衡量某种食物或膳食组成对血糖浓度的影响。其计算公式为：

$$GI=\frac{食物餐后2小时血浆葡萄糖曲线下总面积}{等量葡萄糖餐后2小时血浆葡萄糖曲线下总面积}\times100\%$$

通常将葡萄糖的 GI 值定为 100。一般 GI≤55 为低 GI，55～70 为中 GI，≥70 为高 GI。一般而言，GI 值越低的食物对血糖的升高反应越小。GI 是衡量食物引起餐后血糖反应的一项有效生理学参数。但两个内在特性使它有些时候不能真实反映单位重量膳食的血糖效应：①GI 测定建立在等量（50g）碳水化合物基础上；②GI 为一个相对值，不能定量反映实际摄入食物的血糖反应和平衡膳食搭配。

因此，若单纯以 GI 值高低选择食物可能会产生错误。比如胡萝卜与西瓜的 GI 分别为 71 与 72，属于高 GI 食物，但其 GL％分别为 5.5 与 3.9，日常食用量不会引起血糖的大幅度变化，要产生实验条件下（含 50g 碳水化合物）的血糖应答，则分别需摄入 909g 西瓜和 649g 胡萝卜，超出通常摄入量。脱离碳水化合物含量及食物总体积、含水量等因素，仅看 GI 意义不大。另外，单独一种食物和混合食物的 GI 也有很大差别。常见食物的 GI 值见表 6-1。

表6-1　常见食物的 GI 值

| 食物名称 | GI | 食物名称 | GI | 食物名称 | GI |
|---|---|---|---|---|---|
| 大米饭 | 83 | 甘薯（红，煮） | 77 | 菠萝 | 66 |
| 馒头（富强粉） | 88 | 芋头（蒸）（毛芋） | 48 | 香蕉（熟） | 52 |
| 白面包 | 106 | 山药 | 51 | 猕猴桃 | 52 |
| 面包（全麦粉） | 69 | 南瓜 | 75 | 柑橘 | 43 |
| 面条（小麦粉，湿） | 82 | 藕粉 | 33 | 葡萄 | 43 |
| 烙饼 | 80 | 苏打饼干 | 72 | 梨 | 36 |
| 油条 | 75 | 酸奶 | 48 | 苹果 | 36 |
| 玉米（甜、煮） | 55 | 牛奶 | 28 | 鲜桃 | 28 |
| 玉米糁粥 | 52 | 胡萝卜 | 71 | 柚子 | 25 |
| 小米饭 | 71 | 扁豆 | 38 | 葡萄干 | 64 |
| 大麦粉 | 66 | 四季豆 | 27 | 樱桃 | 22 |
| 荞麦面条 | 59 | 绿豆 | 27 | 麦芽糖 | 105 |
| 燕麦麸 | 55 | 大豆（浸泡，煮） | 18 | 葡萄糖 | 100 |
| 发芽糙米** | 54 | 花生 | 14 | 绵白糖 | 84 |
| 土豆（煮） | 66 | 芹菜 | <15 | 果糖 | 23 |
| 马铃薯泥 | 73 | 西瓜 | 72 | 蜂蜜 | 73 |

资料来源：杨月欣. 食物血糖生成指数——一个关于调节血糖的新概念 [M]. 北京：北京大学医学出版社，2004。

## 二、GL 的概念及应用

由于 GI 仅反映碳水化合物的质，并没有反映碳水化合物的实际摄入量，1997 年 Salmeron 提出了 GL 的概念，用以评价某种食物摄入量对人体的血糖影响幅度。GL 指食物 GI 和碳水化合物含量的乘积。其计算公式为：

$$GL=（GI×可利用碳水化合物含量）/100$$
$$整体膳食 GL = \sum （每份食物 GL）$$

GL 将摄入碳水化合物的数量和质量结合起来，可对实际提供的食物或总体膳食模式的血糖应答效应进行定量测定。人们选择食物时以单位重量为依据，因此 GL 更符合对食物属性的表述习惯，便于等量比较。GL≤10 为低 GL，11~19 为中 GL，GL≥20 为高 GL。近年来，学者也逐渐开始关注以 GL 为基础的食物交换份，研究提示基于 GL 概念的食物交换份应用于 2 型糖尿病患者的饮食教育中，在控制血糖、HbA1c、血脂和 BMI 方面均优于传统的食物交换份。基于 GL 的食物交换份具有以下优点：①弥补了传统食物交换份不能体现等值能量食物餐后血糖应答差异的缺陷；②保留传统食物交换份等值能量同类食物自主互换的优点；③在明确 GL 的前提下有助于针对性地选择食物；

④在控制总能量的同时，可定量预测并调整膳食的血糖应答效应。

### 三、GI 和 GL 与糖尿病的关系

低 GI/GL 食物在胃肠停留时间长，葡萄糖缓慢释放入血，可减缓餐后血糖升高，降低胰岛素分泌的速度和数量，从而降低餐后血糖和胰岛素的应答，抑制血液游离脂肪酸水平和拮抗急速反应，增加胰岛素敏感性。

研究发现，低 GI 早餐能够降低 GDM 患者餐后血糖水平，并使血糖峰值维持在正常范围。低 GI 膳食也有助于控制孕期体重增长和改善孕妇糖耐量。食物中的蛋白质及膳食纤维可能降低高 GI 食物对血糖的影响。在推荐食物时，应该首先计算混合食物的 GI。

GI 更适于指导人们选择碳水化合物类食物，同时需要通过 GL 对食物进行评价，发挥低 GI/GL 膳食预防糖尿病发生及调控血糖的作用。除了对糖尿病的发生有预防作用，低 GI/GL 膳食对其他相关疾病也有一定的预防作用。有研究表明，长期的低 GI/GL 膳食有利于机体对空腹血胰岛素和 C−反应蛋白等的调控。在实际应用中，将 GI 与 GL 结合使用，可反映特定食品所含可利用碳水化合物的数量和质量。

中国营养指南 2015 建议：①进行富含碳水化合食物选择指导时，参考食物 GI 和 GL 可能更有助于血糖控制；②低 GI/GL 膳食有助于降低 2 型糖尿病前期人群的血糖和 HbA1c；③低 GI/GL 膳食有助于妊娠合并糖尿病患者血糖和体重的控制；④评价某种食物升血糖能力时，应同时考虑其 GI 及 GL；⑤评价饮食对餐后血糖的影响时应采用混合膳食 GI。

## 第四节　互联网在医学营养治疗中的应用

随着互联网技术的高速发展，远程医疗已成为新的医学干预模式。"互联网＋"也是《国民营养计划（2017—2030 年）》中的重点方向，尤其是新冠疫情暴发以来，在线管理模式体现了不可替代的优势。

互联网远程医疗管理主要运用网络管理平台，针对孕妇出现的妊娠合并糖尿病、妊娠期高血压疾病、孕期体重增长异常等孕期相关并发症进行数据指标监控和管理。孕妇在确诊患有相关并发症后，可以通过手机下载 APP 进入远程管理系统，然后由营养医生作为日常管理者，对患者进行实时干预管理。通过线上问答，监控相关指标，由营养医生进行个体化营养分析与营养评估、膳食分析与营养监测、营养配餐，从而控制、改善妊娠合并糖尿病、妊娠期高血压疾病、孕期体重增长异常等，减少妊娠期并发症对胎儿的影响，提高顺产率，降低剖宫产率。

互联网远程医疗管理主要运用在高危妊娠的临床管理中。通过营养分析及远程健康指导，掌握每一位孕妇的饮食情况，结合血糖测定结果，进行个体化饮食指导及运动指导，使孕妇在轻松的环境中掌握孕期营养知识，逐渐养成健康的行为和生活方式，消除

和减少影响孕期健康的危险因素，有效降低剖宫产率。此外，运用远程系统为患者进行宣教指导，加强了医患之间的沟通交流，提升了相互之间的满意度，同时缓解了由于调整胰岛素用量需使用床位的问题，减轻了医生的工作量及就诊拥堵情况，为患者及医生提供便利。

围产期远程健康管理在高危妊娠尤其是妊娠合并糖尿病管理中效果显著，但也有新的问题。如部分患者不能每天上网上传自己的血糖值，有些患者中途直接退出，这些都增加了管理的难度，无法预料妊娠结局。做到围产营养全面管理还需要综合统筹营养门诊咨询和糖尿病一日门诊等环节，加强孕妇对妊娠合并糖尿病的认识，使其懂得食物量化的重要性，使孕妇能长期坚持控制血糖从而降低胰岛素使用率。此外，在远程管理中，需要加强营养师与临床医生的沟通，以便临床医生能清晰地知晓患者的血糖情况和病情的发展趋势。医院远程医疗管理系统流程如下所示（图6-1）。

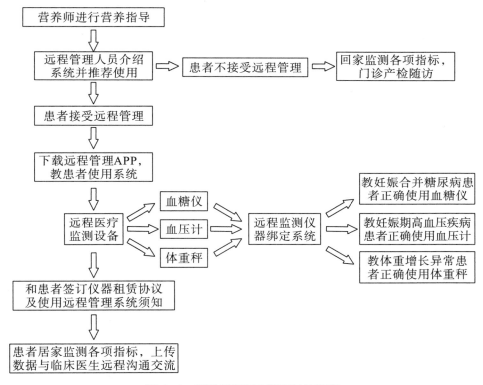

图6-1　医院远程医疗管理系统流程

（张琚　程改平　曾果）

【参考资料】

[1] 杨慧霞. 妊娠合并糖尿病：临床实践指南［M］. 2版. 北京：人民卫生出版社，2003.

[2] 中国医师协会营养医师专业委员会，中华医学会糖尿病学分会. 中国糖尿病医学营养治疗指南（2013）［J］. 中华糖尿病杂志，2015（2）：73-88.

[3] 中华医学会妇产科学分会产科组，中华医学会围产医学分会妊娠合并糖尿病协作组. 妊娠合并糖

尿病诊治指南（2014）[J]. 中华妇产科杂志，2014，49（8）：561－569.

[4] 王卫庆，宁光，包玉倩，等. 糖尿病医学营养治疗专家共识 [J]. 中华内分泌代谢杂志，2013，29（5）：357－362.

[5] American Diabetes Association. Standards of medical care in diabetes－2017 [J]. Diabetes Care，2017，40（1）：135.

[6] 杨月欣. 食物血糖生成指数 [M]. 北京：北京大学医学出版社，2004.

[7] Salmeron J. Dietary fiber，glycemic load，and risk of NIDDM in women [J]. Journal of the American Medical Association，1997，6（277）：472－477.

[8] Salmeron J，Ascherio A，Rimm E B，et al. Dietary fiber，glycemic load，and risk of NIDDM in men [J]. Diabetes Care，1997，2（20）：545－550.

[9] Dodd J M，Crowther C A，Robinson J S. Dietary and lifestyle interventions to limit weight gain during pregnancy for obese or overweight women：a systematic rcvie [J]. Acta Obstet Gynecol Scand，2008，87：702－706.

[10] Franz M J，Boucher J L，Green Pastors J，et al. Evidence-based nutrition practice guidelines for diabetes and scope and standards of practice [J]. Journal of the American Dietetic Association，2008，108（1）：52－58.

[11] Institute of Medicine（US）and National Research Council（US）Committee. Weight gain during pregnancy：reexamining the guidelines [M]. Washington：National Academies Press，2009.

[12] 中华人民共和国国家卫生健康委员会. 妊娠期糖尿病患者膳食指导 [S]. 中华人民共和国卫生行业标准，WS/T 601－2018.

# 第七章  妊娠合并糖尿病医学营养治疗实践

本章重点讲述妊娠合并糖尿病医学营养治疗的实践指导，包括糖尿病食谱编制的原则和方法、食物交换份的概念及延伸应用、糖尿病膳食制备原则及要求，以便在临床工作中对妊娠合并糖尿病孕妇进行合理指导。

## 第一节  妊娠合并糖尿病食谱编制

妊娠合并糖尿病食谱编制首先需遵循《中国居民膳食指南（2016）》中相应人群的合理膳食原则，兼顾糖尿病患者的能量及营养素需求和饮食习惯，再结合患者病情和体力活动强度进行个体化设计并定期调整，在满足营养需求的基础上达到控制血糖的目的。

### 一、妊娠合并糖尿病食谱编制的原则

（一）平衡膳食，合理营养

1. 按照《中国居民膳食指南（2016）》和《中国居民膳食参考摄入量（2013）》的要求，膳食应该满足人体对能量、蛋白质、脂肪以及各种矿物质和维生素的需要。不仅食物品种要多样，而且数量要充足，膳食既要满足就餐者需要，又要防止过量。

2. 各营养素之间的比例要适宜。要保证三大营养素占适宜的比例，碳水化合物占45%～60%，蛋白质占15%～20%，脂肪占25%～35%，还需保证优质蛋白质的摄入，以植物油作为油脂主要来源，各矿物质和维生素也要配比适当。三餐及加餐营养素比例可根据实际情况（如饥饿感、血糖水平、运动情况等）酌情调整。

3. 食物搭配要合理。注意主食与副食、杂粮与精粮、荤与素等食物的平衡搭配。

4. 三餐要合理。膳食中能量来源及其在各餐次中的分配比例要合理。注意定时定量进餐，建议妊娠合并糖尿病孕妇适当加餐，以满足胎儿需求和维持血糖稳定。早、中、晚三餐可分别供能 10%～15%、30%、30%，每次加餐供能 5%～10%。

## （二）注意饮食习惯和饭菜口味

在可能的情况下，既要膳食多样化，又要兼顾就餐者的膳食习惯，还要注意烹调方法，争取做到色香味俱全。糖尿病患者应多选择蒸、煮、炖等清淡少油的烹饪方式，避免黏软细烂的食物。

## （三）考虑季节和市场供应情况

营养师应熟悉市场可供选择的原料，并了解其营养特点。

## （四）兼顾经济条件

既要让食谱符合营养要求，又要让进餐者在经济上可以承受，这样的食谱才具有实际意义。

### 二、妊娠合并糖尿病食谱编制方法

#### （一）计算法

1. 根据患者体力活动强度、年龄、性别确定其每日能量供给量。
2. 确定碳水化合物、蛋白质、脂肪每日应提供的能量。
3. 确定碳水化合物、蛋白质、脂肪每日的需要量。
4. 确定碳水化合物、蛋白质、脂肪每餐的需要量。
5. 主食、副食品种和数量的确定如下。

（1）主食品种和数量的确定：由于粮谷类是碳水化合物的主要来源，因此主食的品种和数量主要根据各类主食原料的碳水化合物含量确定。

（2）副食品种和数量的确定：根据三种产能营养素的需要量，首先确定主食的品种和数量，再通过鱼、禽、肉、蛋、奶、油脂考虑蛋白质和脂肪的食物来源，最后还需考虑蔬菜和水果的品种和数量，以满足机体对维生素、矿物质和膳食纤维的需要。

6. 食谱的评价与调整：通过以上步骤设计出食谱后，还需要对食谱进行评价，确定编制的食谱是否科学合理，并根据患者病情和营养状况定期调整食谱。

#### （二）食物交换份

食物交换份简单易行，将常见食物按照其所含营养素的近似值归类，计算出每类食物每份所含的营养素和食物数量，然后将每类食物的内容列出表格供交换使用，最后计算出各类食物的交换份数和实际重量，并按每份食物等值交换的原则选择食物。详细内容见本章第二节。

### 三、食谱举例

合理的饮食应该种类多样，且各营养素之间的比例符合要求。食谱制订可使用食物交换份、计算法、经验估算法或营养软件等方法。使用营养软件可以更好地评价营养素的摄入情况。妊娠合并糖尿病一日参考食谱详见表7-1。

表7-1 妊娠合并糖尿病一日参考食谱

| 餐次及进餐时间 | 食物种类 | 菜肴名称 | 配料 | 用量 |
|---|---|---|---|---|
| 早餐<br>8：00~8：30 | 主食 | 燕麦粥 | 完整颗粒燕麦 | 50g |
| | 蔬菜 | 早餐拌菜 | 白萝卜 | 50g |
| | | | 樱桃番茄 | 50g |
| | | | 芝麻油 | 4g |
| | 蛋类 | 煮鸡蛋 | 鸡蛋 | 50g |
| | 奶类 | 热牛奶 | 牛奶 | 250g |
| 上午加餐<br>10：00 | 水果 | 苹果 | 苹果 | 200g |
| 午餐<br>12：00~12：30 | 主食 | 杂粮米饭 | 大米 | 30g |
| | | | 小米 | 25g |
| | | | 红小豆 | 20g |
| | 蔬菜 | 大拌菜 | 青椒 | 50g |
| | | | 甜椒 | 30g |
| | | | 生菜 | 150g |
| | | | 青豆 | 20g |
| | 肉类及大豆类 | 清蒸豆腐鱼 | 鲈鱼 | 50g |
| | | | 豆腐 | 50g |
| | 油脂 | 烹调油 | 植物油 | 13g |
| 下午加餐<br>15：00 | 主食 | 面包 | 全麦面包 | 20g |
| | 奶类 | 酸奶 | 酸奶 | 100g |
| 晚餐<br>18：00~18：30 | 主食 | 杂粮米饭 | 大米 | 30g |
| | | | 荞麦 | 25g |
| | | | 薏米 | 20g |
| | 蔬菜 | 木耳拍黄瓜 | 黄瓜 | 150g |
| | | | 木耳 | 50g |
| | 肉类 | 鲜蘑肉片 | 猪肉（瘦） | 75g |
| | | | 蘑菇（鲜） | 50g |
| | 油脂 | 烹调油 | 植物油 | 13g |

可以看出，在食物方面（表7-1），食谱符合食物种类多样的要求。在营养素方面（表7-2），食谱的营养素符合指南要求，供能比为蛋白质15%~20%、脂肪25%~35%、碳水化合物45%~60%。能量和脂肪的食物来源主要是植物性食物，蛋白质的

食物来源中，动、植物食物基本相同。具体应用中还应注意同类互换、定时定量、个体化的原则。

表 7-2　妊娠合并糖尿病一日参考食谱营养素一览表

| 营养素 | 提供量 | 供能比 | 植物性食物/动物性食物 |
|---|---|---|---|
| 能量（kcal） | 1750.0 | / | 75/25 |
| 蛋白质（g） | 80.1 | 18.3% | 49/51 |
| 脂肪（g） | 61.2 | 31.5% | 65/35 |
| 碳水化合物（g） | 212.7 | 48.6% | / |

# 第二节　食物交换份

## 一、定义及内容

食物交换份指将食物按照来源、性质分类，同类食物在一定重量内所含的蛋白质、脂肪、碳水化合物和能量相近，不同类食物所提供的能量相同。食物交换份的使用应在同类食物间，以可提供能量 334.4~376.2kJ（80~90kcal）作为一个交换单位。

食物交换份将食物分为四大类八小类：谷薯组（谷薯类）、蔬果组（蔬菜类、水果类）、肉蛋组（大豆类、奶制品、肉蛋类）、油脂组（坚果类、油脂类）。所有食物均指可食部分，即去除皮、籽、核、骨头等后的净重。食物交换份的具体内容见表 7-3 和表 7-4。

食物交换份是常见的食谱编制方法之一，操作时不需要使用营养软件，具有方便快捷、易推广等特点，因而在临床上使用较多。

表 7-3　中国食物交换份的四大类内容和营养价值

| 组别 | 类别 | 每份重量（g） | 蛋白质（g） | 脂肪（g） | 碳水化合物（g） | 主要营养素 |
|---|---|---|---|---|---|---|
| 谷薯组 | 1. 谷薯类 | 25 | 2.0 | — | 20.0 | 碳水化合物、膳食纤维 |
| 蔬果组 | 2. 蔬菜类 | 500 | 5.0 | — | 17.0 | 无机盐、维生素、膳食纤维 |
| | 3. 水果类 | 200 | 1.0 | — | 21.0 | |
| 肉蛋组 | 4. 大豆类 | 25 | 9.0 | 4.0 | 4.0 | 蛋白质、脂肪 |
| | 5. 奶制品 | 160 | 5.0 | 5.0 | 6.0 | |
| | 6. 肉蛋类 | 50 | 9.0 | 6.0 | — | |
| 油脂组 | 7. 坚果类 | 15 | 4.0 | 7.0 | 2.0 | 脂肪 |
| | 8. 油脂类 | 10 | — | 10.0 | — | |

注：表中各类食物每一份的食物重量、每一份食物所含能量是一样的，在制作食品的时候，食品之间可以互换一种。除特殊标出外，上述食物重量指未加工前的食物重量。

表7-4　不同能量所需的各类食物交换份数

| 能量（kcal） | 交换单位（份） | 谷薯组 | | 蔬果组 | | 肉蛋组 | | | | | 油脂组 | |
|---|---|---|---|---|---|---|---|---|---|---|---|---|
| | | 质量（g） | 单位（份） | 质量（g） | 单位（份） | 肉蛋（g） | 肉蛋（份） | 大豆类（g） | 牛奶（g） | 奶豆（份） | 质量（g） | 单位（份） |
| 1600 | 18 | 250 | 10 | 500 | 1.0 | 150 | 3.0 | 0~25 | 250 | 2 | 2汤匙 | 2 |
| 1800 | 20 | 300 | 11 | 500+100 | 1.5 | 150 | 3.5 | 0~25 | 250 | 2 | 2汤匙 | 2 |
| 2000 | 22 | 350 | 12 | 500+100 | 1.5 | 200 | 4.0 | 0~25 | 250 | 2 | 3汤匙 | 3 |
| 2100 | 23 | 350 | 12 | 500+100 | 1.5 | 200 | 4.0 | 0~25 | 400 | 3 | 3汤匙 | 3 |

注：1. 本表所列饮食并非固定模式，可根据就餐者的饮食习惯，并参照有关内容加以调整。

2. 配餐饮食可参照各类食物能量等值交换表，做出具体安排。

## 二、临床应用

根据食物交换份制作食谱时，应注意考虑孕前体重、孕期体重增长情况和运动量等因素。

### （一）食物交换份的应用举例

患者，35岁，孕3产1，停经24$^{+5}$周，行OGTT示：空腹血糖5.1mmol/L，1小时血糖10.2mmol/L，2小时血糖9.6mmol/L，诊断为"妊娠期糖尿病"。身高160cm，孕前体重50kg，现体重60.5kg，轻体力活动，很少在外就餐，吃饭时间比较固定，对虾过敏。营养师应用食物交换份定制食谱。食谱编制过程如下。

1. 计算能量：参考《中国居民膳食营养素参考摄入量（2013）》中推荐的孕前BMI正常的妊娠期糖尿病妇女每日能量需要量（30~35kcal/kg），该孕妇孕前BMI正常，确诊为妊娠期糖尿病，其理想体重为55kg，则其每日所需能量为1650~1950kcal。由于孕期体重增加超标，故按照（1650+300）kcal（孕中期增加能量）=1950kcal，参考每个食物交换份90kcal能量计算，则共需1950÷90≈21.7份。

2. 计算三大营养素：参考食物交换份，安排一日食谱。先计算碳水化合物量，其次计算蛋白质量，然后计算脂肪量，最后用烹调用油补足脂肪的需要量。按照每日1950kcal能量，碳水化合物、蛋白质和脂肪供能比依次为52%、18%和30%。碳水化合物供给量：（1950×52%）/4=253.5g；蛋白质供给量：（1950×18%）/4=87.75g；脂肪供给量：（1950×30%）/9=65g。

3. 确定食物重量：首先确定低脂牛奶3份、鸡蛋1份、蔬菜1份、水果1份，根据表7-3，以上食物可提供碳水化合物18（奶）+17（蔬菜）+21（水果）=56g，每份谷薯类为25g，含碳水化合物20g，因此主食量（谷薯类）=（253.5-56）/20≈10份。蛋、奶、菜、水果及主食可提供蛋白质=9（蛋）+15（奶）+5（菜）+1（水果）+20（主食）=50g，因此肉类=（87.75-50）/9≈4份。烹调用油=65（总量）-6（奶）-6（蛋）-24（肉）=29g。最后总计，碳水化合物=56+200（谷薯类）=256g，蛋白质＝50＋36（肉类）＝86g，脂肪＝65g。与前面计算基本吻合。

根据以上计算，安排一日食物交换份参考食谱（表7-5）。最后，根据患者日常饮食爱好及生活习惯，选择一日参考食谱（表7-6）。

表7-5　食物交换份食谱举例

| 食谱内容 | 交换份数 | 食物量（g） | 碳水化合物（g） | 蛋白质（g） | 脂肪（g） | 能量（kcal） |
|---|---|---|---|---|---|---|
| 牛奶 | 2.0 | 500 | 18 | 15 | 6 | 180 |
| 蔬菜 | 1.0 | 500 | 17 | 5 | — | 90 |
| 水果 | 1.0 | 200 | 21 | 1 | — | 90 |
| 谷类 | 10.0 | 250 | 200 | 20 | — | 900 |
| 鸡蛋 | 1.0 | 50 | | 9 | 6 | 90 |
| 肉 | 4.0 | 200 | | 36 | 24 | 360 |
| 烹调油 | 2.9 | — | — | — | 27 | 243 |

表7-6　一日参考食谱

| 早餐 | 低脂牛奶/酸奶250mL、粗粮馒头1个（小麦粉＋苦荞粉，50g）、鸡蛋1个、拌海带丝（湿海带100g） |
|---|---|
| 加餐 | 水果（猕猴桃100g） |
| 中餐 | 杂粮米饭（大米80g、糙米25g）、苦瓜肉片（瘦猪肉100g、苦瓜100g）、拌木耳（水发木耳100g） |
| 加餐 | 水果（苹果100g） |
| 晚餐 | 杂粮米饭（大米80g、玉米糁25g）、清蒸鱼（鲈鱼150g）、拌黄瓜（100g）、素炒生菜（100g） |
| 加餐 | 低脂牛奶燕麦粥（牛奶250g、整颗粒燕麦25g） |
| 全天用烹调油29g，盐4~6g | |

上述食谱中也可以大豆类代替部分肉类或奶类，计算步骤及方法同上。此外，应注意监测孕期体重及血糖等指标的变化，并据此调整食谱。

（二）注意事项

在实际应用中，为了更准确地估算患者的摄食量，可对肉蛋组进行细化，如将豆乳类划分为大豆类和乳类，肉蛋类则分为瘦肉类和蛋类。须注意以下几点：

1. 计算摄入肉类的能量时，一般建议以瘦肉为主；若是肥肉，可当作油脂类处理；若是肥瘦均有，则应一半作为肉类、一半作为油脂类进行计算。

2. 注意生熟比例。1份主食为25g生米（煮熟的生重比平均为2.3，熟米的重量大约为25×2.3＝57.5g，记为1两熟米）或25g面粉（由于面粉制成面条时的加水量不同，面条的膨胀程度不一，导致估算困难。因此在实际估算时，若是干面，可让患者形容有多粗一把面条；若是湿面，则可问买了几两，或可问买了多少钱，然后再根据市场价进行估算。这需要医生具有一定的生活经验）。

3. 蔬菜：1 份蔬菜类食物为 500g 芹菜或大白菜，蔬菜类在计算时建议尽量以叶菜类为主，因为藕、土豆等根茎类蔬菜的淀粉含量相对叶菜要高，不计入蔬菜类，而应按照谷薯类计算。

4. 肉蛋类：1 份肉蛋类食物中，牛、羊、猪肉都可统一划分，但若遇到鱼、虾类海产品，由于食物本身具有很多骨头或壳，即使患者说吃了 2 斤鱼，但可食用部分或许只有 60%～70%，故在计算时应注意换算。1 个普通鸡蛋为 50～60g，而鸭蛋、鹅蛋要稍微大一些。

5. 在做患者教育时，须嘱咐患者注意掌握生活中不同种类常见食物的重量、常用计量单位（将克换算为两、斤等）。对于不容易把握的计量单位，可使用生活中常用的物品来做量具，如 10g 油等于 1 汤匙，6g 食盐大概是 1 个啤酒瓶盖平铺的量等。

### 三、基于 GL 的食物交换份

传统的食物交换份是糖尿病饮食治疗的经典方法，简单易行，但缺点也显而易见，不能够区分同一类交换份表格中等量食物对餐后血糖应答的差异，以及烹饪方法和食物在自然条件下的成熟度对人体血糖的影响的差异。基于 GL 的食物交换份既保留了传统食物交换份简单易行的特点，又充分考虑了碳水化合物在质和量方面的差异，有助于在控制总能量的同时，定量预测并调整混合膳食的血糖应答效应。

（一）概念

基于 GL 的食物交换份是以控制血糖负荷为特征，在传统食物交换份中赋以 GL，是体现食物血糖应答差异和总能量平衡的食物交换法，为妊娠合并糖尿病的饮食治疗提供科学、精准、实用的方法。参照我国常用食物交换表，谷类及其制品、豆类、奶类食物交换份重以 0.38MJ 能量为一个交换单位，为便于蔬菜水果之间的交换，增加食物品种的交换机会，将其以 0.19MJ 能量的重量为一个交换单位。GL 计算公式如下：

$$GL/每份食物（\%）=食物 GI×交换份重（g）×食物碳水化合物$$
$$整体膳食 GL=\sum（每份食物的 GL）$$

（二）优势

基于 GL 的食物交换份弥补了传统食物交换份不能区别等值能量食物餐后血糖应答差异的缺陷，保留了传统食物交换份等值能量同类食物互换的简易性优点，在明确 GL 的前提下有助于针对性地选择食物。在控制总能量的同时，可相对定量地预测并调整膳食的血糖应答效应。

（三）步骤

确定全日需要的总能量及分配，计算全日的食物份数。

1. 根据平衡膳食原理，确定能量的食物来源，将总食物份数分配到各大类食物。

2. 利用新型食物交换份表在明确 GL 的前提下选择与搭配食物。

3. 将各个食物交换份的 GL 进行累加，得到一日混合膳食的总 GL。

基于 GL 的食物交换份的食谱举例如下：

从食谱的比较可以看到（表 7-7），在相同能量的情况下，选择 20 份食物，如果食物的种类不同，其所对应的 GL 不同。低 GL 膳食食谱的所有食物总 GL 为 72.3，但高 GL 膳食食谱中食物总 GL 为 155，是前者的 2 倍以上，由此可预见两份食谱对孕妇的餐后血糖升高幅度及持续时间将产生完全不同的结果。所以，在使用食物交换份制订食谱时需要兼顾含碳水化合物食物的 GL。

表 7-7　相同能量情况下不同 GL（高/低）的一日食谱（1800kcal）

| | 低 GL 膳食 | | | | 高 GL 膳食 | | | |
|---|---|---|---|---|---|---|---|---|
| | 食物名称 | 数量（g） | 份数* | GL** | 食物名称 | 数量（g） | 份数* | GL** |
| 早餐 | 全麦面包 | 35 | 1.0 | 12.1 | 白面包 | 35 | 1.0 | 17.9 |
| | 牛奶 | 160 | 1.0 | 1.5 | 酸奶 | 130 | 1.0 | 2.3 |
| | 鸡蛋 | 60 | 1.0 | — | 鸡蛋 | 60 | 1.0 | — |
| 加餐 | 柚子 | 100 | 0.5 | 2.3 | 菠萝 | 100 | 0.5 | 6.3 |
| | 花生 | 15 | 1.0 | 0.4 | 腰果 | 15 | 1.0 | 0.4 |
| 午餐 | 粗粮饭 | 80 | 3.2 | 22.4 | 糯米饭 | 80 | 3.2 | 57.0 |
| | 绿叶菜 | 250 | 0.5 | — | 南瓜 | 150 | 0.5 | 5.0 |
| | 瘦猪肉 | 50 | 1.0 | | 瘦猪肉 | 50 | 1.0 | |
| | 黄豆 | 25 | 1.0 | 0.8 | 豆腐 | 100 | 1.0 | 1.3 |
| 加餐 | 苹果 | 100 | 0.5 | 4.4 | 西瓜 | 250 | 0.5 | 9.9 |
| | 土豆 | 50 | 0.5 | 5.5 | 红薯 | 50 | 0.5 | 9.3 |
| 晚餐 | 荞麦面 | 80 | 3.2 | 21.4 | 白面条 | 80 | 3.2 | 37.8 |
| | 冬瓜 | 250 | 0.5 | | 胡萝卜 | 100 | 0.5 | 5.5 |
| | 鱼肉 | 150 | 2.0 | | 鱼肉 | 150 | 2.0 | |
| 加餐 | 牛奶 | 160 | 1.0 | 1.5 | 酸奶 | 130 | 1.0 | 2.3 |
| 其他 | 菜籽油 | 20 | 2.0 | — | 菜籽油 | 20 | 2.0 | |
| 总计 | — | — | 20.0（1800kcal） | 72.3 | — | — | 20.0（1800kcal） | 155.0 |

注：* 每 1 份能量为 90kcal。

　　** GL 来源：杨慧霞. 妊娠合并糖尿病实用手册［M］. 北京：人民卫生出版社，2012。

## 四、手测量食物交换份

食物交换份的应用虽然广泛，但在实践中要以重量单位来衡量食物，需要借助称重工具、图标或图示卡等，操作较为不便，这使大部分患者难以做到餐前精准称重。此外，当与家人共同进餐时也难以对食物数量进行估算，从而导致患者的饮食依从性较差。因此，加拿大糖尿病协会临床实践指南专家委员会提出并推荐使用一种新的食物交换份，即手测量食物交换份。它是利用手的不同形状和部位与各种食物交换份以及不同容量的餐具和量具进行比对，从而把手作为食物摄入的估量工具，较方便地估算各类食物摄入量。

　　有研究表明，拳头体积与身高、体重有关，通过手的不同部位可以估算自己的饮食摄入量。常见的手测量方式可描述为一拳头、一掌心、两手指、一手捧、两手抓、一小把，详情见图7-1。手测量食物交换份可描述为：3份主食（75g生米）一拳头，1两米饭（50g熟重）一拳头，1个薯类（红薯/土豆200g）一拳头；1份瘦肉（50g）一掌心，半份瘦肉（25g）两手指；1份水果（200g苹果）单手抓，1份叶菜（500g）两手抓；1份坚果（25g花生）一手捧，2份豆类（200g豆腐）四指框。详情见图7-2、图7-3、图7-4、图7-5（以中等身材成年女性的手为标准，下图中的数值仅供粗略参考）。

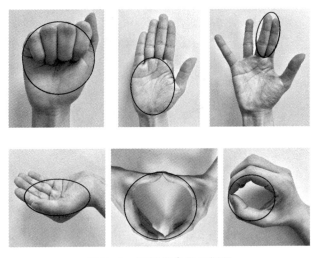

图7-1　手测量食物示例图

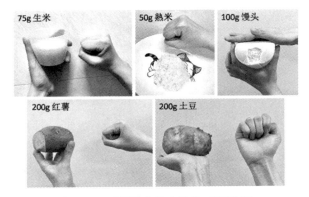

图7-2　手测量食物交换份（谷薯类）

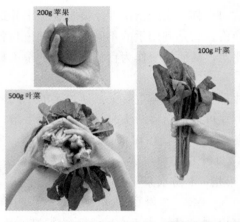

图7-3 手测量食物交换份（蔬菜水果类）

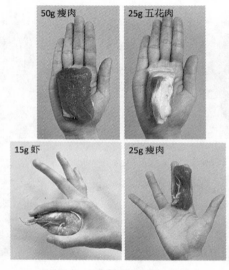

图7-4 手测量食物交换份（肉类）

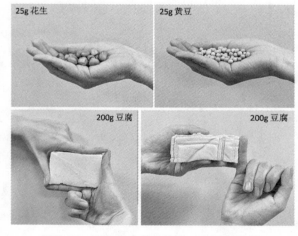

图7-5 手测量食物交换份（大豆坚果类）

## 第三节　膳食制备的原则及要求

### 一、食物采购及储存

（一）学会看食品标签

采购各种食物时，一定要查看生产日期和保质期，接近保质期的食物要谨慎采购，超过保质期的食物不要食用。

（二）分拣食材要仔细

采购时购物车上生熟食品分开放。对于一些容易腐烂变质的食物，如蔬菜、水果等，在不能完全丢弃的情况下，要认真仔细分拣、剔除或切除。不自己屠宰畜禽类动物，不接触活禽。用流动水清洗肉类和蔬菜。

（三）储存食物要科学

对于水分含量高的食材，要做好冷藏或冷冻保存。对于水发的干制品，泡水后也不能长时间放置，可以通过沸煮的方式，延长保质时间。

（四）烹饪食物要煮透

烹调时，一定要把食物加热充分。动物食物要烧熟、煮透。优先选择煮、炖、蒸、煲汤等长时间烹调方式，也可适当选择油炸等高温烹调方式。熟食二次加热要热透。

（五）避免食用生鲜食物

不要接触、购买和食用野生动物，尽量避免吃未经烹调的生鲜食物，如日式刺身、生蚝等。

（六）冰箱储食有讲究

冰箱储存食物时注意生熟分开，熟食在上，生食在下，果蔬和肉类分开储存。冷藏区的生肉、鱼肉等需密封储存，鸡蛋单独放置。定期对冰箱进行清理和消毒。

### 二、食品安全问题

（一）重金属和病原菌问题

孕期妇女应减少或避免与汞、砷、铅和镉等重金属的接触。若这些重金属通过食物和水摄入，将会严重影响胎儿的生长和发育。无论孕妇的饮食习惯如何，均应避免食用可能对胎儿造成损害及被病原菌（如李斯特菌、弓形虫、肠道沙门菌）污染的食物。食物加工储存及运输过程中的真菌污染（如黄曲霉毒素）有致畸风险。最易被真菌污染的食物有大米、玉米、小麦及坚果。

### （二）维生素 A 过量问题

妊娠早期过量摄入维生素 A 有致畸风险，可导致胎儿颅面部、中枢神经系统、胸腺及心脏的发育异常。由于动物肝脏富含维生素 A，所以女性在妊娠早期应避免食用大量的动物肝脏。

### （三）鱼类污染问题

虽然建议孕期妇女食用鱼类以补充 $n-3$ 多不饱和脂肪酸和其他营养素，但是一些鱼类体内汞元素含量较高，可能对胎儿有神经毒性。汞元素含量可能较高的鱼类有金枪鱼、鳕鱼等，食用频率要少于每周 2 次。鱼类也可受环境污染，被食用后进而影响胎儿神经系统发育，所以注意捕鱼地点的环境污染情况也非常重要。

### （四）亚硝酸盐问题

叶菜类蔬菜中含有较多的硝酸盐和少量亚硝酸盐，如果是放置过久、腌制后或隔夜剩余的蔬菜，硝酸盐容易转换为亚硝酸盐，大量或长期摄入容易使血液中的血红蛋白氧化成高铁血红白而引起组织缺氧。

### （五）草酸盐和草酸问题

菠菜、芦笋等植物中含草酸较多，草酸具有较强的酸性，对铁、锌、钙等离子具有较强的螯合能力，容易生成难以吸收的草酸盐，影响孕期营养素的吸收，所以不能大量食用。

### （六）咖啡、碳酸饮料和浓茶问题

咖啡因和软饮料的成分可以通过胎盘而在胎儿体内蓄积，妊娠期大量摄入咖啡因（>300mg/d）可增加胎儿生长受限、自发性流产和死产的发生风险，故建议妊娠期咖啡因摄入少于 200mg/d。孕晚期女性应避免草本茶和富含多酚食物的大量摄入，因为这些成分可通过抑制前列腺素的合成，影响胎儿动脉导管闭合。

保证饮食环境安全应注意以下两点内容：

第一，妊娠期应避免使用聚碳酸酯塑料容器储存和烹饪食物，因为其中含有的双酚A可影响胎儿的内分泌功能。家庭就餐提倡分餐制或使用公筷、公勺。

第二，除了加强个人卫生，每日洗澡、勤洗手外，加强食物加工烹制过程中的卫生意识也很重要。餐具、容器、砧板、刀具、用具一定按生熟用途分开；处理生熟食物之间要洗手，每次洗手需要 20 秒以上；减少凉拌、生拌食物，餐具要彻底清洗和消毒，如煮沸 15～30 分钟。

### 三、治疗膳食的制备

糖尿病治疗膳食是糖尿病住院患者综合治疗的一个重要组成部分，需要整体布局、综合管理，包括设备管理、食物采购、制作流程及从事医疗膳食制备的员工的卫生管理等，通过规范化的综合管理，确保良好的制备环境。其实现流程包括统计订餐量、设计食谱、制作治疗膳食、分餐、配送、发送和监控等，整个过程需要系统规范的管理。

（一）制备原则

1. 膳食制备过程有计划、协调、组织和控制。食谱设计是医院治疗膳食制备的重要环节。糖尿病治疗膳食应由营养师提前制订，根据季节选择时令食物，并合理搭配。应避免制作材料不当、随意涂改菜单、缺少描述性说明等。

2. 膳食制备应遵循应季、新鲜和卫生的原则。新鲜食物指近期生成或加工、存放时间短的食物，例如收获不久的粮食、蔬菜和水果，刚烹调的饭菜等。选择新鲜食物就是从源头上注意饮食卫生，首选当地当季食物。注意生熟食物分开储存，加工时，畜肉、禽、水产食品所用的刀、案、盆等应与蔬菜分开。应预备两套切食物用的器具，分别切生的食物和熟的食物。即食食物要有盖子或密封包装的保护。

3. 膳食摄入量应达到营养素推荐量的标准范围，做到食物种类多样化。平均每日食物种类达到 12 种以上，每周达到 25 种以上，烹调油和调味品不计算在内。谷薯杂豆类平均每天 3 种以上；鱼、禽、畜肉、蛋类平均每天 3 种以上，每周 5 种以上；蔬菜和水果类平均每天 4 种以上，每周 10 种以上；奶、大豆、坚果类食物平均每天 2 种以上，每周 5 种以上。

4. 制备方法的多样性原则。应该将食物的各种可能的制备方法结合使用，避免单一化，但糖尿病膳食一般多用蒸、煮、烩、烧、炖等方法。

5. 多部门合作的原则。营养师、医生、护士、厨师、订餐员等要多方合作，各部门工作协调。称量制作，按时定量配送，保证患者定时定量进食治疗膳食，有助于患者在获得全面充分营养素的同时保持血糖稳定，并根据病情及时调整食谱。具体可参考如图 7-6 所示的流程图。

个体化膳食食谱的设计对于医院膳食管理来说具有重要的意义：一方面，反映营养师的能力，营养师需要对食物有较深入的认识，熟悉食物的营养素含量、不同制备方法和烹饪技术对营养素损失或保留的效果等；另一方面，也反映医院膳食管理的水平。

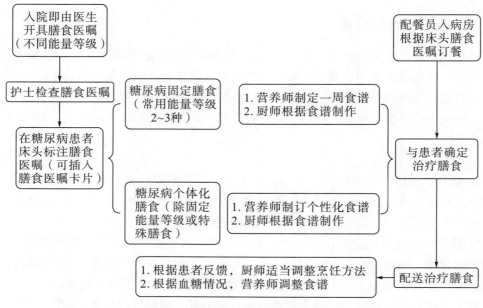

图7-6 糖尿病治疗膳食工作流程图

### （二）治疗膳食制备应该考虑的因素

1. 患者的病情：了解患者血糖波动和餐前餐后血糖差异等情况，以此来决定餐次和就餐时间；根据尿酮情况，决定是否增加或减少碳水化合物的能量占比等。

2. 患者的特殊喜好或饮食习惯：了解患者信仰和饮食喜好，调整烹饪方式和食材，如北方人喜欢面食，饮食安排可以馒头或粗粮面条为主，素食孕妇用豆制品代替肉类等。

3. 患者是否合并其他并发症：如果妊娠合并糖尿病孕妇合并其他并发症或症状，则需要考虑限制或增加营养素的饮食并考虑烹饪方法和风味。如合并胃肠失调或术后患者，则需要限制能量的软食；如合并便秘，饮食中则需要加大膳食纤维的含量；如合并高血压或水肿，则需要限制钠和高钾饮食等。

4. 根据季节气候调整食谱：根据季节变化，以当地生产的食物为主，选择新鲜食材。冬天相对口味稍重，夏天的菜肴需要适当清淡。

5. 考虑市场食物的种类和供应情况：营养师和厨师要熟悉当地市场的食物供应情况，做好食材的性价比采购计划，控制好预算和成本。

6. 食物的特性和搭配：菜品的颜色搭配适当可以增进患者的食欲；食物的口感和软硬需要多样性搭配，过于黏软会增加血糖升高的风险；菜品的稠度需要相互搭配，糖尿病患者的膳食中尽量不要勾芡粉；菜品的风味源于调料或特殊气味的食材，风味多样化易于让患者接受；将食品制作成适当形状有增进食欲和美化视觉享受的作用。

# 第四节　饮食常见误区

## 一、不吃主食

有些人认为主食吃了血糖会升高，只要不吃主食就可以了。事实上，主食含有丰富的碳水化合物，是最经济的能量来源，也是 B 族维生素、矿物质和膳食纤维的重要来源。

从能量供应的角度看，机体对三大营养素（碳水化合物、蛋白质和脂肪）的利用可以相互代替，并相互制约。一般情况下，机体利用能源的顺序依次为糖原、脂肪和蛋白质（主要是肌肉蛋白），所以供能以糖和脂肪为主，并尽量节约蛋白质的消耗。这不仅是因为动物及人摄取的食物中以糖类最多，占总能量的 50%～70%，脂肪摄入量虽然不多，变动在 10%～40%，而且因为体内的蛋白质是组成细胞的重要成分，通常并无多余储存。

不能进食或无食物供给时，由于机体储存的肝糖原及肌糖原不够饥饿时 1 天的需要，为保证血糖恒定以满足脑组织对葡萄糖的需要，蛋白质分解加强。如饥饿持续至 3～4 周，长期糖异生增强使蛋白质大量分解，蛋白质持续减少将威胁生命，故机体通过调节作用转向以保存蛋白质为主。此时体内各组织包括脑组织都以脂酸及酮体为主要能源，蛋白质的分解明显降低。此外，机体始终需要必需的葡萄糖供应，如中枢神经系统、红细胞依赖血糖持续供应，肝外需要少量糖以产生草酰乙酸维持三羧酸循环以及为脂肪组织等转化提供 3－磷酸甘油。不吃主食，轻者可在尿里出现尿酮体，严重者可导致酮症酸中毒，会影响胎儿的神经发育，甚至发生胎死腹中。因此，通过不吃主食控制血糖的做法并不可取。

## 二、不吃全谷物及杂粮、杂豆

全谷物指的是未经精细化加工或虽经碾磨、粉碎、压片等加工处理但仍保留了完整谷粒所具备的谷皮、胚芽、麸皮及其天然营养成分的谷物。传统饮食中作为主食的稻米、小米、玉米、大麦、燕麦、黑米、高粱、青稞、荞麦、薏米等，如果加工得当，均是全谷物的良好来源。全谷物中含有谷物全部的天然营养成分，如膳食纤维、B 族维生素、不饱和脂肪酸等。

常见的杂粮有燕麦、小米、荞麦、玉米等。杂豆指除大豆以外的红豆、芸豆、绿豆、花豆等，因为这类豆中碳水化合物含量相对较高，因此也归于主食。

与精制米面相比，全谷物和杂豆可以提供更多的 B 族维生素、矿物质、膳食纤维等营养成分，其血糖指数更低，对控制血糖和体重等具有重要作用。

### 三、食物不定量

不同量的食物对血糖的影响不同。大多数患者从未称量食物。建议 GDM 孕妇应称量食物重量，至少每周称量一次，尤其是主食的生重，因为不同主食生熟重差异较大，稻米蒸熟后根据不同加水量可能增重 2.0～2.5 倍。或者使用手测量食物法估计重量，大致估计每日各类食物的摄入重量，做到心中有数。

### 四、加餐随意或不加餐

建议 GDM 孕妇可将正餐减少，部分分配于加餐中，因此加餐也是一种经常性的饮食行为。要求饮食定时定量，不仅是正餐，也包含加餐。随意加餐或不饿就不加餐，不仅影响血糖控制情况，也影响体重管理，甚至出现体重不增或下降的现象。不加餐只吃三次正餐的 GDM 孕妇容易出现血糖波动较大，餐后血糖偏高，但空腹容易低血糖的现象。另外，加餐和正餐的间隔时间太短，可导致正餐后 2 小时血糖出现食物叠加效应后的偏高现象。

### 五、植物油使用不当

有些 GDM 孕妇担心血糖升高，基本以水煮菜为主，全天用油不足 5g；而有些人认为只要不吃动物油就可以了，植物油没有关系，全天摄入油量超过 50g。用油不当可导致三大营养素比例失衡。用油不足导致必需脂肪酸摄入不足，影响脂溶性维生素（维生素 A、维生素 D、维生素 E、维生素 K）的吸收；用油过多导致摄入能量过高，孕期体重增长过多。一般孕妇每日摄入植物油以 20～30g 为宜。

### 六、"糖尿病专用无糖食品"吃了对血糖没有影响

很多食品标注为"糖尿病专用无糖食品"，如"无糖沙琪玛""无糖饼干"等。实际上，这些食物的原材料就是碳水化合物，在体内仍然最终转化为葡萄糖，所谓"无糖"，只是不添加蔗糖而已，吃了这些食物血糖仍然会升高。而且这些产品除了碳水化合物，还包含很多脂肪，属于能量密度较高的食物，如果经常不规律进食这类食物，不仅影响血糖控制，而且会摄入过多的能量。

### 七、餐后不运动或运动过度

一般建议餐后半小时运动 30～40 分钟，GDM 孕妇没有运动禁忌证的话，还是建议积极运动，这样才能保证能量的入出平衡，久坐的生活方式或工作状态在保证一定能量摄入的情况下很难维持血糖平稳。运动过度也是 GDM 孕妇常见的情况，每日甚至超过 2 万步，导致自己疲惫，甚至下肢水肿。适量的有效率的体力活动才是提倡的。另外，餐后运动完不能马上测量血糖，因为会影响血糖测量的准确性，应该休息 10～15 分钟后再进行测量。

## 八、食谱不需要定期调整

营养师制定的食谱需要随着孕周的增大和血糖的变化进行定期调整，如果孕妇一直按照一种能量级别的食谱进食，可能会造成孕期体重不增、胎儿摄取能量不足甚至低血糖。临床上还有部分 GDM 孕妇经过 1～2 周饮食调整，血糖显示正常，便以为疾病治愈，恢复治疗前的生活方式和过量的膳食摄入，没有定期检测血糖，导致孕晚期胎儿偏大、羊水过多。所以营养治疗是一个需要持续进行定期监测、定期调整的过程。

## 九、素食习惯可以控制好血糖

纯素食的孕妇不吃肉、蛋、奶，半素食的孕妇单纯不吃肉。不建议孕期素食。如果素食的孕妇过多摄入油脂或精制糖类，依然会出现血糖波动大的情况。在没有办法改变这样的饮食习惯的情况下，一般建议选择植物油，控制食用油在 20～30g，大豆类食物或其制品适当增加，适量增加坚果类，蔬菜除了叶菜还需要经常吃菌藻类，谷类中要包含 1/5～1/3 的全谷类或杂豆、薯类，必要时添加多维元素片和铁剂。

（张琚　程改平　曾果）

【参考资料】

[1] 中国营养学会. 中国居民膳食营养素参考摄入量（2013 版）[M]. 北京：科学出版社，2004.

[2] 中国营养学会. 中国居民膳食指南（2016）[M]. 北京：人民卫生出版社，2016.

[3] 孙长颢. 营养与食品卫生学 [M]. 6 版. 北京：人民卫生出版社，2012.

[4] 孙建琴，沈秀华，宗敏，等. 基于血糖负荷概念的食物交换份在糖尿病营养治疗中的应用 [J]. 营养学报，2006，28（1）：27-31.

# 第八章　妊娠合并糖尿病的体力活动

　　本章阐述了体力活动对妊娠合并糖尿病孕妇血糖控制的作用，并就体力活动的类型、时间、频率和强度进行了推荐，同时提出体力活动的安全与禁忌，以指导临床医生和营养师合理应用体力活动指导方案。

　　孕期进行适当的体力活动有助于控制孕期增重，降低妊娠并发症的风险，改善妊娠不适感并降低母婴未来肥胖的发生率。2010 年世界卫生组织在《关于体力活动的全球建议》中提出，对于 18～64 岁年龄组，应达到每周至少 150 分钟中等强度（或 75 分钟高等强度）有氧运动或二者结合，且每周至少进行两次力量训练。而对于孕产妇，则要在计划达到同龄推荐体力活动量之前，先采取特别的预防措施并寻求医学咨询。世界各国的妇产科、政府及运动机构，相继发布了详细的孕期体力活动指南。目前，仅有国际妇产科联盟于 2015 年 5 月发布的《关于妊娠期糖尿病的倡议：诊断、管理与护理实践指南》和澳大利亚国外内分泌相关专家小组于 2015 年发布的《妊娠期糖尿病运动指南》，提出了针对妊娠合并糖尿病孕妇的特有的体力活动建议，国内尚无相关指南。

## 第一节　体力活动的作用

　　成人的体力活动是在休闲时间、交通出行、职业工作、家务看护和运动锻炼中进行的任何由骨骼肌活动引起的导致能量消耗的身体活动的总称。孕妇主要参与的体力活动包括工作相关体力活动、运动锻炼、家务相关体力活动和交通出行等，但目前对于家务劳动、工作和交通出行方面的体力活动研究较少，更多的研究还是围绕孕期体育锻炼展开探讨。我国孕妇常选择的运动包括散步或快走、保健操、有氧运动、瑜伽、肌肉锻炼和游泳等。

　　研究表明，孕期进行适宜规律的体力活动除了能增强身体的适应能力，预防体重过多增长，还可促进胎盘的生长及血管分布，从而减少氧化应激和炎性反应，减少疾病相关的内皮功能紊乱。适宜的体力活动还有助于保持愉悦心情，提升对自我表现的满意度，降低产后抑郁的风险。除此之外，孕期有效的体力活动可以改善血液循环，预防和缓解下肢水肿，增加肺活量，增强腹部肌肉和大腿的力量，促进顺利自然分娩和产后身材恢复。只要没有医学禁忌，孕期进行常规体力活动是安全的，而且对孕妇和胎儿均有益处。适当的体力活动还有利于预防妊娠合并糖尿病、控制孕期空腹和餐后血糖并降低孕妇产后远期 2 型糖尿病的发生风险。

## 一、对妊娠合并糖尿病的预防作用

妇女妊娠后生理、心理的显著变化均可能促使其少动和（或）运动水平降低，而少动及卧床静养会提高孕妇患妊娠合并糖尿病的风险。大量研究表明，在妊娠之前，经常从事规律性运动的育龄妇女未来罹患妊娠合并糖尿病的风险较低，甚至利用闲暇时间训练也可降低妊娠期间糖耐量异常的发生率。而在妊娠早期，规律运动能有效降低妊娠合并糖尿病的发生风险。有报道指出，健康孕妇在妊娠前及妊娠早期保持较高的训练水平能使妊娠合并糖尿病的发病风险降低 55%，在妊娠中期从事中等及较高强度休闲运动也能使高血糖的发生率有所降低。因此，强烈建议育龄妇女，尤其是超重者在备孕期就尽早开始运动，孕期持续运动并终身坚持下去，以获得最大的预防糖尿病的效益。

## 二、对妊娠合并糖尿病的治疗作用

规律运动对妊娠合并糖尿病孕妇的重要作用已被证实，有氧运动及抗阻训练均能有效提高孕妇的胰岛素敏感性。妊娠合并糖尿病孕妇坚持中等强度步行 30 分钟/次，每周 3 次，其分娩巨大儿的概率显著降低。而低强度步行（25~40 分钟/次，每周 3 或 4 次）也能明显提高妊娠合并糖尿病孕妇的血糖控制效果。就妊娠合并糖尿病孕妇而言，较高强度运动或许也具有积极作用，但是过强的体力活动反而使血糖呈一定的上升趋势，血糖的波动很大，不利于血糖控制，因此体力活动需要掌握一定的度，避免剧烈运动。此外，抗阻训练不仅有助于避免超重的妊娠合并糖尿病孕妇过早接受胰岛素治疗，还能提高其血糖控制能力，从而减少胰岛素治疗。

# 第二节　推荐的体力活动

## 一、体力活动的类型、强度、时间及频率

一般认为，在保证孕妇和胎儿安全的前提下，孕妇可以根据自己的兴趣开展多项体力活动。国际妇产科联盟于 2015 年发布的《关于妊娠期糖尿病的倡议：诊断、管理与护理实践指南》建议所有妊娠合并糖尿病孕妇进行合理的、个体化的体力活动，包括：

1. 正常妊娠的健康孕妇（包括妊娠合并糖尿病孕妇），应有计划地进行体力活动，30 分钟/天，或进行每周至少 150 分钟中等强度的体力活动。

2. 推荐妊娠合并糖尿病孕妇进行散步、举哑铃、孕妇瑜伽、游泳等类型的体力活动。

3. 每餐后半小时开始进行 10 分钟快走或坐在椅子上的上肢运动。

4. 鼓励孕前积极规律运动的妇女继续孕前的日常运动。推荐每周 5 次，每次至少

30 分钟中等强度运动。

5. 对于孕前无运动习惯的妇女，推荐从每周 3 次、每次 15 分钟中等强度运动开始，逐渐增至每周 5 次、每次 30 分钟中等强度运动。

6. 活动量最好能平均分配到每一天。

建议孕妇进行中等强度运动，可用运动的绝对强度（心率）和相对强度（自我疲劳感知度）来进行评估。对于孕前有运动习惯的孕妇，其心率应控制在最大心率的 60%～90%，而对于孕前有久坐习惯的孕妇，其心率应控制在最大心率的 60%～70%。具体来说，20 岁以下孕妇为 140～155 次/分钟，20～29 岁孕妇为 135～150 次/分钟，30～39 岁孕妇为 130～145 次/分钟，40 岁或以上孕妇为 125～140 次/分钟；肥胖或超重的孕妇运动强度的目标心率为：20～29 岁孕妇 110～131 次/分钟，30～39 岁孕妇 108～127 次/分钟。简单的判定方法为孕妇自我感觉运动有点吃力，或运动时可进行简单交谈但无法唱歌。

需要指出的是，随着孕周的增加，运动量应逐渐减少，特别是运动强度和运动方式也应根据自身情况进行调整。妊娠合并糖尿病孕妇体力活动推荐见表 8-1。

表 8-1　妊娠合并糖尿病孕妇体力活动推荐

| 运动类型 | 强度 | 持续时间 | 频率 |
|---|---|---|---|
| 有氧运动（有节奏的大肌肉活动）：散步、游泳、孕妇体操、静止脚踏车等 | 中等强度：60%～90% 最大心率，自我感觉有点吃力 | 30～45 分钟，可分次进行，至少保证连续运动 10 分钟/次 | 不能连续 2 天或更长时间不运动，最好每天 1 次 |
| 抗阻运动（多个关节参与的大肌群运动）：哑铃、阻力带、孕妇瑜伽等 | 中等强度：50% 最大反复次数，5～10 次/组，重复 8～15 组 | 60 分钟，可分次进行，至少保证连续运动 10 分钟/次 | 每周至少 2 次，最好 3 次，每次间隔 1 天 |
| * 孕期应限制仰卧位运动、潜水、长时间静坐或站立，避免跌落或碰撞 | | | |

注：最大心率（次/分钟）＝220－年龄（岁）。

最大反复次数：单一肌肉一次收缩所能够产生的最大肌力，或某一肌群收缩一次产生的能够抵抗重量的最大肌力。

资料来源：The International Federation of Gynecology and Obstetrics（FIGO），2015。

孕妇应避免有跌倒或碰撞风险的竞技类体力活动，如骑马、滑冰、足球、篮球等。随着孕期进展，子宫增大压迫下腔静脉，仰卧位时静脉回流受阻，导致心排血量下降，妊娠 16 周后应避免仰卧位的运动姿势。潜水时周围气压持续性降低在孕妇身体组织中形成氮气泡，而胎儿的肺循环无法滤过母体血液中的气泡，因此孕期不应进行潜水相关运动。考虑到静坐时间过长与母婴不良妊娠结局密切相关，而长时间静止不动地站立，可能与回流心脏的血量减少有关，孕期应避免久坐的生活方式和长时间静止不动地站立。

在产后体力活动方面，建议每 3～5 天进行至少 15 分钟的有氧运动。由于分娩和新生儿护理疲劳，一些女性可能需要减少运动的强度或时间。孕前没有规律运动习惯的健康产妇应该在 1 周内至少进行 150 分钟的中等强度运动（有氧运动）。孕前有规律运动习惯的妇女可以在产后继续保持运动习惯，但需要逐渐恢复到孕前的运动水平。

## 二、门诊运动处方中建议的运动类型

1. 散步：三餐后休息 20～30 分钟，即可开始散步，根据自身情况选择步行速度，每次持续时间 30 分钟，中途可稍作休息，最好每天坚持。

2. 孕妇体操：妊娠 12～16 周即可开始，分别采用站位、半蹲、坐位、卧位，利用转身、侧弯、抬臂、屈膝、抬腿等姿势，针对性地对腰背部、腿部、腹部、盆底肌肉进行锻炼，每次运动 30～45 分钟，每周 3 或 4 次。部分动作举例如下。

（1）平行站立：背靠墙壁站立，全身贴近墙壁，张开双脚与肩同宽，膝盖与脚尖保持平行，尽量减少腰部和墙壁之间的空隙，如感困难，可以将双脚前移至距离墙壁 20cm 左右的地方，然后上体贴住墙壁，下蹲至膝盖半曲，慢慢恢复成原来的站姿，重复 10 次。

（2）小腿伸展：双腿前后张开，前腿弯曲，后腿伸直，练习小腿的伸展。后腿脚跟要着地，后腿脚尖往前，身体不要弯曲，臀部不要翘起，重复 10 次。

（3）足部运动：坐在靠背椅子上保持背部挺直，腿与地面呈垂直状态，脚心着地。然后脚背绷直、脚趾向下，使膝盖、踝部和脚背成一条直线。双脚交替做这个动作，重复 10 次。

（4）盘腿运动：盘腿坐下，背部挺直，双手轻放在两膝上，每呼吸一次就用手按压一下，重复 10 次。

（5）猫姿练习：身体呈爬姿，手、腿与腰同宽，一边呼气，一边以猫夹着尾巴的姿势来绷紧腹部，前倾骨盆，拱起后背，吸气后，再一边呼气，一边慢慢放松腹部，然后一边恢复到原来的姿势，一边向上抬头。整个过程中肘部不要弯曲，重复 10 次。

3. Kegel 训练：Kegel 训练是一系列收紧肛门及阴道盆底肌肉群的动作，可在站立、坐着、躺着时进行。开始前排空尿液，放松腰腹部、大腿、臀部肌肉，在吸气的同时收紧会阴部肌肉，包括阴道、肛门的环状肌肉，保持这种状态 5～10 秒，然后放松 10 秒。训练过程中保持呼吸均匀。重复 10～15 次为 1 组，每次练习 1 组，每天训练 3 次。

## 三、运动处方举例

（一）病例

孕妇，32 岁，G3P1$^{+1}$，因"发现血糖升高，孕期增重过快"于 2019 年 8 月 11 日来营养门诊就诊。末次月经 2019.07.02，预产期 2020.4.10，根据其末次月经推算就诊时孕周 6 周。孕早期建卡时空腹血糖 5.4mmol/L。身高 165cm，孕前体重 59kg，现体重 62kg。体成分测定结果为脂肪百分比 39.2%，瘦体重 19.2kg，在标准线以下，尤其表现在下肢肌肉偏少。无妊娠反应，食欲旺盛，喜食碳酸饮料、奶茶和蛋糕等甜食。孕前无锻炼习惯，工作为文职，有餐后立刻睡觉的习惯。

（二）分析

该孕妇孕前 BMI 在正常范围，妊娠 6 周已经增重 3kg，超过妊娠 12 周前增重不超过 2kg 的推荐标准。体成分结果表明该患者脂肪百分比超标，为中度肥胖，下肢肌肉偏少。空腹血糖偏高与体力活动、饮食习惯和生活方式均有相关性，后续该患者一直在营养科定期随访。以下为该患者的运动处方（表 8-2）。

表 8-2 运动处方

姓名：刘××，年龄 32 岁，身高 165cm，孕前体重 59kg

| 孕周 | 运动处方 | 注意事项 |
|---|---|---|
| 6~12 周 | 孕前无规律运动习惯。<br>推荐如下。<br>• 运动频率和时间：每周 3 次，每次 15 分钟。<br>• 运动强度：中等强度运动。<br>• 运动类型：散步和孕妇瑜伽。 | 循序渐进，逐渐达到理想的体力活动量。 |
| 12~24 周 | 已形成规律运动习惯，但妊娠 22 周体重增加了 9kg，膝盖出现疼痛，需要控制体重。<br>推荐如下。<br>• 运动频率和时间：每周 5 次，每次 15~30 分钟，或每周 150 分钟。<br>• 运动强度：中等强度运动。<br>• 运动类型：慢舞、孕妇体操（平行站立、小腿伸展、足部运动、猫姿练习等）、固定自行车、适度快步走等。 | 1. 活动量最好能平均分配到每一天。<br>2. 形成规律的运动习惯。<br>3. 每周监测体重变化。<br>4. 避免膝关节弯曲超过脚尖的蹲起动作，如下楼梯、下山、下坡。 |
| 24~28 周 | OGTT 示血糖异常，诊断为妊娠期糖尿病。<br>推荐如下。<br>• 运动频率和时间：每天 2 或 3 次，每次 15~30 分钟，或保证连续运动 10 分钟/次。<br>• 运动强度：中等强度运动。<br>• 运动类型：步行、体操或抗阻力运动，如哑铃、阻力带、孕妇瑜伽等，每次重复 8~15 次。 | 1. 散步时根据自身情况选择步行速度，中途可稍作休息，最好每天坚持。<br>2. 抗阻力运动可分次进行，10 分钟/次。<br>3. 每周监测体重变化。 |
| 28~34 周 | B 超显示：胎盘前置状态（靠近宫颈口），胎儿正常。血糖餐后 2 小时波动于 5.7~6.6mmol/L，出现过 1 次低血糖反应。<br>推荐如下。<br>• 运动频率和时间：每天 3 次，每次 10~15 分钟。<br>• 运动强度：中等强度运动。<br>• 运动类型：坐在椅子上的上肢运动（小哑铃）和拉伸运动。 | 1. 调整饮食，减少运动量。<br>2. 空腹不能运动，餐后运动。<br>3. 运动前准备糖果或饼干，有低血糖先兆时可及时食用。<br>4. 避免久坐和长时间静止不动地站立，预防下肢水肿。 |
| 34~39 周 | 由于限制运动量，空腹血糖波动于 5.8~6.3 mmol/L，餐后 2 小时血糖波动于 7.0~8.9mmol/L，给予胰岛素治疗后，血糖波动于正常范围。<br>推荐如下。<br>• 运动频率和时间：每天 2 或 3 次，每次 10~15 分钟。<br>• 运动强度：中等强度运动。<br>• 运动类型：坐在椅子上的上肢运动（小哑铃）、拉玛兹呼吸法、盆底肌训练、拉伸运动。 | 1. 胰岛素注射部位改为大腿，避开进行运动的上肢，避免低血糖反应。<br>2. 空腹血糖<5.5mmol/L，运动前应补充饮食；空腹血糖>5.5mmol/L，则不必补充饮食。<br>3. 避免清晨空腹未注射胰岛素之前进行运动。 |

| 孕周 | 运动处方 | 注意事项 |
|---|---|---|
| 产后7天 | 剖宫产1男婴，新生儿体重3250g，出院前空腹血糖5.1mmol/L，餐后2小时血糖6.0mmol/L，母乳喂养。<br>推荐产褥期保健操和盆底肌训练。<br>产后第7~10天开始，每1~2天增加1节，循序渐进，每节做8~16次。<br>第一节：仰卧，深呼吸，收腹部，然后呼气。<br>第二节：仰卧，两臂直放于身旁，缩肛与放松运动。<br>第三节：仰卧，两臂直放于身旁，双腿轮流上举和并举，与身体呈直角。<br>第四节：仰卧，髋与腿放松，分开稍屈，脚底放床上，尽力抬高腿部及背部。<br>第五节：仰卧起坐。<br>第六节：跪姿，双膝分开，肩肘垂直，双手平放床上，腰部做左右旋转动作。<br>第七节：全身运动，跪姿，双臂支撑在床上，左右腿交替向背后高举。 | — |

附：
1. 对于孕前运动较少的患者，运动时心率应控制在最大心率的60%~70%，30~39岁为130~145次/分钟。
2. 自我感觉运动有些吃力，或运动时可进行简单交谈但无法唱歌，为中等强度运动。
3. 妊娠16周后应限制仰卧位运动、潜水、长时间静坐或站立，避免跌落或碰撞。
4. 运动前热身和运动后放松：运动前进行5~10分钟伸展活动，运动后可进行5~10分钟慢走、深呼吸及肌肉按摩。
5. 避免在高热或潮湿环境中运动。
6. 运动应在平坦地面，着宽松轻便衣服、合适的胸罩和合脚的平底鞋。
7. 运动中出现下腹疼痛、气短、阴道出血、阴道流液、疲劳、眩晕、心悸、气促、头痛、胸痛、有疼痛感觉的宫缩、视物模糊、胎动减少、腓肠肌疼痛、肿胀等情况时应立即停止运动。

# 第三节　体力活动的安全性

## 一、体力活动的基本要求

　　孕妇进行体力活动时应特别注意一些事项，目前几乎所有指南都建议孕妇在开始运动前，应咨询医学专业人员，全面评估膳食摄入、BMI、孕前运动史等情况，制订个体化的体力活动计划。基本要求如下：

　　1. 体力活动从小量开始，循序渐进，逐渐达到理想的体力活动量。

　　2. 孕妇无论采取何种运动方式，都应按照运动前热身、正式运动和运动后放松三个步骤进行，运动前进行5~10分钟的伸展活动，运动后可进行5~10分钟慢走、深呼吸及肌肉按摩。

3. 孕妇在运动过程中还需注意摄入足够量的水以维持体内水平衡。

4. 孕妇应避免在高热或潮湿环境中运动，因为孕妇中心体温升高超过 1.5℃会影响胎儿发育。

5. 应避免在海拔超过 1800m 的高原地区进行运动，因为海拔过高会导致血液从胎盘分流到肌肉，造成胎儿缺氧。

6. 需考虑运动环境，建议孕妇应在平坦地面，着宽松轻便衣服、合适的胸罩和合脚的平底鞋。

7. 需特别强调的是孕妇应避免空腹运动，防止低血糖反应和延迟性低血糖，进食 20～30 分钟后开始运动，时间控制在 30～45 分钟。

8. 当运动中出现下腹疼痛、气短、阴道出血、阴道流液、疲劳、眩晕、心悸、气促、头痛、胸痛、有疼痛感觉的宫缩、视物模糊、胎动减少、腓肠肌疼痛、肿胀等情况时应立即停止运动，必要时咨询医生。

## 二、体力活动的禁忌证

尽管强调孕妇体力活动十分重要，但对于一些特殊孕妇必须特别关注体力活动的禁忌证和停止运动指征。孕期体力活动禁忌证分为绝对禁忌证和相对禁忌证。对于符合绝对禁忌证的孕妇，任何中等强度的体力活动都是不推荐的；对于符合相对禁忌证的孕妇，体力活动带来的风险可能会超过从中获得的益处，因此需要咨询医生后谨慎选择。加拿大、日本、西班牙和美国的妇产科学会均制订了孕期体力活动绝对禁忌证和相对禁忌证。常见的绝对禁忌证包括持续性阴道流血、严重的心血管疾病、多胎妊娠（不含双胎）、子痫前期、先兆早产等；常见的相对禁忌证包括贫血、血糖控制不佳的 1 型糖尿病、甲状腺疾病、重度肥胖（BMI>40）及过度消瘦（BMI<12）等。澳大利亚于 2015 年发布的《妊娠期糖尿病运动指南》也提出了孕期体力活动禁忌证，见表 8-3。

表 8-3 《妊娠期糖尿病运动指南》推荐的孕期运动禁忌证

| 绝对禁忌证 | 相对禁忌证（有氧运动） |
| --- | --- |
| 限制性肺疾病 | 重度吸烟者 |
| 羊膜破裂 | 既往一直有久坐不动的生活方式 |
| 先兆子痫 | 受限制的骨科疾病 |
| 妊娠期高血压疾病 | 控制不佳的高血压 |
| 早产 | 极度病理性肥胖 |
| 孕中、晚期持续出血 | 极度消瘦（BMI<12） |
| 宫颈松弛或宫颈环扎术后 | 血糖控制不佳的 1 型糖尿病 |
| 妊娠 26 周后的胎盘前置 | 慢性支气管炎 |
| 伴有明显血流动力学改变的心脏病 | 重度贫血 |
| 有早产风险的多胎妊娠 | 未经评估的心律不齐 |

续表8-3

| 绝对禁忌证 | 相对禁忌证（有氧运动） |
| --- | --- |
| | 胎儿宫内生长受限 |
| | 控制不良的癫痫 |
| | 控制不良的甲状腺功能亢进 |
| | 既往有自发性流产 |
| | 贫血（血红蛋白<100g/L） |
| | 妊娠28周后的双胎妊娠 |
| | 营养不良或进食障碍 |

资料来源：Padayachee C，Coombes J S. Exercise guidelines for gestational diabetesmellitus，2015。

### 三、胰岛素治疗期间体力活动的特殊要求

1. 每次运动应避开胰岛素作用高峰期，如必须在这段时间内运动，可在运动前适当补充饮食。

2. 胰岛素注射部位尽量避开将要进行运动的肢体，否则肢体的运动可使胰岛素的吸收加快，尤其是刚注射完胰岛素即进行运动容易出现低血糖反应。

3. 运动疗法开始前最好先监测血糖。如果空腹血糖<5.5mmol/L，运动前应补充饮食；如果空腹血糖>5.5mmol/L，则不必补充饮食；如果血糖>13.9mmol/L，应暂缓运动，并检查尿酮。如果尿酮阳性，先补充胰岛素，以纠正高血糖和酮症，待病情好转后，再考虑运动。

4. 避免清晨空腹未注射胰岛素之前进行运动，因为此时血浆胰岛素水平很低，运动可诱发酮症。

5. 运动时应随身携带一些饼干或糖果，有低血糖先兆时可及时食用。

（张琚　李润　曾果）

【参考资料】

[1] World Health Organization. Global Recommendations on Physical Activity for Health ［M］. Geneva，Switzerland：WHO Press，2010.

[2] Vladutiu C J，Evenson K R，Marshall S W. Physical activity and injuries during pregnancy ［J］. Journal of Physical Activity & Health，2010，7：761-769.

[3] Simmons D，Jelsma J G，Galjaard S，et al. Results from a european multicenter randomized trial of physical activity and/or healthy eating to reduce the risk of gestational diabetes mellitus：the DALI lifestyle pilot ［J］. Diabetes Care，2015，38（9）：1650-1656.

[4] Sanabria-Martinez G，Garcia-Hermoso A，Poyatos-Leon R，et al. Effectiveness of physical activity interventions on preventing gestational diabetes mellitus and excessive maternal weight gain：a meta-analysis ［J］. Obstetrics & Gynecology，2015，122（9）：1167-1174.

［5］Miyake H，Kawabata I，Nakai A. The guideline for safety sports during pregnancy ［J］. Clinical Journal of Sport Medicine，2010，18：216－218.

［6］Hod M，Kapur A，Sacks D A，et al. The International Federation of Gynecology and Obstetrics (FIGO) initiative on gestational diabetes mellitus：a pragmatic guide for diagnosis，management，and care ［J］. Obstetrics & Gynecology，2015，131（3）：173－211.

［7］Padayachee C，Coombes J S. Exercise guidelines for gestational diabetes mellitus ［J］. World Journal of Diabetes，2015，6（8）：1033－1044.

# 第九章　妊娠合并糖尿病的健康教育

通过健康教育传播糖尿病防治知识是有效管理妊娠合并糖尿病孕妇的基石。本章讲述了妊娠合并糖尿病健康教育的概念及重要性，提出健康教育包含的内容及方式。通过健康教育传播正确的防治知识是防治妊娠合并糖尿病的重要举措，在临床上应从妊娠期糖尿病（GDM）和孕前糖尿病（PGDM）孕妇的血糖、体重、生活方式、饮食习惯等方面进行管理，只有将管理模式内化于心，让孕妇学会自我管理并形成习惯，才能真正起到营养治疗的作用。因临床上以 GDM 孕妇更为多见，故对 PGDM 孕妇的健康教育可参照 GDM 孕妇健康教育来实施。

一些高危因素会促进妊娠合并糖尿病的发生，如高龄、孕前超重或肥胖、孕期体重增长过快、孕妇自身低出生体重、孕前诊断多囊卵巢综合征（PCOS）并有高胰岛素血症和胰岛素抵抗（IR）、GDM 史、以往妊娠有不明原因的死胎或死产、流产史、巨大儿分娩史、糖尿病家族史以及孕妇的饮食生活方式不良等。因此，全面了解妊娠合并糖尿病的高危因素，有针对性地开展健康教育，对妊娠合并糖尿病的预防和早期诊断、改善孕产妇及围产儿生存质量具有重要意义。此外，在疾病发生以后进行妊娠合并糖尿病自我管理的健康教育，改变不良饮食生活习惯，教会血糖的自我监测并反馈调整饮食运动的技能，以减少疾病带来的母婴健康危害。

## 第一节　健康教育的重要性

健康教育是有计划、有组织、有评价的系统干预活动。它以调查研究为前提，以传播健康信息为主要措施，以改善对象的健康相关行为为目标，通过有组织、有计划的信息传播和行为干预，帮助个人和群体掌握卫生保健知识，树立健康观念，合理利用资源，使参与者自愿采纳有利于健康的行为和生活方式。其目的是消除或减轻影响健康的危险因素，预防疾病，促进健康，提高生活质量。

因此将疾病三级预防的概念融入妊娠合并糖尿病的健康教育理念当中具有重要意义。

1. 一级预防：又称病因预防，是在疾病尚未发生时针对病因及高危因素而采取的措施，也是预防、控制和消灭疾病的根本措施。这是针对妊娠合并糖尿病病因及高危因素的预防。

2. 二级预防：是在疾病的潜伏期为了阻止或减缓疾病的发展而采取的措施。其措施包括早发现、早诊断、早治疗，故又称为三早预防。即孕妇在孕早期出现空腹血糖升高、反复尿糖阳性、体重增长过快等可能增加妊娠合并糖尿病发病风险的情况后采取预防措施。

3. 三级预防：又称临床预防，是在疾病的临床期为了减少疾病的危害而采取的措施，可以防止伤残和促进功能恢复，提高生命质量，延长寿命，降低死亡率。即诊断妊娠合并糖尿病后在治疗和自我管理方面采取干预措施，以减少不良妊娠结局的发生。

初次确诊为 GDM 的孕妇处于妊娠和糖尿病双重压力下，由于保健知识和疾病应对技能的缺乏，依从性差，极易导致生理、心理和社会各个环节不良因素相互影响，加重病情，造成恶性循环，严重影响其生活质量并增加不良妊娠结局的发生风险。早期且有效的健康教育对 GDM 孕妇有以下几方面的意义：①有效地控制孕妇体重的过度增长；②帮助孕妇有效控制血糖；③提高孕妇对疾病本身的认知水平，从而提高治疗的依从性；④帮助孕妇建立良好的生活习惯和行为方式；⑤减轻心理负担，缓解焦虑、抑郁情绪；⑥避免巨大儿的发生和降低剖宫产率。因此，健康教育在 GDM 治疗中发挥着不可替代的作用。

调查和评价 GDM 孕妇的健康教育需求是实施健康教育的第一步。不同年龄、受教育程度、经济水平的孕妇对健康教育内容、方式、程度的需求可能是不同的。为了能够"因材施教"，达到健康教育的目的，建议在实施健康教育之前进行需求评价。健康教育实施后可通过评价系统来评价实施效果。评价内容包括：①教育前后知识掌握情况比较，多自设问卷测试孕妇对 GDM 知识的掌握情况，包括孕期特点、GDM 定义和发病因素、母婴健康影响、GDM 的医学营养治疗原则等；②教育前后健康行为比较，包括饮食情况、运动情况、血糖监测情况等；③教育前后生化指标比较，包括空腹血糖、餐后血糖、血压、血脂等；④教育前后心理状态比较，可采用国际认可的自评量表或自行设计的心理问卷来完成；⑤教育后妊娠结局指标评价，包括妊娠并发症、分娩方式、胎儿损害、新生儿损害等。通过效果评价对健康教育系统进行反馈和改进。

# 第二节　健康教育的内容与方式

## 一、健康教育的内容

健康教育在妊娠合并糖尿病孕妇的妊娠期管理及治疗中起到至关重要的作用。妊娠合并糖尿病的生活方式干预应首先从健康教育开始。健康教育的内容应涵盖疾病及孕妇自我管理的方方面面，包括为孕妇及家属提供 GDM 概况、膳食管理、运动指导、自我血糖监测、低血糖的识别等知识，使孕妇及家属认识到生活方式干预在妊娠合并糖尿病治疗中的重要性，从而有效提高治疗的依从性，使孕妇学会自我管理，改变不良的生活习惯。妊娠合并糖尿病健康教育的内容见图9-1。

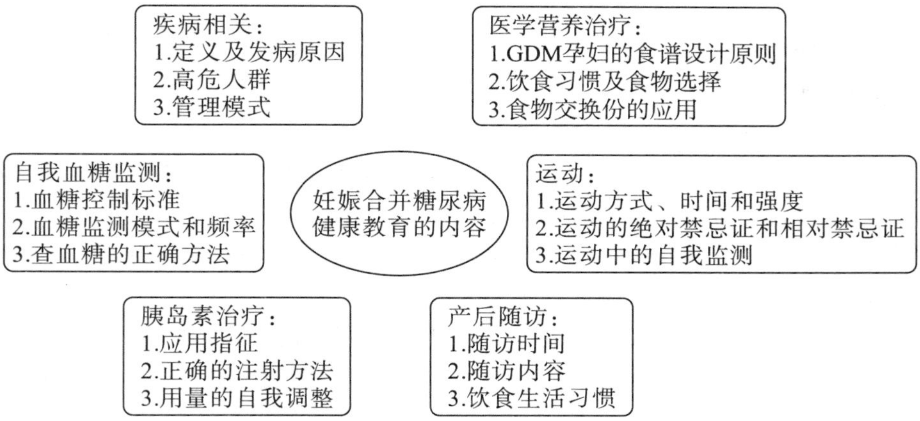

**图9-1　妊娠合并糖尿病健康教育的内容**

## 二、健康教育的方式

可通过多种不同的形式实施有效的妊娠合并糖尿病健康教育，通俗来讲，一般包括讲座、公益活动、专业学术讲课、教学视频、健康宣传手册、孕妇学校宣教、互联网远程医疗等形式。承担健康宣教的人员必须是经过专业培训、持有相关资质的专业人士，例如产科医生、营养科医生、康复科医生、内分泌科医生、健康教育的专职护士等。目前提倡对所有的妊娠期妇女开展普及性的有关生活方式的健康教育，而对妊娠合并糖尿病孕妇，则应该进一步给予有针对性的、精细化和个体化的健康教育。

### （一）授权教育模式

授权教育的内涵是帮助患者发现和建立疾病自我管理责任，患者在疾病治疗中的地位从被动变为主动，患者承担疾病自我管理的完全责任，而教育者只提供信息、技术和情感支持，由患者做出自己的选择和行动，使治疗依从性提高，从而更好地控制饮食、增加运动及监测血糖。

在实施教育之前首先要成立授权教育小组，明确小组成员的职责分工。对小组成员进行统一的规范化培训，使其具有良好的社会心理学方面的沟通技巧，了解授权教育的内涵及意义。授权教育的步骤如下。

1. 明确问题：通过对患者进行深入访谈，或以小组讨论的形式讲授妊娠合并糖尿病的基本知识，包括发病机制、临床表现、母婴健康危害、管理办法等，加深患者对疾病的认识，并提供针对性的信息支持，最终使患者了解针对该疾病患者本身所存在的需要纠正的问题。

2. 表达感情：结合心理干预方法，耐心倾听，鼓励患者表达自己患病后的感受，释放因患病所带来的痛苦情绪，鼓励患者表达与自身存在问题有关的各种想法。

3. 设立目标：根据上述访谈总结的患者问题，结合患者的家庭、工作环境、社会背景等实际情况，协助患者制订有针对性的短期和长期的病情控制目标，并协助完成。

4. 制订计划：患者根据自己设定的目标，制订行为改变的计划。计划应具体到每天的行为与步骤。患者制订的行为改变计划经授权教育小组成员同意后方可实施，以保证计划的有效性和安全性。在计划实施的过程中，小组成员应帮助患者掌握糖尿病自我管理知识与技能，在实施过程中不断强化正确的行为，让患者在互动中不断探索适合自己的生活方式，主动做出改变不当行为的决定。

5. 评价结果：根据评价指标帮助患者评价妊娠合并糖尿病管理的目标与计划的完成情况，回顾在这一过程中学到的经验等。

以授权为基础的教育，提升了患者在妊娠合并糖尿病管理中的主导地位，患者能够更好地控制病情发展，减少糖尿病对母子的危害。除了教育背景、心理和社会因素，医患关系和教育方法是影响治疗依从性的重要因素。授权教育的突出优势在于从以往患者被动服从的医患关系变为主动合作，以患者为中心，积极找出患者存在的问题，指导患者自己解决，从而提高治疗依从性。

## （二）PBL 教育模式

PBL（Problem Based Learning，PBL）即以问题为基础的学习模式。在这种模式中，患者是健康教育的主体，医护人员负责提出问题并给出解决问题的途径与方法，引导患者思考和探索。每位患者根据自身的知识水平和认识能力，从不同的角度认识、理解、分析和解决问题，提出不同的解决方案，从而充分激发患者的学习主动性。医护人员对整个过程进行分析点评，肯定患者的正确观点，指出不足及今后需要改进的地方。PBL 应用在妊娠合并糖尿病健康教育中，为医患之间提供了一个宽松、和谐、主动的学习氛围。PBL 注重增加患者的责任感和自我管理能力，解除患者对治疗的"心理抵抗"，使其有效地掌握解决实际问题的技能，让患者充分发挥主观能动性，主动配合治疗。对患者实施 PBL，增强了患者的自我管理能力，极大地增强了患者治疗的信心，减轻了患者的心理负担，提高了患者对治疗的依从性。

## （三）知—信—行理论模式

知—信—行理论模式是改变人类健康相关行为的健康教育模式之一。行为学的研究表明，知识与行为之间有着重要的联系，但不完全是因果关系。一个人的行为与知识有关，也与其价值观和信念有关。人们从接受信息到改变行为是一个非常复杂的过程，包括：信息传播—觉察信息—引起兴趣—感到需要—认真思考—相信信息—产生动机—尝试行为—态度坚决—动力定型—行为确立。其中任何一个环节出了问题，行为改变都会受阻。因此，要运用健康教育理论分析了解影响健康行为的因素，帮助患者树立信念，使其自觉采纳健康行为。对于妊娠合并糖尿病孕妇，运用知—信—行理论模式使她们对妊娠期糖尿病有正确清楚的认识，帮助其改变错误的认识，让她们接受现实，建立积极的健康信念，树立战胜疾病的信心，在行为上更好地配合治疗。具体方法如下。

1. 疾病相关知识教育：向孕妇及其家属详细讲授妊娠合并糖尿病相关知识，包括病因、诊断标准、对孕妇自身及对胎儿和新生儿的健康影响、妊娠合并糖尿病的医学营养治疗、运动的重要性及其方法、血糖控制不佳时的药物治疗、并发症的预防、疾病预后等。

2. 健康信念的培养：对妊娠合并糖尿病孕妇给予真诚的理解和支持，对孕妇的疑问给予耐心、客观、详细的解答，消除心理顾虑。同时帮助孕妇树立战胜疾病的信心，使其相信，只要积极有效地治疗，病情就能够控制，并介绍治疗成功的典型病例。

3. 健康行为的支持：对孕妇进行血糖监测、饮食、运动、胰岛素治疗、心理调适等训练。根据孕妇具体情况，帮助其发现自身不良行为，增强其采取健康行为的依从性。

# 第三节　健康教育实践

## 一、理论课堂

几乎所有的妇幼医疗机构都开设了孕妇学校，它的基本授课模式是理论课堂，由孕妇学校的老师或医生来授课。对于妊娠合并糖尿病的群体健康教育来说，适合应用理论课堂授课的内容主要包括妊娠合并糖尿病对母儿的危害、医学营养治疗等，授课对象包括 GDM 孕妇、PGDM 孕妇等。课堂中老师应该注意与孕妇的互动或介绍真实的案例与孕妇分享，让授课对象重视该疾病的危害，才能起到改变观念和态度的作用。

## 二、实践课堂

在孕妇学校或门诊，实践课堂非常受欢迎，一般以 5~15 人的小班课堂形式效果最为理想。对于妊娠合并糖尿病的群体健康教育来说，实践课堂的内容主要包括食物交换份、膳食制备、血糖测定方法、胰岛素应用操作等。授课对象通过课堂上的手把手操作，学会长期在家里对血糖进行监测，学会称量食物和同类互换，学会看食品标签和制作糖尿病餐。老师备课需要做好充分的准备，包括熟悉操作流程、准备好教具，如血糖仪及相关医疗用品、食物模型、餐具及烹饪工具、提前加工的食材、食物秤等。课堂上老师可以让孕妇在指导下操作，并指出问题进行纠正，会让孕妇印象深刻。

## 三、孕妇沙龙

孕妇沙龙一般以 10~15 人为宜，对象包括刚诊断的孕妇以及经过一段时间治疗的孕妇。医务人员需要在课前准备讨论要点、准备茶点等。在医护人员的指引下，孕妇提出问题、讨论、分享经验等，医护人员对整个过程分析点评，肯定患者的正确观点，指出不足及今后需要改进的地方。孕妇沙龙在妊娠合并糖尿病健康教育中，为医患提供了和谐愉快、互动式的学习氛围，从而增加患者自我管理能力，使其有效掌握解决实际问题的方法。孕妇沙龙对妊娠合并糖尿病的治疗起到了积极的促进作用，同时也增加了医患互动，改善了医患关系。

## 四、传统门诊咨询

门诊咨询是目前国内很多医院采用的健康教育模式，即当妊娠合并糖尿病患者来门诊就诊时，进行一对一或一对多健康教育。健康教育由营养科医生或经过培训的产科护士进行。目前认为该种健康教育模式的主要缺陷是由于门诊时间有限，健康教育实施者没有充足的时间与孕妇进行交流，不能就妊娠合并糖尿病管理的所有内容进行宣教。患者处于被动接受的地位，无法激发患者的主观能动性和参与度。同时健康教育实施者无法发现患者自身存在的具体问题，不能"因材施教"，导致患者治疗依从性降低，进而影响血糖控制效果。这种方式更加适合 VIP 门诊或患者人数较少，能够与患者有充裕时间交流的情况。

## 五、体验式一日门诊

妊娠合并糖尿病一日门诊的治疗模式源于新加坡，通过让孕妇在医院品尝糖尿病餐的形式，来量化和规范妊娠合并糖尿病孕妇的饮食行为，于 2010 年引入中国。国内医疗机构根据自己的条件和可实施性对妊娠合并糖尿病一日门诊进行调整和优化，制定出不同形式的治疗模式，但核心内容和治疗目标是一致的。

妊娠合并糖尿病一日门诊是集理论、实践、沙龙等为一体的管理教育模式，通过组建健康教育小组（产科医生、护士、营养师、孕期运动指导师、心理咨询师、厨师等）并对小组成员进行规范化培训，确立一日门诊的课程内容及进餐、运动、休息、血糖监测时间。在一日门诊当日，营养食堂定时为妊娠合并糖尿病孕妇提供固定能量的正餐和加餐。在每餐之间，干预小组成员按照授课计划，分别对妊娠合并糖尿病孕妇进行相关课程的讲授，具体内容包括妊娠合并糖尿病的诊断、母婴健康危害、血糖控制目标、医学营养治疗的原则、运动形式、血糖自我监测和胰岛素注射技术等，通过这种密集的学习，促进妊娠合并糖尿病孕妇对相关知识的掌握。健康教育小组成员针对孕妇的疑问进行详细解答，针对困难提出解决方案。通过妊娠合并糖尿病一日门诊，让孕妇将理论知识转化为生活实践，将直观体验转化为自身的饮食行为习惯，使其日常的自我血糖管理更加规范。以一日门诊为基础的综合管理模式可提高患者对疾病的认知，规范体重管理，维持血糖稳定，降低不良妊娠结局的发生风险。这种妊娠合并糖尿病体验式管理教育模式可以明显提高孕妇的依从性和自我管理能力，提高就医满意度，是门诊优质护理服务的体现方式。

## 六、新媒体教育

新媒体是相对于传统媒体而言，利用数字技术、网络科技、移动技术，通过互联网、无线通信网、有限网络等渠道，以手机、电脑、数字电视等终端，向用户提供信息和娱乐的传播形态和媒体形态。

就我国目前慢性病管理的现状而言，医疗资源分布不均、医护人力资源相对不足是主要问题。在妊娠合并糖尿病检出率快速增长的今天，从事健康教育的医护人员人数增长率却不足 5%。微博、微信、手机 APP 等的发展，在一定程度上解决了上述医护人员不足的问题，并克服了传统健康教育传播模式单向、线性、不可选择的弱点，使得传播途径更加多元化、传播方式趋向扁平化，信息传播者和接受者之间的界限逐渐模糊。以上种种原因，使得新媒体在医疗领域中的应用被寄予了更多的期望。

　　微信具有在线互动的及时性、分享的便捷性、建群的灵活性等优势，使得基于微信平台的妊娠合并糖尿病健康教育成为目前应用最为广泛的新媒体传播方式。通过建立妊娠合并糖尿病健康教育的公众微信号，定期推送妊娠合并糖尿病自我管理的相关知识，开设微信课堂，以健康教育工作人员讲课及互动的形式，传授知识、解答疑惑；建立"糖妈妈"微信群，通过案例分享、同伴教育等方式强化"糖妈妈"的血糖控制、自我管理的信心；建立医生能够将患者分层分组管理的 APP 平台，患者接收医生的提醒，定期录入随访指标，医生可以及时获得患者一段时间的体重、血糖、饮食运动等数据，定期做数据分析整理；通过互联网医院的线上门诊，对由于路途遥远不能及时就医的患者进行一对一的网络问诊。

（刘婧　黄璐娇　曾果）

【参考资料】

［1］Metzger B E，Lowe L P，Dyer A R，et al. Hyperglycemia and adverse pregnancy outcomes［J］. The New England Journal of Medicine，2008，358：1991−2002.

［2］Lao T T，Chan B C，Leung W C，et al. Maternal hepatitis B infection and gestational diabetes mellitus［J］. Journal of Hepatology，2007，47：46−50.

［3］American Diabetes Association. Diagnosis and classification of diabetes mellitus［J］. Diabetes Care，2008，31（1）：55−60.

［4］魏玉梅，高雪莲. 全国妊娠期糖尿病发病情况调查结题会在京召开［J］. 中华围产医学杂志，2007，10（4）：285−285.

［5］林轶凡，孙建琴. 妊娠期糖尿病及其医学营养治疗［J］. 国外医学卫生学分册，2008，35（5）：307−311.

［6］杨慧霞. 加强妊娠合并糖尿病的研究　提高临床管理水平［J］. 中国实用妇科与产科杂志，2007，23（6）：401−403.

［7］中华医学会糖尿病学分会，中国医师协会营养医师专业委员会. 中国糖尿病医学营养治疗指南（2013）［J］. 中华糖尿病杂志，2015，2（7）：73−88.

［8］American Diabetes Association. Standards of medical care in diabetes-2013［J］. Diabetes Care，2013，36（1）：11−66.

［9］Landon M B，Spong C Y，Thom E，et al. A muhicenter，randomized trial of treatment for mild gestational diabetes［J］. The New England Journal of Medicine，2009，361：1339−1348.

［10］陈伟. 妊娠期糖尿病医学营养治疗［J］. 中国实用妇科与产科杂志，2013，29（4）：246−250.

［11］中华医学会糖尿病学分会. 中国血糖监测临床应用指南（2015）［J］. 中华糖尿病杂志，2015，7（10）：603−613.

［12］魏玉梅，杨慧霞. 重视糖尿病患者孕前孕期的全程管理［J］. 中华糖尿病杂志，2016，8（5）：259−260.

［13］魏玉梅，杨慧霞. 促进妊娠前超重和肥胖孕妇建立健康生活模式以改善母儿预后［J］. 中华围产医学杂志，2015，18（8）：568−570.

# 第十章 妊娠合并糖尿病的临床监测与治疗

本章从产科医生的角度阐述妊娠合并糖尿病的临床评价，包括反映糖尿病病情的评价指标、并发症的监测、胎儿的临床监测及药物治疗方法与监测，目的是将其与医学营养治疗相融合，从而更加规范地进行治疗和监测。妊娠合并糖尿病孕妇的不良妊娠结局取决于妊娠时孕妇血糖的控制情况，因此应加强母婴监护，尽可能消除或减少由未能及时发现或未能良好控制的高血糖对母亲和胎儿造成的不良影响，使母子顺利度过妊娠期和产褥期。

## 第一节 孕妇临床监测

### 一、病情监测指标

妊娠期监护的重点围绕着控制血糖，防止或减少糖尿病相关并发症的发生，避免酮症酸中毒和营养不良。妊娠合并糖尿病孕妇的监护涉及多个学科，包括产科、胎儿医学科、营养科、内分泌科、妇女保健科、口腔科等。通过群体宣教、个体化医学营养治疗、体力活动指导、GDM 一日门诊的特需服务、产检随访、必要时使用药物治疗达到控制血糖的目的。

妊娠合并糖尿病孕妇的病程和严重程度不一，因此有必要对妊娠期糖尿病进行分级，以便评估妊娠风险和预后。常用分级方式为改良 White 分级法，它使医生能够综合考虑多种因素，如糖尿病病程、发病年龄、是否存在微血管和大血管并发症等。1987年，Diamind 等发现随着分级程度的增加，围产儿死亡率增加，再次验证了 White 分级法的重要性和实用性，详见表 10-1。

表 10-1 White 分级法及胎儿存活率

| 分级 | | 胎儿存活率（%） |
|---|---|---|
| A 级：妊娠期糖尿病 | A1 级：单纯膳食治疗即可控制血糖 | 100 |
| | A2 级：需用胰岛素控制血糖 | |

| 分级 | 胎儿存活率（%） |
|---|---|
| B级：20岁以后发病，病程<10年 | 67 |
| C级：10~19岁发病，病程长达10~19年 | 48 |
| D级：10岁以前发病，或病程≥20年，或眼底单纯性视网膜病变 | 32 |
| F级：糖尿病性肾病 | 3 |
| R级：眼底有增生性视网膜病变或玻璃体积血 | — |
| H级：冠状动脉粥样硬化性心脏病 | — |
| T级：有肾移植史 | — |

（一）血糖

1. 自我血糖监测。

一旦妊娠合并糖尿病孕妇开始了营养治疗，就应该监测其血糖水平以确保血糖得到控制。可采用微量血糖仪自行测定毛细血管全血血糖水平。自我血糖监测（Self-Monitoring of Blood Glucose）指应用血糖仪每日数次自行监测血糖（表10-2）。在最初诊断为妊娠期糖尿病时，我们嘱患者每日至少测7次血糖，分别在早上空腹时、每餐前、就餐开始后的2小时及夜间测血糖。每日多次测血糖有助于判断哪些患者应该开始使用降糖药。应该在血糖日志上记录测量结果及相关饮食信息。这样能帮助了解患者的血糖情况，并对解读现代血糖仪储存的血糖结果有很大帮助。

虽然目前没有可信的证据提示充分控制血糖多久后即可减少自测血糖的频率，或者采用医学营养治疗充分控制的妊娠期糖尿病的合理测血糖频率是多少，但很多医生在采用医学营养治疗充分控制血糖之后，会降低监测血糖的频率。一项随机试验纳入了妊娠期糖尿病患者，按每日4次测血糖1周后，将使用医学营养治疗充分控制的患者分为隔日4次测血糖组与每日4次测血糖组，结果两组的出生体重和巨大儿娩出率相近。因此，轻度妊娠期糖尿病患者的血糖监测可减至隔日进行，这样既节约医疗成本，也更方便患者。

表10-2　血糖监测应用表

| 名称 | 监测时间 | 适用人群 | 频度 |
|---|---|---|---|
| 大轮廓实验 | 三餐前30分钟、三餐后2小时和夜间 | 新诊断高血糖孕妇、血糖控制不良或不稳定孕妇，以及用胰岛素治疗的孕妇 | 每日 |
| | | PGDM血糖控制稳定孕妇 | 每周至少大轮廓实验1次 |
| 小轮廓实验 | 早上空腹及三餐后2小时 | 不需要胰岛素治疗的GDM孕妇 | 每周至少小轮廓实验1次 |

2. 连续动态血糖监测。

连续动态血糖监测（Continuous Glucose Monitoring System，CGMS）可用于血糖

控制不理想的 PGDM 孕妇或血糖明显异常而需要加用胰岛素的 GDM 孕妇，从而监测血糖波动情况，发现餐后高血糖及夜间低血糖，有利于调整治疗方案。但现有的研究未显示其对改善妊娠结局有益。该方法较传统血糖轮廓实验更能准确反映糖尿病患者的平均血糖水平，但价格昂贵，大多数 GDM 孕妇并不需要 CGMS，不主张将 CGMS 作为临床常规监测妊娠合并糖尿病孕妇血糖的手段。

3. 扫描式葡萄糖监测系统。

扫描式葡萄糖监测系统是一种简单便捷的监测方式，能够获取大量的葡萄糖数据，生成完整的葡萄糖图谱。用扫描检测仪可扫描传感器得出葡萄糖数值。传感器通过一条无菌的、纤细柔软的纤维植入皮下 5mm，持续检测组织液的葡萄糖水平。因为葡萄糖从毛细血管向组织液自由扩散，故组织液的葡萄糖水平是一种可靠的血糖指标。传感器可以佩戴最多 14 天，能够自动测量、获取并储存葡萄糖数据，从而有助于判断患者完整的血糖信息，便于制订诊疗计划以及防止低血糖的发生。

4. 妊娠期血糖控制目标。

妊娠期高血糖与不良妊娠结局相关，其中餐后高血糖可导致巨大儿的发生率显著增加，分娩时母亲的高血糖状态亦可导致新生儿低血糖、胎儿窒息等。因此整个妊娠过程应在避免发生低血糖的情况下，使患者血糖水平尽可能保持在正常范围。美国糖尿病协会和美国妇产科医师学会推荐采用以下血糖水平上限值（表 10-3），如果患者的血糖水平超过了这些阈值，则开始胰岛素治疗。但是要明白，这些阈值是根据之前就存在糖尿病的女性的相关推荐推断而来的。对于测量结果超过这些阈值多少就应启动干预，目前可用的指导意见很少。有人认为，如果 2 周内有 2 次及以上的血糖值升高，就应开始胰岛素治疗，而另一些人则会等到有更多一致的血糖升高结果时才开始胰岛素治疗，特别是认为进一步的营养咨询可能有效时。当某一周内 1/3 的空腹或餐后血糖水平超过目标血糖值时，我们会开始胰岛素治疗（或增加胰岛素剂量）。因此经过医学营养治疗和体力活动管理，妊娠期血糖达不到上述标准时，应及时加用胰岛素或口服降糖药物进一步控制血糖。

表 10-3　妊娠期血糖控制目标（mmol/L）

| | 空腹 | 餐后 1 小时 | 餐后 2 小时 | 夜间 | 分娩时 |
|---|---|---|---|---|---|
| GDM | ≤5.3 | ≤7.8 | ≤6.7 | ≥3.3 | 4.0~7.0 |
| PGDM | 3.3~5.6 | 餐后峰值 5.6~7.1 | | 3.3~5.6 | — |

资料来源：美国糖尿病协会（American Diabetes Association，ADA）、美国妇产科医师学会（American College of Obstetricans and Gynecologists，ACOG）。

（二）糖化血红蛋白

糖化血红蛋白（Hemoglobin A1c，HbA1c）是葡萄糖与血红蛋白发生反应形成的主要产物。糖化血红蛋白（也称为血红蛋白 A1c、糖血红蛋白或 HbA1c）测定是一种评价人体长期糖代谢水平的方法，它反映取血前 2~3 个月的平均血糖水平。在新生红细胞中形成的血红蛋白会携带极少量附着的葡萄糖进入循环中。然而，葡萄糖可以自由渗透入红细胞。因此，葡萄糖会不可逆地附着于血红蛋白上，附着的速度取决于当前的血糖浓度。人体每日约有 1% 的红细胞被破坏，同时有相同数量的新生红细胞产生。因此，HbA1c 的平均量动态变化，并提示红细胞寿命期间的平均血糖浓度。尽管 HbA1c 反映了红细胞整个 120 日寿命期间的平均血糖，但它与之前 8~12 周的平均血糖最为相关。我国推荐应用胰岛素治疗的糖尿病孕妇每 2 个月检测 HbA1c 1 次，GDM 孕妇 HbA1c 宜<5.5%，PGDM 孕妇 HbA1c 宜<6.0%。2016 年美国糖尿病协会的《糖尿病管理规范》推荐孕期 HbA1c 控制目标为 6.0%~6.5%，在保证没有低血糖的情况下达到<6%（42mmol/mol）益处更大，但为了预防低血糖，其控制目标可放宽到 7%。

Greene 等发现：HbA1c 低于 9.3% 时，自然流产发生率为 14.2%，严重畸形的发生率为 3%；而当 HbA1c 超过 14.4% 时，自然流产率升至 37.5%，而严重畸形发生率高达 40%。因此得出结论，孕前控制血糖，使 HbA1c 降至 7.0%~7.5%，能够使先天畸形发生率降至群体水平。

由于血糖轻微升高时，HbA1c 维持在正常水平，连续血糖测定也发现 HbA1c 与血糖水平之间缺乏密切的相关性，所以不能单独使用 HbA1c 进行 GDM 的筛查和诊断。但是，由于其水平与子代的先天畸形相关，可用于评估糖尿病患者是否适合受孕及孕期血糖情况，还可用来验证患者自我监测血糖的可靠性，可作为评估糖尿病长期控制情况的良好指标，亦可用于 GDM 初次评估。

（三）糖化血清蛋白

糖化血清蛋白为血清葡萄糖与白蛋白及其他血清蛋白分子 N 末端的氨基上发生非酶促糖化反应，形成的高分子酮胺结构。因为血浆蛋白尤以白蛋白半衰期短（19 天），因此可用于反映糖尿病治疗的较近期效果，了解糖尿病控制 1~2 周的血糖水平。据报道，糖化血清蛋白与糖化血红蛋白相关性良好，其正常值为（1.90±0.25）mmol/L。

临床意义：①由于血清蛋白半衰期较短，本检测可有效反映患者过去 1~2 周内的血糖水平；②本检测不受临时血糖浓度波动影响，故为临床糖尿病的诊断和较长时间血糖控制水平的研究提供了一个很好的指标。同一患者前后连续检测结果的比较更有价值。

（四）尿液检查

尿液检查用于糖尿病的筛查及判断，具有重要的临床参考价值。GDM 孕妇血糖代谢紊乱，易出现尿酮体阳性。酮体（Ketone Body）是脂肪分解代谢的中间产物，是乙酰乙酸、β-羟丁酸和丙酮的总称，主要用于代谢障碍和脂肪不完全氧化疾病的诊断。糖代谢发生障碍时，脂肪分解增多，当酮体产生速度超过机体组织利用速度时，血液中的酮体增多。当血液中的酮体浓度超过肾阈值（70g/L）时，即可产生酮尿（Ketonuria）。检测尿酮体有助于及时发现碳水化合物或能量摄取的不足，是诊断早期糖尿病酮症酸中毒（Diabetes Mellitus Ketoacidosis，DKA）的一项敏感指标。孕妇出现不明原因恶性呕吐、持续性疲劳、烦渴、皮肤潮红、呼吸困难或呼吸气味异常、意识混乱等情况或血糖控制不理想时应及时监测尿酮体，以利于糖尿病酮症酸中毒的早期诊断，并要与低血糖、心血管疾病、乳酸酸中毒或高血糖高渗性糖尿病昏迷相区别。但应注意糖尿病酮症者肾功能严重损伤而肾阈值增高时，尿酮体亦可减少甚至完全消失。

自妊娠 4 个月后肾糖阈下降，非葡萄糖（如乳糖）排出不断增多，使许多孕妇血糖正常时尿糖即出现阳性，当尿葡萄糖>8.88mmol/L（或肾小管阈值降低）时，尿糖阳性。所以妊娠期间尿糖阳性并不能真正反映孕妇的血糖水平，没有糖尿病的妊娠女性也可能尿糖阳性，尤其以初产妇多见，不建议将尿糖作为妊娠期常规监测指标。尿糖强阳性时要与肾小管功能异常、慢性肾衰竭、家族性肾性尿糖加以鉴别。

（五）血脂

妊娠期激素水平发生改变，影响血脂代谢，主要表现为甘油三酯（Triglyceride，TG）、总胆固醇（Total Cholesterol，TC）和载脂蛋白（Apolipoprotein）升高。一方面，孕期雌激素和孕激素水平的增加会导致 TG 和 TC 水平增加；另一方面，孕期存在的胰岛素抵抗也加重了孕期脂代谢紊乱。目前认为，GDM 孕妇与正常孕妇相比，存在更严重的胰岛素抵抗，胰岛素抵抗抑制脂肪的氧化分解作用导致血脂升高。Ryckman 等发现，GDM 孕妇相较于正常孕妇，在孕早、中、晚期 TG 水平均较高，孕中、晚期高密度脂蛋白胆固醇（High-Density Lipoprotein Cholesterol，HDL-C）水平较低。对于 GDM 孕妇孕期血脂变化情况尚有争议。孕期血脂代谢紊乱与不良妊娠结局有密切关系。有许多研究表明，妊娠期高血脂会增加先兆子痫、GDM、早产、巨大儿等不良妊娠的风险。因此，孕期检查血脂变化对母婴健康有积极作用。

目前国内仍沿用 2007 年《中国成人血脂异常防治指南》制定联合委员会发布的《中国成人血脂异常防治指南》作为孕妇血脂异常的诊断标准。但该标准未考虑孕期生理性血脂变化。因此，其评价结果须结合临床经验进行解读。目前仅美国妇产科协会制定了孕期血脂适宜参考值范围，但其所依据的证据力度较弱，在作为孕期血脂临床评价标准时应辨证性对待。

（六）体重

肥胖孕妇发生一系列母体和围生期并发症的风险升高，该风险随母体肥胖程度的增加而进一步升高。对胎儿的不良影响可增加儿童期和成年期的肥胖风险。产科医生应认识到肥胖不仅给大众的健康带来不良影响，而且增加不良妊娠结局的发生风险。研究表明，脂肪过多时，可导致很多器官系统的代谢通路、血管通路及（特别是）炎症通路失调，从而影响妊娠结局。胎儿暴露于高血糖、胰岛素、脂质和炎症细胞因子引起的表观遗传变化，可能对其远期结局产生影响。原因可能是代谢程序化（Metabolic Programming）发生永久或短暂变化，导致子代成年后出现不良健康结局，即胎儿源性成人疾病理论（Barker 假说）。

综合研究结果，控制体重有利于维持孕期正常血糖水平，因此 FIGO 建议：所有孕妇在孕期适当控制体重增长，具体建议同 2013 年美国内分泌学会临床实践指南。推荐患有糖尿病的超重或肥胖妇女在孕前减轻体重至标准 BMI 范围。所以体重监测应该贯穿备孕期、孕期、GDM 孕妇随访、产后 1~3 年的全过程。

## 二、并发症监测

### （一）妊娠期高血压

GDM 孕妇发生子痫前期的风险高于无 GDM 的孕妇。GDM 的病因为胰岛素抵抗，而胰岛素抵抗可能与子痫前期的发生有关。已有几项研究显示，即使在没有 GDM 的情况下，孕中期的胰岛素抵抗与子痫前期的发生显著相关（OR 为 1.3～3.1）。良好的血糖控制有助于减少子痫前期的发生。因此首次检查时应了解基础血压，每次孕期检查时应监测孕妇的血压及尿蛋白。有学者提出可在孕中、晚期口服小剂量阿司匹林或钙剂等预防妊娠期高血压疾病发生，但其效果目前存有争议。已发生心血管疾病者应禁止妊娠，如已妊娠也应建议尽早终止妊娠。一旦发现并发子痫前期，按子痫前期治疗原则处理。2005 年澳大利亚孕妇糖耐量不耐受研究的首次大规模（1000 名妇女）随机治疗 GDM 试验（34 名）发现，该治疗与主要结局发生率显著降低有关，包括严重新生儿并发症（围产期死亡、肩难产和出生创伤，包括骨折或神经麻痹）。治疗还减少了先兆子痫发生率（从 18% 降低到 12%）、大于胎龄儿（Large for Gestational Age，LGA）发生率（从 22% 降低到 13%）和巨大儿发生率（从 21% 降低到 10%）。随后美国对 958 名轻度 GDM 孕妇进行的随机、多中心治疗试验发现，尽管主要综合结果（围产期死亡、新生儿低血糖、脐带 C 肽水平升高和出生创伤）的发生率没有差异，在治疗中观察到一些次要结果发生率出现显著差异，包括 LGA 的发生率降低、巨大儿的发生率降低，以及新生儿脂肪质量降低。此外，在接受 GDM 治疗的孕妇中，剖宫产、肩难产和高血压疾病的发生率显著降低。美国预防服务特别工作组的系统回顾研究强调了治疗 GDM 的益处，并强调了降低先兆子痫、肩难产和巨大儿的风险。

### （二）羊水过多

妊娠期羊水量逐渐增加，妊娠 38 周约为 1000mL，此后羊水量逐渐减少，至妊娠 40 周羊水量约为 800mL。妊娠期羊水量超过 2000mL，称为羊水过多。羊水量小于 300mL，称为羊水过少。超声诊断下妊娠期羊水最大暗区垂直深度≥8cm 或者羊水指数≥25cm，称为羊水过多。妊娠期羊水最大垂直深度≤2cm 或羊水指数≤1cm 称为羊水过少。母亲糖尿病和胎儿畸形是羊水过多的两个常见的病理原因，但是羊水量增加的机制还未明确。可能机制包括继发于孕妇和胎儿高血糖的胎儿多尿、胎儿吞咽减少，或者母体和胎儿隔室之间水转移失衡。羊水过多常与胎儿生长加速有关。糖尿病相关羊水过多的妊娠胎儿结局可能并不与胎儿神经系统疾病、双胎输血综合征或其他综合征相关羊水过多的妊娠胎儿结局一样差。而在缺氧的胎儿中，心排血量被重新导向脑、心脏和肾上腺，而远离次重要器官如肾脏，肾脏灌注的减少导致胎儿尿液生成减少，从而可能逐渐导致羊水过少。另外，羊水过少时脐带更可能受压。但羊水量的干预措施十分有限，所以糖尿病相关羊水过多/过少需要特殊处理。

宫高指耻骨联合上缘至宫底的距离。对于宫高异常的标准尚无定论。最常用的标准有两种：一种是相比孕周而言，宫高的数值（cm）大于或小于 3；另一种是由

INTERGROWTH-21st 根据全球 8 个国家（包括我国）共 13108 例健康孕妇的宫高测量结果制定的标准。宫高异常指宫高高于或低于标准值的第 3 或第 10 百分位。注意孕妇的宫高曲线及子宫张力，如宫高增长过快或子宫张力增大，及时行 B 超检查，了解羊水量。由于腹部触诊测量宫高腹围受孕妇体重指数、产次、种族、是否合并子宫肌瘤等因素影响，利用宫高筛查的敏感性差异较大。2018 年美国母胎医学会建议妊娠 20 周后，使用羊水最大垂直深度或羊水指数评估羊水量。

### （三）酮症酸中毒

糖尿病酮症酸中毒（Diabetic Ketoacidosis，DKA）发生率为 1%～3%，可能是由于妊娠使糖尿病女性的血糖控制不佳。与 DKA 有关的母体死亡率小于 1%，但单次 DKA 发作的围产儿死亡率为 9%～35%。母体酸血症减少了子宫血流，从而减少胎盘灌注，导致胎儿供养减少，危及胎儿的存活。因此除了进行胎儿状况监测，还要注意检查血糖和尿酮体水平，必要时行血气分析，明确诊断，寻找 DKA 的病因。发病原因包括妊娠期间漏诊、未及时诊断或治疗糖尿病、胰岛素治疗不规范、饮食控制不合理、产程中和手术前后应激状态、合并感染、使用糖皮质激素等。

1 型糖尿病、2 型糖尿病的 DKA 常呈急性发病。1 型糖尿病有自发 DKA 的倾向，2 型糖尿病在一定诱因下也可发生 DKA，其中 20%～30% 的患者既往无糖尿病史。在 DKA 发病前数天，糖尿病控制不良的症状就已存在，但酮症酸中毒的代谢改变常在短时间内形成（一般>24 小时）。有时所有症状可骤然发生，无任何先兆。妊娠期女性的 DKA 表现与非妊娠女性相似，可有多尿、多饮、多食、体重减轻、呕吐、腹痛、脱水、虚弱无力、意识模糊，最终陷入昏迷。体格检查可发现皮肤弹性差、Kussmaul 呼吸、心动过速、低血压、精神改变，最终昏迷。>50% 的 DKA 患者的常见症状为恶心、呕吐和弥漫性腹痛。所以对腹痛患者需认真分析，因为腹痛既可是 DKA 的结果，也可是 DKA 的诱因（尤其是对于年轻患者来说）。若脱水和代谢性酸中毒纠正后，腹痛仍不缓解，则需进一步检查。尽管感染是 DKA 的常见诱因，但由于早期外周血管舒张，患者体温可正常，甚至出现低体温。低体温是预后不良的标志。DKA 的诊断标准见表10-4。

表 10-4　DKA 的诊断标准

| 指标 | 轻度 | 中度 | 重度 |
| --- | --- | --- | --- |
| 血糖（mmol/L） | >13.9 | >13.9 | >13.9 |
| 动脉血 pH 值 | 7.25～7.30 | 7.00～7.25 | <7.0 |
| 血清 $HCO_3^-$（mmol/L） | 15～18 | 10～15 | <10 |
| 尿酮 | 阳性 | 阳性 | 阳性 |
| 血酮 | 阳性 | 阳性 | 阳性 |
| 血浆有效渗透压 | 可变的 | 可变的 | 可变的 |
| 阴离子间隙 | >10 | >12 | >12 |

| 指标 | 轻度 | 中度 | 重度 |
|------|------|------|------|
| 精神状态 | 清醒 | 清醒/嗜睡 | 木僵/昏迷 |

## （四）感染

注意孕妇有无白带增多、外阴瘙痒、尿急、尿频、尿痛等表现，定期行尿常规检查，监测尿白细胞和细菌数等指标。

## （五）甲状腺功能异常

由于1型糖尿病发病与自身免疫存在一定关系，因此必要时应进行甲状腺功能的相关检查。如果诊断为妊娠期甲状腺疾病，应及时治疗。

## （六）其他

糖尿病伴有微血管病变合并妊娠者，应在孕早、中、晚期3个阶段分别进行肾功能检查、眼底检查。

1. 肾功能检查。

孕前患有糖尿病者初诊时应进行有关肾功能的详细检查，检查内容包括血尿素氮、肌酐、尿酸、肌酐清除率、24小时尿蛋白定量、尿培养等，以后每1~2个月复查1次，以便及时了解糖尿病孕妇有无合并糖尿病肾病、泌尿系统感染。每次产前检查时应查尿常规。已经发生蛋白尿的孕妇妊娠期蛋白尿可能会加重，分娩后可能会有所减轻。总的来说，肾功能损害在妊娠期不会加重，较轻的肾功能损害一般不会影响妊娠结局。

2. 眼底检查。

计划妊娠的糖尿病女性应该进行全面的眼科检查并接受关于糖尿病视网膜病变发生和（或）进展风险的咨询。糖尿病患者怀孕时应该在孕早期接受检查并密切随访直到产后1年。发生妊娠期糖尿病的女性发生糖尿病视网膜病变的风险并未增加，因此不需要这种眼科检查和监测。视网膜病变进展见于16%~85%怀孕的糖尿病女性。孕早期糖尿病研究发现，进展的风险增加与已经存在的视网膜病变严重程度和血糖控制不佳有关。尽管有这些短期风险，但妊娠并不改变视网膜病变进展的长期风险。国外学者认为，视网膜病变在妊娠期不会加重，但对于血糖控制不佳的患者，若血糖下降过快则可能会导致视网膜血管增生加重。初诊时糖尿病女性应做眼底检查，判定是否有视网膜病变，有糖尿病视网膜病变者应及时行激光凝固治疗。妊娠期发现者，若增生的新生血管位于视盘周围或伴玻璃体积血，也应及时治疗，并定期随诊观察。因此，对妊娠女性的治疗推荐与对非增殖性和增殖性糖尿病视网膜病变其他患者的治疗推荐大体相同。如果有需要，激光治疗和玻璃体手术均可在妊娠期安全进行。

# 第二节 胎儿临床监测

对妊娠合并糖尿病的孕妇来说，十分重要的一件事是确保胎儿在出生前情况良好。系统的胎儿产前监护开始于约 30 年前，伴随着血糖控制手段的改进，糖尿病孕妇的预后有了很大的改观。孕晚期胎儿监护的目的是避免胎死宫内，识别胎儿窘迫，确认胎儿宫内情况，避免不必要的先兆早产。ACOG 建议，所有孕前糖尿病、控制不佳的 GDM 孕妇或合并其他并发症的 GDM 孕妇，都应进行胎儿评估。评估的方法根据当地的医疗水平而定。

## 一、胎儿发育

研究表明，孕妇合并糖尿病时，胎儿先天畸形发生率和自然流产发生率增加，而且其发生率与血糖控制程度密切相关，血糖得到理想控制后，胎儿先天畸形和自然流产的发生率均明显下降。孕前患有糖尿病时，胎儿严重器官畸形发生率为 7.5%～10.0%，比普通人群高约 5 倍。糖尿病孕妇发生胎儿畸形的机制不明，C、D、F、H、R 级糖尿病孕妇的胎儿发生畸形和死胎的风险高于 A、B 级。由于在糖尿病合并妊娠的孕妇中先天畸形的患病率升高，所以应在妊娠约 18 周时对此类妊娠进行详细的胎儿解剖学超声检查。如果超声医生知晓糖尿病的诊断，则应注意检查是否存在此类妊娠中的常见畸形。早期发现先天畸形有助于父母和临床医生为可能需要专业治疗的新生儿提前做好准备。此外，一些父母可能选择终止妊娠，这在孕龄较小时实施会更容易和安全。中期妊娠超声检查应包含对胎儿解剖学结构的详细检查。如上所述，糖尿病孕妇的胎儿有发生神经管畸形的风险，超声检查可见明显异常。糖尿病合并妊娠孕妇的中期妊娠超声检查还应注意心脏解剖情况，包括心脏的四腔视图和血流流出道显像。仔细检查胎儿心脏十分重要，因为与一般人群相比，糖尿病孕妇的胎儿更常发生先天性心脏病，且先天性心脏病约占糖尿病相关重大先天畸形的一半。一项纳入 535 例糖尿病合并妊娠孕妇的病例系列研究显示，30 例（5.6%）分娩的新生儿存在确诊的先天性心脏病，HbA1c≥8.5% 的女性中新生儿发生先天性心脏病的风险为 8.3%，而在 HbA1c 低于该水平的女性中该风险为 3.9%。Albert 报道，糖尿病合并妊娠孕妇的胎儿先天性心脏病产前诊断率可以高达 80%。

## 二、胎儿生长速度

对于妊娠期糖尿病孕妇来说，血糖升高主要发生在孕中、晚期，此时胎儿组织、器官已分化形成，所以 GDM 孕妇胎儿畸形、自然流产及胎儿宫内发育受限的发生率并不增加。因此，GDM 对胎儿发育的影响主要包括胎儿生长发育过度（巨大儿）和胎儿肺发育成熟受累两种情况。

胎儿生长所需的主要能量成分是葡萄糖，但葡萄糖在胎儿体内不能合成，其主要通过胎盘从母亲血液循环中弥散到胎儿体内，这种弥散靠母亲血糖水平来调节。无论是轻型的糖代谢异常孕妇还是妊娠合并糖尿病孕妇，她们给胎儿提供过多的葡萄糖，刺激胎儿胰岛 β 细胞的增生，从而产生过多的胰岛素，致使胎儿过早产生非生理性成人型胰岛素分泌类型，以维持自身正常的血糖。胰岛素能够促进胎儿组织脂肪及蛋白质的合成并抑制脂肪分解，使胎儿全身脂肪聚集，孕晚期胎儿胰岛素量与胎儿体积呈正相关，所以妊娠合并糖代谢异常容易导致巨大儿的产生。

对于计划阴道分娩的孕妇来说，孕晚期应每 3~4 周复查一次 B 超，监测胎儿发育情况，及时发现巨大儿和羊水过多。因为合并糖尿病孕妇的胎儿出现过度生长和肩难产的风险增加。因此应在妊娠 28~32 周时进行超声检查以评估胎儿的生长情况。如果检查结果或母体的状况不佳，应每 3~4 周重复一次检查。通常在大约妊娠 38 周时进行最后一次超声检查，以估算胎儿体重并帮助制订分娩计划。部分产科医生仅对合并高血压或肾病的糖尿病患者在晚期妊娠初评估胎儿生长情况，而其他患者直到妊娠 38 周才接受评估。2019 年 12 月，加拿大妇产科医师协会（The Society of Obstetricians and Gynaecologists of Canada，SOGC）发布的《妊娠糖尿病临床实践指南》指出，如果条件允许，通过持续超声评估胎儿的生长速度和羊水量能够客观评估妊娠期血糖控制效果。

### 三、胎儿宫内状况

糖尿病胎儿最常见的并发症是不明原因的胎死宫内，主要可能与下列两种机制有关：①胎儿高血糖和高胰岛素血症增加胎儿耗氧量，如果胎儿的氧需求得不到满足，可能会诱发胎儿低氧血症和酸中毒；②母体血管病变和高血糖可引起子宫胎盘血流灌注减少，导致胎儿生长受限。此外有研究表明，在妊娠合并糖尿病孕妇中，巨大胎儿胎死宫内的发生率是正常体重胎儿的 2 倍（2.4% vs. 1.2%）。其可能的原因是糖尿病孕妇红细胞释放氧量下降，高血糖可降低胎盘供氧量，胎儿高胰岛素血症导致胎儿的耗氧量增加，逐渐出现胎儿的慢性缺氧，随着孕龄的增加，最终导致宫内胎儿严重缺氧而死亡。孕晚期孕妇应注意严密监测胎动，如有异常，及时就医。如果存在多种致病因素，如肥胖、血糖控制欠佳、胎龄大（>90%）、既往死产、高血压或胎龄小（<10%）等，推荐更早和（或）更频繁的胎儿健康监测。在怀疑胎儿存在生长受限的特殊情况时，增加胎儿脐血流和大脑中动脉的动脉多普勒评估可能有帮助。

### （一）胎心监护

对于未并发血管病变的糖尿病孕妇来说，应自妊娠 32 周开始每周进行 1 次无应激试验（Nonstress Test，NST），妊娠 36 周起每周 2 次，若 NST 无反应，应进一步行缩宫素激惹试验（Oxytocin Challenge Test，OCT/CST）。伴胎儿生长受限、羊水过少、子痫前期或血糖控制不佳等情况的患者，检查可提前至妊娠 26 周，且频率应增加。母体状况出现任何明显恶化时都有必要对胎儿进行重新评估。NST 无反应提示可能存在胎儿窘迫。但妊娠 28~32 周时，由于胎儿不成熟，易出现假阴性结果，可采用生物物理评分进行评估。

## （二）胎儿生物物理评分

胎儿生物物理评分（Biophysical Profile，BPP）是综合电子胎心监护及超声监测所示某些生理活动，以判断胎儿有无急、慢性缺氧的一种产前监护方法。BPP 与胎儿 pH 值之间呈直接线性相关。BPP 可作为胎儿监护的一线手段，也可作为 OCT 的代替手段。由于涉及超声，可以对羊水量进行监测，并能够发现过去未能识别的胎儿畸形。BPP 满分为 10 分，8 分以上提示胎儿宫内状态良好，低于 6 分则提示可能发生胎儿窘迫。有研究表明，BPP 在评估糖尿病孕妇的胎儿状况方面是有用的，可以避免不必要的干预，这使得大多数妊娠可以延长至 37 周以后。

## （三）多普勒血流测定

在有胎盘血管病变风险的孕妇中，多普勒血流测定已用于孕妇的产前监护。母体和胎儿血管血流速度的测量可评估子宫胎盘血流量和胎儿对生理激发的反应。胎盘血管发育异常会导致胎儿胎盘循环的进行性血流动力学变化。当 60%～70% 的胎盘血管树受损时，脐动脉血流多普勒指数升高。最终，胎儿大脑中动脉血流阻抗降低且胎儿主动脉阻力上升，以优先将血液导向胎儿大脑及心脏。脐动脉舒张末期血流停止或逆转，胎儿静脉系统（静脉导管、下腔静脉）阻力增加。这些变化发生在不同的时间段，并且与胎儿酸中毒相关。大样本的研究已证实，脐动脉血流参数的正常值在无并发症的糖尿病孕妇和正常对照组之间并无差异。正常情况下，随孕龄的增加，脐动脉阻力指数有所下降。在有血管病变的孕妇中，胎盘阻力升高（脐动脉 S/D 比值升高）与胎儿生长受限相关，孕晚期利用多普勒血流测定胎儿脐动脉血流速度，可反映胎儿宫内安危状况。

## 四、胎肺成熟度

在大多数临床情况下并不进行胎肺成熟度检测，因为：①由于胎肺不成熟而延迟分娩会使母亲或胎儿面临较大的风险；②即使确定胎肺已经成熟，胎儿也可能因为延迟分娩而受益，而这对母亲并无严重危害；③可给予 1 个疗程的产前类固醇，这对肺不成熟的胎儿有益，且尚未证实有危害。

现在越来越不鼓励在妊娠 39 周前行择期分娩，因为早期足月分娩（妊娠 37 周至 38+6 周）和晚期提前分娩（妊娠 34 周至 36+6 周）的相关并发症已十分明显。即使羊膜穿刺术证实胎肺成熟，也不能排除所有此类并发症。在考虑非择期早期分娩时，重要的是记住：与无糖尿病妊娠女性相比，糖尿病妊娠女性早期分娩发生新生儿呼吸窘迫综合征（Respiratory Distress Syndrome，RDS）的风险较高，且直至妊娠 38.5 周后两类女性的风险才相当。糖尿病妊娠女性的内分泌改变会延缓胎肺成熟。尤其是胎儿高胰岛素水平会在损失细胞成熟度的情况下增强细胞肥大和增生，从而导致巨大儿和肺功能不成熟。在可检测胎肺成熟度之前的年代，RDS 在糖尿病合并妊娠孕妇的新生儿死亡中占 52%。

评估分娩时机应基于临床情况、母体和胎儿状况，并注意糖尿病孕妇的早期足月新生儿发生肺部并发症的风险。目前尚未在妊娠 39 周或之后分娩的糖尿病孕妇生产的婴儿中发现 RDS。因此我们和其他研究者不会在该孕龄时评估胎肺成熟度。虽然 RDS 很少发生于妊娠 39 周后血糖控制不佳的孕妇，但是这种情况下胎死宫内的风险要远高于严重新生儿呼吸道并发症或死亡的风险。

为防止新生儿 RDS 的发生，妊娠期血糖控制不满意以及需要提前终止妊娠者，应在计划终止妊娠前 48 小时，促胎肺成熟。当使用胰岛素治疗的妊娠期糖尿病孕妇和孕前糖尿病孕妇需要接受产前糖皮质激素治疗时，建议采用与非糖尿病妇女相同的剂量。有条件者行羊膜腔穿刺术抽取羊水了解胎肺成熟度，同时羊膜腔内注射地塞米松 10mg。当给孕前糖尿病孕妇或糖尿病控制不良的孕妇使用糖皮质激素治疗时，建议密切监测孕妇血糖。在第一次使用倍他米松后，建议根据加拿大妇产科医师协会（SOGC）发布的《妊娠糖尿病临床实践指南》进行以下胰岛素调整。第 1 天：将夜间胰岛素剂量增加 25％；第 2 天和第 3 天：将所有胰岛素剂量增加 40％；第 4 天：将所有胰岛素剂量增加 20％；第 5 天：将所有胰岛素剂量增加 10％至 20％；第 6 天和第 7 天：逐渐减少胰岛素剂量至倍他米松前剂量。如果之前没有做过 OGTT，对于需要给予倍他米松的有早产威胁的孕妇，应在给予倍他米松前或给药 7 天后进行妊娠糖尿病筛查和诊断试验。

### 五、分娩时机及方式

#### （一）分娩时机

无须胰岛素治疗而血糖控制达标的 GDM 孕妇，如无母儿并发症，在严密监测下可待预产期，到预产期仍未临产者，可引产终止妊娠。PGDM 孕妇及胰岛素治疗的 GDM 孕妇，如血糖控制良好且无母儿并发症，在严密监测下，妊娠 39 周后可终止妊娠。血糖控制不满意或出现母儿并发症者，应及时收入院观察，根据病情决定终止妊娠时机。糖尿病伴发微血管病变或既往有不良产史者，需严密监护，终止妊娠时机应个体化。

总之，妊娠合并糖尿病孕妇是否需要在妊娠 38～40 周内催产，取决于血糖控制情况和其他合并症因素。

#### （二）分娩方式

糖尿病本身不是剖宫产指征。决定阴道分娩者，应制订分娩计划，产程中密切监测孕妇的血糖、宫缩、胎心率变化，避免产程过长。择期剖宫产的手术指征为糖尿病伴严重微血管病变，或其他产科指征。妊娠期血糖控制不好、胎儿偏大（尤其估计胎儿体重 ≥4250g 者）或既往有死胎、死产史者，应适当放宽剖宫产指征。

## 第三节　药物治疗

胰岛素仍是当前控制妊娠期高血糖的首选药物。糖尿病患者应在计划妊娠前停止使用口服降糖药物，开始胰岛素治疗，尽量将其血糖控制到孕前血糖控制目标再怀孕。对于 GDM 孕妇，在确诊 GDM 之后，可先行饮食控制和运动疗法，若血糖水平不达标，则可结合孕妇个体胰岛素的敏感性，合理应用胰岛素治疗。妊娠期间的胰岛素治疗原则与非孕期糖尿病的胰岛素治疗原则一致，均为模拟正常人生理状态下胰岛素的分泌。同时，由于 GDM 孕妇与正常孕妇相比，餐后血糖增幅更大，因此，GDM 孕妇需要更好地控制餐后血糖并减少低血糖发生。目前广泛应用的短效人胰岛素因起效慢、作用时间长、与正常人进餐后的胰岛素分泌模式不完全相符的药代动力学特点，在临床应用中具有局限性。而速效胰岛素类似物门冬胰岛素与短效人胰岛素相比，起效更快、峰值更高、作用持续时间更短，因此，可以更好地控制餐后血糖，减少低血糖发生。

## 一、胰岛素治疗

### （一）常用胰岛素的特点

一旦确诊 GDM，首先应调整饮食并适当运动，3~5 天后进行大轮廓实验，如果患者血糖控制仍不达标（夜间血糖≥5.6mmol/L，餐前血糖>5.8mmol/L，或者餐后 2 小时血糖≥6.7 mmol/L），尤其控制饮食后出现饥饿性酮症，增加热量摄入后血糖又超标，应及时采用胰岛素治疗，将血糖控制在满意范围。随着妊娠的进展，一日胰岛素总需求量逐渐变化。观察性研究显示：早期妊娠初期（妊娠 3~7 周）胰岛素的需求量上升，然后在早期妊娠的晚期/中期妊娠的早期（妊娠 7~15 周）常常出现明显下降，随后（尤其是在妊娠 28~32 周）再次上升，最后在晚期妊娠末时达到平稳，甚至小幅下降。

妊娠期建议应用人工基因重组胰岛素，以避免动物胰岛素结合抗体产生。胰岛素是大分子蛋白，不通过胎盘，妊娠期应用不会对胎儿造成不良影响，而且妊娠期使用胰岛素也不会对孕妇内源性胰岛素分泌造成远期影响，所以饮食控制血糖不理想者，必须及时加用胰岛素。可用于妊娠期血糖控制的胰岛素包括常规胰岛素（Regular Insulin）、中性鱼精蛋白锌胰岛素（Neutral Protamine Hagedorn，NPH）、门冬胰岛素（Insulin Aspart）、甘精胰岛素（Insulin Glargine）、赖脯胰岛素（Insulin Lispro）和地特胰岛素（Insulin Detemir）。常用胰岛素制剂及其特点见表 10-5。

表 10-5　常用胰岛素制剂及其特点

| 药物分类 | 常用药物代表 | 作用机制 | 特点 | 起效时间 | 峰值时间 | 有效时间 | 注射时间 |
|---|---|---|---|---|---|---|---|
| 超短效人胰岛素类似物 | 诺和锐、优泌乐 | 控制餐后血糖 | 起效迅速，药效维持时间短；具有最佳的降低餐后血糖的作用，不易发生低血糖 | 10~20 分钟 | 30~90 分钟 | 3~4 小时 | 餐前 |
| 短效胰岛素 | 诺和灵 R、优泌林 R | 控制餐后血糖 | 起效快，剂量易于调整，可皮下注射、肌内注射和静脉注射使用 | 30~60 分钟 | 2~3 小时 | 3~6 小时 | 餐前 30 分钟 |

| 药物分类 | 常用药物代表 | 作用机制 | 特点 | 起效时间 | 峰值时间 | 有效时间 | 注射时间 |
|---|---|---|---|---|---|---|---|
| 中效胰岛素 | 诺和灵 N、优泌林 N | 控制空腹血糖 | 起效慢，药效持续时间长；只能皮下注射而不能静脉注射使用 | 2～4 小时 | 6～10 小时 | 10～16 小时 | 每日 2 次 |
| 长效胰岛素类似物 | 地特胰岛素、来得时 | 控制夜间血糖和餐前血糖 | 起效慢，药效持续时间长；只能皮下注射而不能静脉注射使用 | 4 小时 | 10～12 小时 | 24～36 小时 | 每日 1 次 |

### （二）胰岛素治疗方案

基础胰岛素治疗：选择中效胰岛素或者长效胰岛素睡前皮下注射，适用于空腹血糖高的孕妇。餐前超短效或短效胰岛素治疗：适用于餐后血糖升高的孕妇，进餐时注射超短效胰岛素或餐前 30 分钟注射短效人胰岛素。胰岛素联合治疗：中效胰岛素和超短效胰岛素或短效胰岛素联合，是目前应用最普遍的一种方法，即三餐前注射短效胰岛素，睡前注射中效胰岛素或者长效胰岛素。由于妊娠期餐后血糖升高显著，一般不推荐常规应用预混胰岛素。

### （三）胰岛素应用要点

1. 胰岛素初始使用应从小剂量开始，0.3～0.8U/（kg·d）。每天计划应用的胰岛素总量应分配到三餐前使用，分配原则是早餐前用量最多，中餐前用量最少，晚餐前用量居中。每次调整后观察 2～3 天判断疗效，每次以增减 2～4U 或不超过胰岛素每天用量的 20％为宜，直至达到血糖控制目标。

2. 胰岛素治疗期间清晨或空腹高血糖的处理：夜间胰岛素作用不足、黎明现象和 Somogyi 现象均可导致高血糖的发生。前两种情况发生时必须在睡前增加中效胰岛素或者长效胰岛素用量，而出现 Somogyi 现象时应减少睡前中效胰岛素的用量。

3. 妊娠过程中机体对胰岛素需求的变化：孕中、晚期对胰岛素的需求量有不同程度的增加，妊娠 32～36 周胰岛素需求量达到高峰，妊娠 36 周后稍下降，应根据个体血糖监测结果，不断调整胰岛素用量。

4. 妊娠 35 周后，胰岛素需求量可能下降。与 GDM、2 型糖尿病及长期 1 型糖尿病患者相比，这种现象在 1 型糖尿病女性中更常见。胰岛素剂量下降超过 5％～10％则应立即评估胎儿健康状况，并寻找可能导致下降的医源性因素或其他因素。胰岛素需求的降低，特别是下降≥15％，可能与胎盘功能不全、母亲摄入量减少或呕吐相关。如果确定胎儿的状态良好，那么胰岛素需求量下降不会伴发胎儿结局不良，也不是诱导分娩的指征。已有胰岛素需求降低高达 30％但妊娠结局良好的报道。对胰岛素需求的减少可能与以下因素相关：胎儿对母体葡萄糖的需求增加、母体空腹时对胰岛素的敏感性增加、人绒毛膜促乳腺生长激素（旧称人胎盘催乳素）下降。

5. 对于产后女性，因为拮抗激素降低，血糖往往会下降，因此胰岛素剂量也要及时降低，避免低血糖的出现。

## 二、口服降糖药治疗

尽管已有一些国外研究证实，格列苯脲和二甲双胍控制 GDM 孕妇血糖有效、安全，然而，格列苯脲的应用易引发低血糖，二甲双胍可以通过胎盘，并且，尚缺乏对两种药物用于 GDM 孕妇治疗后其对胎儿远期影响的追踪观察结果。口服降糖药可以分为以下几类。

1. 磺酰脲类：主要通过促进胰岛素分泌而发挥作用，第一代包括 D-860 和氯磺丙脲，第二代有格列本脲（优降糖）、格列齐特等。

2. 双胍类：延缓葡萄糖由胃肠的摄取，通过提高胰岛素的敏感性而增加外周葡萄糖的利用，以及抑制肝、肾过度的糖原异生，目前仅二甲双胍适用于临床。历史上，二甲双胍主要用于妊娠期糖尿病或多囊卵巢综合征和不孕症妇女。在多囊卵巢综合征患者中，二甲双胍通常持续使用到妊娠早期，尽管只有有限的证据表明使用二甲双胍可以降低不良妊娠结局的风险，包括早期妊娠丢失。

3. α-葡萄糖苷酶抑制剂：竞争性抑制麦芽糖酶、葡萄糖淀粉酶及蔗糖酶，延缓淀粉、蔗糖及麦芽糖在小肠分解为葡萄糖，降低餐后血糖水平。常用药物有阿卡波糖（拜糖平）。

4. 噻唑烷二酮类：为胰岛素增敏剂，常用药物有罗格列酮、吡格列酮。

5. 非磺酰脲类胰岛素促分泌剂：与磺酰脲类相似，常用药物有瑞格列奈。

虽然国际多个学术组织推荐二甲双胍可用于 GDM 孕妇，但我国尚无二甲双胍孕期应用的适应证。《中国 2 型糖尿病防治指南（2017 年版）》建议，如孕期有特殊原因需要继续服用二甲双胍，应在充分告知孕期使用二甲双胍利弊的前提下，在胰岛素基础上加用二甲双胍。2018 年 ADA 指南建议，胰岛素是治疗 GDM 的首选药物。在胰岛素不能使用的情况下可以考虑使用二甲双胍，但由于其能够通过胎盘，对胎儿的发育和出生后的长期影响尚需评估。2018 年 ACOG 妊娠期糖尿病临床指南建议，胰岛素是 GDM 孕妇的一线治疗药物，二甲双胍是可以选择的二线药物，当孕妇拒绝胰岛素治疗或产科医生认为患者不能安全使用胰岛素治疗时，可选用二甲双胍。哺乳期妇女应慎用，必须使用时应停止哺乳。随着糖尿病发病率升高，尤其是在发展中国家，孕期可使用口服降糖药的观念将越来越受到关注。二甲双胍作为二线用药，起始剂量为每晚 500mg，持续 1 周，然后再增加到 500mg，每日 2 次，饭后服用可降低腹痛与腹泻的发生率，最大剂量为每天 2500～3000mg。格列本脲每天 2.5～20.0mg，分 3 次服药，禁用于磺胺类过敏的患者。

（高岩　周羽　王雪）

【参考资料】

[1] 中华医学会妇产科学分会产科学组，中华医学会围产医学分会妊娠合并糖尿病协作组，杨慧霞，等. 妊娠合并糖尿病诊治指南（2014）[J]. 中华妇产科杂志，2014，49（8）：561-569.

[2] Jonathan W，Mary C，Nina J. Diabetes in pregnancy：management of diabetes and its complications

from preconception to the postnatal period（NG3）［J］. British Journal of Diabetes & Vascular Disease, 2015, 15（3）: 107.

［3］ Committee on Practice Bulletins-Obstetrics. Practice bulletin No. 137: gestational diabetes mellitus ［J］. Obstetrics & Gynecology, 2013, 122（1）: 406−416.

［4］ Marathe P H, Gao H X, Close K L. American Diabetes Association standards of medical care in diabetes 2017 ［J］. Journal of Diabetes, 2017, 9（4）: 320−324.

［5］ 诸俊仁. 中国成人血脂异常防治指南 ［J］. 中华心血管病杂志, 2007, 35（5）: 390−419.

［6］ Berger H, Gagnon R, Sermer M. Guideline No. 393: diabetes in pregnancy ［J］. Obstetrics & Gynecology, 2019, 41（12）: 1814−1825.

［7］ Skoll A, Boutin A, Bujold E, et al. Guideline No. 364: antenatal corticosteroid therapy for improving neonatal outcomes ［J］. Obstetrics & Gynecology, 2018, 40: 1219−1239.

［8］ 母义明, 纪立农, 李春霖, 等. 二甲双胍临床应用专家共识（2018 年版）［J］. 中国糖尿病杂志, 2019, 27（3）: 161−173.

［9］ 中华医学会糖尿病学分会. 中国 2 型糖尿病防治指南（2017 年版）［J］. 中华糖尿病杂志, 2018, 10: 4−66.

［10］ American Diabetes Association. Standards of medical care in diabetes 2018 ［J］. Diabetes Care, 2018, 41: S1−S159.

［11］ Committee on Practice Bulletins-Obstetrics. Practice bulletin No. 190: gestational diabetes mellitus ［J］. Obstetrics & Gynecology, 2018, 131（2）: 49−64.

# 第十一章  产后随访

妊娠合并糖尿病孕妇的产后血糖情况直接关系到产妇将来的健康状况，因此，产后随访也是妇幼医疗机构的重要工作内容之一。本章重点讲述妊娠合并糖尿病孕妇产后随访的重要性、随访的时间和内容、产后随访流程等，旨在引起医疗机构的重视并强化管理。

## 第一节  产后随访的重要性

### 一、产后随访促进母乳喂养

母乳喂养有利于母婴近远期健康。于产妇而言，母乳喂养可促进产后恢复，降低产妇将来发生肥胖、骨质疏松及乳腺癌的风险；于子代而言，母乳喂养不但能降低婴儿发生营养不良、过敏及感染性疾病的风险，而且有利于儿童认知行为的发育，并降低其将来患超重或肥胖的风险。对于妊娠合并糖尿病患者，母乳喂养除可带来上述益处外，还可减少妊娠合并糖尿病对母婴带来的不良影响。女性分娩后立即母乳喂养，可避免新生儿低血糖，母乳喂养要持续至少 6 个月以减少儿童发生肥胖的风险，降低孕产妇发生高血糖风险。提高母乳喂养频率和持续时间，可以降低产后 2 年内发生 2 型糖尿病的风险。

（一）哺乳对妊娠合并糖尿病产妇未来健康的影响

1. 对机体糖代谢的影响。

妊娠合并糖尿病患者产后仍存在不同程度的胰岛 β 细胞功能障碍和胰岛素抵抗，从而增加远期 2 型糖尿病的发生风险。研究表明，产后哺乳有利于改善妊娠合并糖尿病患者产后糖代谢水平并增强其对胰岛素的敏感性。哺乳对糖代谢产生影响的原因可能如下：一方面哺乳刺激催乳素分泌，从而改善患者产后胰岛 β 细胞的功能，并刺激胰岛素的产生及分泌；另一方面，哺乳时乳腺表达胰岛素受体，从而降低体内胰岛素水平，改善胰岛素抵抗；此外，乳汁中乳糖的合成需要大量消耗葡萄糖，加之哺乳期妇女的基础代谢率增高，使得葡萄糖的消耗增加。妊娠合并糖尿病患者哺乳持续时间与将来患糖尿病的风险呈负相关。

2. 对机体脂代谢的影响。

血脂异常是心血管疾病的危险因素。与正常妇女相比，妊娠合并糖尿病患者产后 6 周总胆固醇、甘油三酯和低密度脂蛋白水平较高，而高密度脂蛋白水平较低。母乳喂养可有效改善脂代谢异常。研究发现，对于血糖正常的孕妇，产后哺乳者相较于不哺乳者或哺乳次数较少者，血清总胆固醇、甘油三酯、低密度脂蛋白水平较低，而高密度脂蛋白水平较高。同时，对于妊娠合并糖尿病患者，产后哺乳 4～12 周可明显升高高密度脂蛋白水平。哺乳对脂代谢产生影响的原因可能如下：①哺乳刺激催乳素的产生和释放，催乳素作用于脂肪细胞特异性受体，从而抑制脂肪合成，促进脂联素释放，进而调节血脂代谢；②产后哺乳能提高基础代谢率，且乳汁合成时利用了体内脂肪，增加了脂肪的消耗。

3. 对心血管疾病的影响。

虽然 GDM 孕妇糖耐量异常的情况在产后通常可以恢复正常，但是此类患者在分娩后的 10 年内发展为 2 型糖尿病的风险高达 20%～50%。研究显示，GDM 孕妇发展为 2 型糖尿病之后其心血管疾病发生风险增加，或即使 GDM 孕妇未发展为 2 型糖尿病，其心血管疾病风险也会增加。与从未母乳喂养的妇女相比，母乳喂养 2 年或更长时间的妇女患冠心病的风险降低了 37%。根据年龄、产次和死产史进行调整，随着对早期成人肥胖、父母病史和生活方式等因素的调整，一生中哺乳 2 年或更长时间的妇女患冠心病的风险比从未母乳喂养的妇女低 23%。

### （二）哺乳对妊娠合并糖尿病子代健康的影响

1. 对新生儿的影响。

新生儿在胎儿期处于慢性高血糖环境，可导致新生儿高胰岛素血症，当新生儿脱离母体高血糖的环境后，很容易发生低血糖。可见孕产妇体内血糖量会直接影响新生儿血糖情况。因此，孕期血糖控制良好可减少母婴并发症。而早产、低体重属于妊娠期糖尿病的不良结局，对于该类新生儿而言，其胃肠吸收能力欠佳，加之脂肪储存少，使得他们在娩出母体后对低血糖状态应对较差，故而常表现为持续性低血糖症状。新生儿低血糖早期无明显症状及体征，但其对新生儿的大脑发育影响较大。而新生儿低血糖发生越早，持续越久，越容易造成新生儿机体功能发生永久性损害。此外，产后喂养与新生儿血糖变化之间也存在紧密联系，喂养不当如延迟喂养、摄入不足均可能造成低血糖。值得注意的是，GDM 孕妇娩出的新生儿的高胆红素血症发生率甚至达到正常孕妇的 4～5 倍。

2. 对子代超重或肥胖的影响。

母乳喂养可有效降低婴儿将来发生超重或肥胖的风险。大量研究证实，母乳喂养持续时间与儿童肥胖发生率呈明显负相关，母乳喂养每增加 1 个月，肥胖率可下降 4%。无论对于 GDM 孕妇还是非 GDM 孕妇，母乳喂养均能降低其子代儿童期肥胖的风险。母乳喂养对子代体重的保护作用可能与母乳中的瘦素可以帮助调节婴儿的摄食和能量消耗、促进脂肪分解、抑制脂肪合成有关。

3. 对子代血糖代谢的影响。

GDM 孕妇子代胰岛素抵抗水平增高，胰岛素抵抗会导致高胰岛素血症，损伤胰岛β 细胞，进而使其将来患 2 型糖尿病的风险升高。其原因可能为 GDM 孕妇的胰岛素分泌增多，造成胎儿体内胰岛素水平升高，长期高胰岛素环境使胎儿对胰岛素的敏感性下降，进而出现胰岛素抵抗。母乳喂养可以有效降低 GDM 孕妇及非 GDM 孕妇子代将来发生 2 型糖尿病的风险。原因可能为母乳中含有大量长链不饱和脂肪酸，可以促进内皮一氧化氮的合成和抑制炎性因子、肿瘤坏死因子等，从而减轻胰岛素抵抗。

## 二、产后随访促进母婴近远期健康

国际糖尿病联盟（IDF）指出，全球每 6 位孕妇中就有 1 位存在高血糖，其中 84％的孕妇为 GDM，16％的孕妇为糖尿病合并妊娠（Diabetes Mellitus in Pregnancy，DMP）。妊娠合并糖尿病不但会引起许多近期不良妊娠结局，而且严重危害母婴远期健康。一方面，与正常孕妇相比，GDM 孕妇将来患 2 型糖尿病、心血管疾病的风险明显升高；另一方面，母亲孕期高血糖易引起子代表观遗传改变，造成子代患肥胖、糖尿病及其他慢性病的风险增高。妊娠合并糖尿病给社会造成的负担不容小觑。

美国糖尿病预防项目（Diabetes Prevention Program，DPP）的一项研究结果显示，通过生活方式改变和药物治疗可使 GDM 孕妇产后发生糖尿病的比例减少 50％以上。此外，通过生活方式干预还可有效避免 GDM 孕妇产后体重滞留。

对妊娠合并糖尿病孕妇进行产后随访不但能及时解决产褥期发生的问题，而且有利于及时发现糖尿病并对其进行干预，有效降低或延缓相关慢性病的发生，减轻高血糖带来的慢性病负担。三分之一的 GDM 孕妇在产后筛查时检出糖尿病或糖代谢紊乱。研究发现，产后早筛查、早干预可有效促进 GDM 孕妇的产后健康。国内外相关指南均指出GDM 孕妇产后复查的重要性，并推荐进行血糖复查，然而 GDM 孕妇产后实际随访率并不乐观。GDM 孕妇产后血糖随访率因各地医疗条件而异，波动在 19％～73％。所以临床上进行产后随访管理非常必要。

# 第二节 产后随访的内容及流程

## 一、产后随访的内容

产褥期是产妇重要的生理恢复期，产褥期家庭访视对促进母婴健康有重要意义。国际妇产科联盟（FIGO）将产褥期视为促进妊娠合并糖尿病患者及其子代健康的关键期。做好产褥期保健有利于降低妊娠合并糖尿病患者及其子代将来发生肥胖、代谢综合征、糖尿病、高血压和心血管疾病的风险。目前指南多推荐产后 6～12 周进行产后复查，即在产褥期后及时进行血糖筛查，及早发现糖耐量异常，尽早实施干预，预防糖尿病发生或减缓疾病进展。对于妊娠合并糖尿病患者，产后随访应包括以下内容：

（一）血糖管理

1. 产褥期血糖监测。

由于胎盘的排出和激素水平的变化，大多数 GDM 孕妇分娩后糖代谢逐渐恢复至孕前水平，然而有部分患者会持续存在糖代谢异常，应继续进行严密管理。目前尚无专门针对产褥期的血糖管理推荐。大多数指南推荐，产后血糖控制目标以及胰岛素应用应参照非妊娠期血糖控制标准。2020 年美国糖尿病协会（ADA）指出，胰岛素敏感性在胎盘娩出后逐渐恢复，于产后 1~2 周恢复至孕前水平，需要重新评估和调整胰岛素用量，通常产后最初几天的需求量是产前的一半。此时应注意预防应用胰岛素治疗的妇女在哺乳时、睡眠不规律时及饮食不规律时的低血糖风险。我国 2014 年《妊娠合并糖尿病诊治指南》推荐：妊娠期应用胰岛素者，一旦恢复正常饮食，应及时行血糖监测，血糖水平显著异常者，应用胰岛素皮下注射，根据血糖水平调整剂量，所需胰岛素的剂量一般较妊娠期明显减少。

2. 产后血糖筛查。

目前对 GDM 孕妇产后血糖筛查时间尚存争议，国内外指南多建议在产后 6~12 周行 OGTT 进行筛查。2017 年美国妇产科医师学会（ACOG）发布的《妊娠糖尿病指南》及 2020 年 ADA 发布的《妊娠合并糖尿病诊治指南》建议产后 4~12 周进行血糖筛查。而 2019 年加拿大妇产科医师协会（SOGC）发布的《妊娠糖尿病临床实践指南》则建议产后 6 周至 6 个月进行血糖筛查。

关于产后血糖筛查形式，目前也存在争议。大部分指南推荐通过 75g OGTT 进行筛查，诊断标准同非孕妇女，见表 11-1。德国糖尿病协会及德国妇产科协会发布的《妊娠期糖尿病诊疗及随访指南》认为，产后 6~12 周复查时，不推荐通过糖化血红蛋白或仅一次空腹血糖结果来诊断糖尿病。ADA 发布的《妊娠合并糖尿病诊治指南》也指出，GDM 孕妇产后 4~12 周随访时进行 OGTT 优于检测糖化血红蛋白，因为血红蛋白易受到产后失血导致红细胞数量变化的影响，而 OGTT 更易察觉糖耐量情况，对发现糖尿病前期和糖尿病更有优势。我国 2014 年《妊娠合并糖尿病诊治指南》也建议所有 GDM 孕妇产后 6~12 周行 OGTT，测定空腹及服糖后 2 小时血糖水平，并按照 2014 年 ADA 的标准明确有无糖代谢异常及其种类。然而，英国国家卫生与临床技术优化研究所（National Institute for Health and Care Excellence，NICE）在 2015 年发布的《妊娠期糖尿病管理指南》中指出，分娩后恢复正常血糖的 GDM 孕妇应在产后 6~13 周抽取静脉血测量空腹血糖（建议在产后 6 周复查时进行），对于产后 13 周才进行血糖随访者，仍应测量静脉血空腹血糖，若无法测量空腹血糖，则应测量糖化血红蛋白。产后空腹血糖和糖化血红蛋白诊断标准及相关措施见表 11-2。该指南指出，不应将 75g OGTT 作为常规检查。

对于产后不同 OGTT 结果孕妇的处理，国内外指南较为一致。OGTT 结果正常者根据相关危险因素每 1~3 年进行复查（如糖化血红蛋白、空腹血糖或 75g OGTT），危险因素包括糖尿病家族史、孕前 BMI、孕期是否使用胰岛素或口服降糖药物治疗等。复查时可选择任意一种方式（如糖化血红蛋白、空腹血糖或 75g OGTT）。我国 2014 年

《妊娠合并糖尿病诊治指南》建议，有条件者应同时检测血脂及胰岛素水平。此外，英国 NICE 的《妊娠期糖尿病管理指南》建议对产后血糖结果不理想者，应每年测量糖化血红蛋白。

表 11-1　非孕期血糖异常的分类及诊断标准（ADA，2020）

| 分类 | FPG<br>（mmol/L） | 服糖后 2 小时血糖<br>（mmol/L） | HbA1c<br>（%） |
|---|---|---|---|
| 正常* | <5.6 | <7.8 | <5.7 |
| 糖耐量受损* | <5.6 | 7.8~11.0 | 5.7~6.4 |
| 空腹血糖受损* | 5.6~6.9 | <7.8 | 5.7~6.4 |
| 糖尿病 | ≥7.0 | 或≥11.1 | ≥6.5 |

注：* FPG 和服糖后 2 小时血糖 2 项条件须同时符合；ADA：美国糖尿病协会（American Diabetes Association）；FPG：空腹血糖（Fasting Plasma Glucose）；HbA1c：糖化血红蛋白（Glycohemoglobin）。

表 11-2　产后空腹血糖和糖化血红蛋白诊断标准及相关措施

| 标准 | 相关措施 |
|---|---|
| FPG：<6.0mmol/L | 现在患糖尿病的概率较小 |
| HbA1c：<39mmol/mol（5.7%） | 应继续接受生活方式干预，预防 2 型糖尿病的发生 |
| | 应每年监测一次血糖 |
| FPG：6.0~6.9mmol/L | 发展为 2 型糖尿病的概率较大 |
| HbA1c：39~47mmol/mol（5.7%~6.4%） | 应积极预防 2 型糖尿病的发生 |
| FPG：≥7.0mmol/L | 可能患有 2 型糖尿病 |
| | 进行糖尿病确诊实验 |
| HbA1c：≥48mmol/mol（6.5%） | 患有 2 型糖尿病，进行糖尿病管理 |

资料来源：英国国家卫生与临床技术优化研究所（NICE）2015 年发布的《妊娠期糖尿病管理指南》。

## （二）营养指导

妊娠合并糖尿病产妇仍存在不同程度的胰岛 β 细胞功能障碍和胰岛素抵抗，导致其将来患 2 型糖尿病的风险增高。故产后保持良好的生活方式有利于降低产妇将来患慢性病的风险。平衡膳食对于预防和减缓慢性病的发生和降低严重程度尤为重要。

美国糖尿病协会指出，糖尿病患者住院期间的医学营养治疗应以控制血糖及提供能满足代谢需要的能量为目的，同时结合治疗目标、生理参数、治疗药物及个人喜好而定。我国 2014 年《妊娠合并糖尿病诊治指南》建议，对于妊娠期无须胰岛素治疗的妊娠合并糖尿病孕妇，产后可恢复正常饮食，但同时应避免高糖及高脂饮食，尽量选择低 GI 食物，但哺乳期间也要避免低血糖的发生，尤其是胰岛素治疗的 PGDM 患者应在产后立刻减少胰岛素用量，并根据血糖水平调整用量。由于在哺乳期间容易发生低血糖，建议哺乳前或哺乳期间加餐。而 GDM 孕妇产后应立刻停止降血糖治疗，按照哺乳产妇的能量需求计划膳食。计划哺乳的 2 型糖尿病患者可在产后立即恢复或继续使用二甲双胍和格列本脲，但应避免使用其他口服降糖药物。

GDM 孕妇自然分娩后可适量进食易消化的软食或普食，剖宫产术后 6 小时可进食流质饮食，避免摄入易产气食物。待产妇恢复正常饮食后，应坚持少食多餐，定时、定量进食。膳食纤维可提高胰岛素敏感性，富含膳食纤维的食物包括豆类、全谷物、水果、蔬菜等。为了减少低血糖发生，产妇在哺乳之前应进食适量碳水化合物食物。在保证总能量的情况下，控制糖和油，限制食用蔗糖、冰糖、红糖、蜂蜜等糖类，以及各类含糖加工制品和高脂肪油炸食品。

母乳喂养有利于 GDM 孕妇母婴的近远期健康，国内外相关指南均鼓励 GDM 孕妇产后坚持母乳喂养。GDM 孕妇哺乳期饮食除应注意避免高糖及高脂外，还应遵循一般哺乳期妇女的饮食原则。对于不哺乳的产妇，产后饮食除应注意避免高糖及高脂外，还应恢复到孕前的能量摄入水平，应遵循一般人群的膳食原则。

（三）体重管理

产后定期监测体重对于体重控制和改善糖代谢有重要意义。研究证实，通过生活方式干预可有效减轻产后体重，产后体重下降与 GDM 孕妇血糖改善有密切关系。我国 2014 年《妊娠合并糖尿病诊治指南》建议，随访时应对产妇进行身高、体重、体质指数、腰围及臀围的测定。由于 GDM 孕妇子代患肥胖、糖尿病及其他代谢性疾病的风险增高，该指南也提出产后复查时应一并对子代进行随访，进行身长、体重、头围、腹围的测定，必要时检测血压及血糖。

（四）妇科检查

GDM 孕妇产褥期感染风险高于正常孕妇，尤其是产程延长或剖宫产的产妇，因此应加强 GDM 孕妇泌尿系统及手术伤口的观察，早期发现产褥期感染，及时治疗。此外，产褥期家庭访视应对产妇子宫恢复状况及新生儿生长发育状况进行常规监测。

（五）健康教育

GDM 孕妇产后健康教育应包括健康生活方式干预和母乳喂养指导。我国 2014 年《妊娠合并糖尿病诊治指南》建议，所有 GDM 孕妇在产后 6～12 周应进行随访，并指导其改变生活方式、合理饮食及适当运动，鼓励母乳喂养。FIGO 指出，GDM 孕妇远期发生糖尿病及心血管疾病的风险与糖尿病前期人群相似甚至更高，为降低 GDM 孕妇将来患糖尿病及心血管疾病的风险，应帮助其形成并维持健康的生活方式，包括平衡膳食、规律运动及维持适宜体重。SOGC 发布的《妊娠糖尿病临床实践指南》建议，GDM 孕妇应在产后立即进行母乳喂养以预防新生儿低血糖，且 GDM 孕妇的母乳喂养应持续至少 6 个月，以降低发生子代儿童期肥胖及母亲高血糖的风险。

然而仅有少数 GDM 孕妇在产后采取健康的生活方式。研究显示，仅有 16% 的

GDM 孕妇认为自己是将来患糖尿病的高危人群，可见绝大多数 GDM 孕妇对 GDM 远期危害性认识不足。部分孕妇表示愿意在产后维持健康的生活方式，但由于知识缺乏、产后恢复不良及缺乏产后指导等，他们通常无法达到自己的目标。因此，对 GDM 孕妇进行产褥期家庭访视时，应加强宣传教育工作，帮助其建立健康的生活方式。同时，在产褥期家庭访视和产后复查过程中应询问母乳喂养情况，帮助解决母乳喂养相关问题，提高 GDM 孕妇产后的母乳喂养率。

### 二、产后随访的流程

ADA 2020 年版指南对 GDM 孕妇产后转归为糖尿病的筛查进行了细化：对产后 4~12 周的 GDM 孕妇进行 75g OGTT，诊断标准采用非孕期诊断界值；对于有 GDM 病史的患者，如发现其已处于糖尿病前期，应以生活方式干预或二甲双胍治疗来预防发展成为糖尿病。妊娠合并糖尿病患者通过服用二甲双胍与积极改变生活方式，能有效预防或延缓糖尿病病程进展及并发症的发生。一项长达 10 年的随访研究显示，与对照组相比，通过上述方式，糖尿病的病程进展能减缓 35%~40%。可见 GDM 孕妇及其子代远期发生糖尿病、高血压等慢性病的风险较高，产后随访对及时发现和干预上述疾病有重要意义。对于有 GDM 病史的女性，即使产后 75g OGTT 检查结果正常，也应每 1~3 年筛查 1 次，以确定是否发展为糖尿病或糖尿病前期。2017 年 ACOG 布发的《妊娠糖尿病指南》建议 GDM 孕妇产后 4~12 周进行血糖筛查，并根据筛查结果进行持续随访。妊娠合并糖尿病患者产后筛查及随访流程见图 11-1。

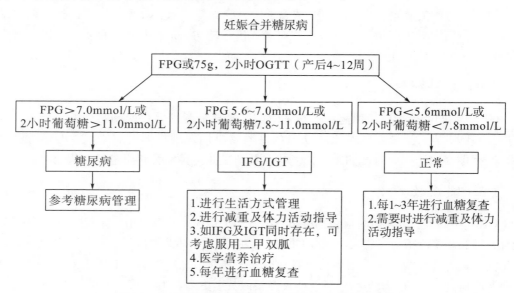

**图 11-1 妊娠合并糖尿病患者产后筛查及随访流程**

注：FPG，空腹血糖；IFG，空腹血糖受损（Impaired Fasting Glucose）；IGT，糖耐量异常（Impaired Glucose Tolerance）。

资料来源：2017 年 ACOG 发布的《妊娠糖尿病指南》。

GDM 孕妇产后随访率的提高需要产科医生、内分泌科医生、儿科医生及相关卫生保健人员的共同努力。促进产后随访可采取以下措施：

（一）产前开展 GDM 课堂

国内有学者对不同健康教育方式进行研究，发现相较于产后宣传，孕期课堂授课形式更能增强 GDM 孕妇对产后随访的认识，有效提高产后随访率。国外研究也发现产前教育咨询有利于提高 GDM 孕妇分娩后血糖及相关指标的复查率，对 GDM 孕妇的产后随访宣教应从孕期开始，并需要定期强化，包括每次产检、住院分娩期间、产后出院前等时间点。

（二）强化医务人员宣传

医务人员对产后复查的认知及重视程度对产后随访率至关重要。部分妇产科医生未能充分认识 GDM 孕妇产后糖尿病发生的高风险，未能给每一位 GDM 孕妇提供产后筛查。在美国只有 21％的医生常规对 GDM 孕妇进行产后筛查。加拿大也只有 37％的基础保健人员为 GDM 孕妇提供产后筛查。提高医务人员对 GDM 孕妇产后随访的认知水平、确定分管该项工作的部门、制订相应的流程及规范可能有助于提高 GDM 孕妇的产后随访率。

（三）加强随访提醒

GDM 孕妇对自身健康状况的感知及对将来发生糖尿病风险的认知会直接影响其产后复查的积极性。研究发现，经过产后提醒者产后随访率明显增高。产后提醒包括出院宣传手册提醒、电话随访提醒及社区医师的产后访视提醒。目前年轻的产妇更容易接受网上和手机 APP 提醒。如果社区医院将儿童保健和打预防针时间与产后乳母的血糖复查时间结合管理，可能有利于提高复查率。

（四）设置专人管理

相较于妇产科医生，保健人员更注重也更加适合对 GDM 孕妇进行产后随访。此外，经常与保健人员接触并接受提醒，也有利于促进孕妇进行产后随访。设置专职护士或社区医务人员，定岗定员，使其专门负责对 GDM 孕妇的追踪及协助产后筛查，可使产后随访率大幅提升。设置专职人员对 GDM 孕妇进行追踪，能够促进其完成产后妇科检查和血糖筛查，在特殊情况下，护士也可以进行家访采血以提高产后筛查率。

（五）重视重点人群教育

研究发现，产后随访率与年龄、学历、家庭收入、婴儿健康状况等相关，此外顺产、无人协助照顾婴儿及产后抑郁均会降低产后随访率。今后应加强对此类产妇的关注，并且在孕期就将其分类管理，增加健康教育次数，引导其参加互助小组或看专科门诊，并增加产后随访提醒，着重进行孕期及产后宣教。有条件的医疗机构可以通过不同途径为低收入或弱势孕妇申请资助项目来提供帮助。

## （六）产后随访流程化

FIGO 在《妊娠期糖尿病诊治指南（2015）》中指出，较少产妇会主动回到产科医生处进行随访，然而，绝大多数产妇会到儿保机构进行儿童体格监测。将产后随访与预防接种及儿保流程相结合，有利于至少产后 3~5 年对 GDM 孕妇进行规律随访。制订相应的随访流程有利于规范化管理和可持续进行，流程中应该包含负责部门、专职人员、随访节点、随访内容、随访指标、处理方法等内容。

（张琚　王玥　李润）

【参考资料】

［1］ International Diabetes Federation. IDF Atlas ［M］. 6th Edition. Belgium：International Diabetes Federation，2013.

［2］ Wend E M，Torloni M R，Falavigna M，et al. Gestational diabetes and pregnancy outcomes-a systematic review of the World Health Organization（WHO）and the International Association of Diabetes in Pregnancy Study Groups（IADPSG）diagnostic criteria ［J］. BMC Pregnancy and Childbirth，2012，12（1）：1-13.

［3］ American Diabetes Association. Management of diabetes in pregnancy：standards of medical care in diabetes-2020 ［J］. Diabetes Care，2020，43（1）：S183-S192.

［4］ Rayanagoudar G，Hashi A A，Zamora J，et al. Quantification of the type 2 diabetes risk in women with gestational diabetes：a systematic review and meta-analysis of 95，750 women ［J］. Diabetologia，2016，59（7）：1403-1411.

［5］ Hod M，Kapur A，Sacks D A，et al. The International Federation of Gynecology and Obstetrics（FIGO）initiative on gestational diabetes mellitus：a pragmatic guide for diagnosis，management，and care ［J］. Obstetrics & Gynecology，2015，131（3）：173-211

［6］ Guo J，Chen J L，Whittemore R，et al. Postpartum lifestyle interventions to prevent type 2 diabetes among women with history of gestational diabetes：a systematic review of randomized clinical trials ［J］. Journal of Women's Health，2016，25（1）：38-49.

［7］ Koning S H，Lutgers H L，Hoogenberg K，et al. Postpartum glucose follow-up and lifestyle management after gestational diabetes mellitus：general practitioner and patient perspectives ［J］. Journal of Diabetes & Metabolic Disorders，2016，15（1）：56.

［8］ 杨慧霞. 妊娠合并糖尿病——临床实践指南 ［M］. 2 版. 北京：人民卫生出版社，2013.

［9］ Ehrlich S F，Hedderson M M，Quesenberry C P，et al. Post-partum weight loss and glucose metabolism in women with gestational diabetes：the DEBI Study ［J］. Diabetic Medicine，2014，31（7）：862-867.

［10］ Kramer C K，Swaminathan B，Hanley A J，et al. Each degree of glucose intolerance in pregnancy predicts distinct trajectories of β-cell function，insulin sensitivity，and glycemia in the first 3 years postpartum ［J］. Diabetes Care，2014，37（12）：3262-3269.

［11］ Gunderson E P，Hurston S R，Ning X，et al. Lactation and progression to type 2 diabetes mellitus after gestational diabetes mellitus：a prospective cohort study ［J］. Annals of Internal Medicine，

2015，163（12）：889－898.

［12］Davis J N，Gunderson E P，Gyllenhammer L E，et al. Impact of gestational diabetes mellitus on pubertal changes in adiposity and metabolic profiles in latino offspring ［J］. The Journal of Pediatrics，2013，162（4）：741－745.

［13］Martens P J，Shafer L A，Dean H J，et al. Breastfeeding initiation associated with reduced incidence of diabetes in mothers and offspring ［J］. Obstetrics & Gynecology，2016，128（5）：1095－1104.

［14］中国营养学会. 中国居民膳食指南（2016）［M］. 北京：人民卫生出版社，2016.

［15］Kramer C K，Campbell S，Retnakaran R. Gestational diabetes and the risk of cardiovasculardisease in women：a systematic review and meta-analysis ［J］. Diabetologia，2019（62）：905－914.

# 第十二章　糖尿病妇女孕前评估与指导

在妊娠合并糖尿病患者中，10％左右为 PGDM，包括 1 型糖尿病和 2 型糖尿病。PGDM 由于病程较长且高血糖较严重，甚至合并糖尿病微血管病变，对母婴均存在严重危害。如果 PGDM 女性不进行管理或管理不理想，怀孕后出现孕期流产、先兆子痫、新生儿低血糖等不良妊娠结局的风险远远超过 GDM 孕妇。本章阐述了孕前保健的重要性、PGDM 女性的孕前咨询与评估、孕前营养和体力活动指导、体重管理等内容，希望通过临床医务工作者规范的孕前管理，最大化降低不良妊娠结局的发生风险。

## 第一节　孕前保健与筛查

孕前保健指对育龄妇女进行妊娠前的健康评估和干预管理，及时采取预防措施或相应治疗，其目的是明确和改变与不良妊娠结局密切相关的孕前行为、身体状态和社会因素等。医务工作者和育龄妇女均应重视孕前保健。可通过相应的公共卫生措施，提高育龄妇女对孕前保健的认知和接受程度（如在政策层面增加对孕前保健的投入，提高育龄妇女健康意识水平，使更多人能够享受到孕前保健）。孕前保健不但能降低不良妊娠结局的发生率，还有益于母亲和后代未来的健康。

孕前保健包括发现 PGDM、识别 GDM 危险因素及筛查营养不良、贫血、超重或肥胖、高血压和甲状腺功能障碍等影响母亲和子代健康的疾病。PGDM 合并妊娠包括1 型糖尿病和 2 型糖尿病合并妊娠，PGDM 的管理是涉及孕前、孕期、产后、下一胎孕前的全程化管理。

基于我国大约 60％的糖尿病未被诊断的现状，育龄妇女规律体检的比例较低，PGDM 容易漏诊。所以，加强筛查以及早发现 PGDM 并及时予以血糖管理，对改善母子健康结局至关重要。

计划怀孕的女性应在孕前 3 个月进行血糖检测，以判断血糖是否在正常范围内，从而进行有效的血糖管理。从确诊糖尿病起，就应向患者讲解血糖控制的益处、血糖水平对妊娠的影响以及采取避孕措施的必要性，建议所有患糖尿病的育龄女性尽量把血糖控制在正常范围内再怀孕。2020 年 ADA 发布的《妊娠合并糖尿病诊治指南》进一步强调了孕前保健的重要性，增加了营养、糖尿病教育以及筛查糖尿病并发症和合并症的相关内容。孕前保健应包括孕前健康教育、医疗评估、筛查、免疫接种等内容，并确保糖尿病患者的产前检查是在具备相应资质和条件的医疗机构进行，并鼓励这些女性的伴侣或者其他家庭成员共同参与随访和治疗。

## 第二节　孕前糖尿病合并妊娠对母子的危害

与 GDM 孕妇相比，PGDM 孕妇在孕中、晚期宫内高血糖环境引起胎儿高胰岛素血症、大于胎龄儿或胎儿发育受限、胎肺发育不成熟等危害的发生风险更高。由于 PGDM 孕妇在孕早期就存在高血糖，且血糖波动大，发生胎儿畸形，尤其是心血管畸形的风险更高。医务人员需提高对高血糖相关风险的认识，并采取措施尽量减少并发症。2 型糖尿病孕妇胎儿死亡率高，而 1 型糖尿病孕妇发生酮症酸中毒和剖宫产的概率相对更高，二者胎儿先天畸形、死产和新生儿死亡发生率相似。

除了围产期的影响，胎儿在宫内高血糖暴露可能会影响新生儿期、婴幼儿期的生长发育，并造成远期影响，成年后糖尿病、肥胖、代谢综合征的发生率大大增加。宫内高血糖还可能对胎儿神经系统发育造成影响，与正常孕妇子代相比，PGDM 孕妇的子代远期认知功能低下，学习能力差，孤独症、多动症的发病率较高。

## 第三节　糖尿病妇女孕前咨询

孕前及孕期血糖控制有助于降低糖尿病孕妇的相关风险。因此，所有计划怀孕的糖尿病前期及糖尿病育龄妇女，均应进行孕前咨询和管理。医务人员应让糖尿病患者充分了解高血糖可能对妊娠结局带来的近远期危害，并告知孕前及孕期控制血糖的重要性。

### 一、病情评估

建议对于已知糖尿病史的女性，孕前应充分了解其健康状况，评估妊娠对糖尿病的影响以及糖尿病对妊娠的影响（包括对新生儿和母亲的远期影响）。所有具有生育可能的糖尿病史女性都应进行计划生育和孕前咨询，在计划妊娠之前应回顾以下病史：糖尿病病程、急性并发症、慢性并发症、糖尿病治疗情况、其他伴随疾病和治疗情况、月经史、生育史、节育史、家庭和工作单位的支持情况。

糖尿病是一种慢性代谢性疾病，病情轻者临床症状不典型，病程长者往往有全身器官功能的损伤，患者的依从性及治疗方法与病情控制有关。因此，孕前具体的咨询内容应包括糖尿病的类型、血糖控制的方法和达标的情况、有无伴发糖尿病的并发症（如糖尿病肾病、视网膜病变、神经病变、心血管病变等）、有无其他器官疾病、既往生育情况等。

对于有糖尿病史且计划妊娠的女性，在详细采集病史的基础上，应给予全面的体格检查和相关的实验室检查，综合评估病情后，专科医生再给出专业的咨询建议。

1. 全面的体格检查应包括体重、血压、脉搏、甲状腺情况、心肺听诊、肝脾情况、下肢有无皮肤病损、视力和眼底检查等。

2. 相关的实验室检查应包括血常规、尿常规、空腹和餐后血糖、糖化血红蛋白、肝肾功能、血脂代谢指标、心电图等，根据病情酌情增加甲状腺功能、心肌酶学和心脏超声等检查。

## 二、糖尿病分级

依据糖尿病女性发生糖尿病的年龄、病程、相关实验室的检查结果以及是否存在血管并发症等进行糖尿病分级（White 分级法），以帮助判断糖尿病的严重程度及预后，充分评估妊娠的风险，从而确定是否适合妊娠和下一步的治疗方案。White 分级法详见第十章（表 10-1）。

## 三、计划妊娠与避孕

糖尿病女性可根据个人的喜好选择避孕措施。对于近期没有怀孕计划的妇女，建议采用可逆的长效避孕方式，如植入性黄体酮或宫内节育器。在决定停止避孕措施前应告知医生，在血糖控制良好的前提下与临床医生评估风险后共同商量再决定。若没有药物禁忌证，建议有糖尿病的女性使用口服避孕药。向计划妊娠的糖尿病女性告知相关信息：①患糖尿病的时间越长，妊娠风险越大；②孕前应把血糖控制在理想范围；③个体化血糖控制目标；④治疗糖尿病的药物（包括胰岛素）及糖尿病并发症治疗药物需要在孕前和孕期重新进行评估；⑤增加产前检查的次数等。

## 四、孕前血糖管理

1. 糖化血红蛋白的监测：建议计划妊娠的糖尿病女性每月检测糖化血红蛋白（Glycosylated Hemoglobin，HbA1c）。建议计划妊娠的糖尿病女性在不引起低血糖的情况下将 HbA1c 严格控制在 6.5% 以下。HbA1c 降到越接近 6.5% 或更低，胎儿先天畸形的风险越低。对于此目标控制下容易出现低血糖的妇女，可适当放宽到 7%，但强烈建议 HbA1c 高于 10% 的糖尿病女性不要怀孕。

2. 自我血糖监测：自己配备家用血糖监测仪。在降血糖治疗过程中，应增加血糖监测的频率，监测内容包括空腹、餐前及餐后的血糖水平。

3. 酮体的监测：计划妊娠的 1 型糖尿病女性可配备血酮检测仪器，建议在出现高血糖或不适症状时检测血酮。

4. 确定血糖控制目标：在避免低血糖出现的情况下，对计划妊娠的糖尿病女性制订自我监测血糖的个体化目标。血糖控制目标值可参照 1 型糖尿病患者末梢血糖的控制范围。

5. OGTT：有妊娠糖尿病病史者，在计划怀孕前应行 OGTT，或至少在孕早期行 OGTT，如正常，妊娠 24～28 周也应行 OGTT。

### 五、孕前糖尿病并发症评估

孕前应充分评估糖尿病相关并发症，如糖尿病视网膜病变、糖尿病肾病及神经病变和心血管疾病等，必要时嘱其治疗后再怀孕。首先，孕前罹患糖尿病的妇女应在怀孕的前三个月内进行一次眼科检查，之后根据视网膜病变的程度，每三个月进行一次检查（尤其是已经存在眼底病变者）。如果没有糖尿病视网膜病变，以后每年检查一次。建议计划妊娠的糖尿病女性先完成视网膜病变评估和治疗，然后再将血糖控制至孕前要求的水平。随着血糖的迅速改善，糖尿病视网膜病变甚至可能出现急剧恶化，即糖尿病"视网膜病变早期恶化"现象，此现象常出现于血糖状况突然得到良好控制的妇女，在有基础视网膜病变的妇女中更常见，会威胁孕妇视力，易导致焦虑情绪，影响生活质量。孕期及产后的眼科检查应根据病情进行调整。其次，糖尿病女性在孕前需进行肾脏功能的评估。如果血清肌酐异常（≥120μmol/L），尿白蛋白/肌酐比值>30mg/mmol 或者预计肾小球滤过率<45mL/（min·1.73m²），建议孕前到肾科就诊。有肾脏病变的妇女应在孕前及妊娠期接受产科、肾病科等多学科的管理。合并基础肾脏疾病的孕妇围产期风险更高，子痫前期、早产、小于胎龄儿和剖宫产的发生率较高。终末期肾病患者应在肾移植后再计划妊娠。故对糖尿病合并肾脏病变孕妇需进行更密切、更严格的血压监测。与糖尿病相关的特殊检查还包括甲状腺功能、血脂、心电图等。1 型糖尿病患者还需定期监测血酮以排除酮症。与所有计划妊娠的妇女一样，需要进行孕前的一般检查，包括血常规、尿常规、血型（ABO 和 Rh）、肝功能、HBsAg、梅毒螺旋体、HIV、宫颈细胞学检查等。

# 第四节　糖尿病妇女孕前膳食营养建议

建立合理平衡的膳食模式有助于体重控制，改善妊娠结局。《中国居民膳食营养素参考摄入量（2013 版）》显示，轻度体力活动者妊娠前的推荐能量摄入量为 1800kcal/d，妊娠前超重或肥胖的孕妇更要加强营养管理，制订个性化的饮食方案。总体原则为多食用高膳食纤维的食物，如蔬菜、水果、全谷类、豆类，少食富含饱和脂肪的高能量食物。

对于 GDM 高危人群来说，维持稳定的血糖水平更为重要。膳食纤维有助于维持血糖水平的稳定。一项针对育龄妇女的膳食研究显示，每日增加 10g 膳食纤维的摄入，可降低 26％的 GDM 发病风险。因此育龄妇女在计划怀孕前应增加高膳食纤维食物的摄入，常见的高膳食纤维食物包括全谷类、水果、蔬菜（尤其是绿叶蔬菜）等，但应尽量避免摄入含添加糖的果汁等甜味饮料。减少精制谷物以及高 GI 食物的摄入量，如精白米面、精制糖等。控制脂肪的摄入量，同时增加优质蛋白质的摄入量。

另有研究显示，GDM 发病风险的升高与维生素 D 的缺乏有关。维生素 D 缺乏的育龄妇女应注意补充。合并血脂异常的糖尿病女性，建议以生活方式干预为基础，并将生活方式干预贯穿治疗全过程，从而改善血脂水平，因为生活方式干预不仅有助于降低胆固醇水平，还对血压、血糖以及整体心血管健康状况有益。饮食中胆固醇摄入量<300mg/d，饱和脂肪酸摄入量不超过每日总热量的10%，反式脂肪酸不超过每日总热量的1%；增加新鲜蔬菜、水果、粗纤维食物以及富含 $n-3$ 多不饱和脂肪酸的鱼类的摄入；膳食中碳水化合物所提供的能量应占总能量的50%～60%；盐摄入量<6g/d。

糖尿病妇女的孕前饮食除了遵循备孕妇女膳食指南，还需要注意以下几点内容：①合理控制能量，适当减轻体重；②碳水化合物适量，选择低GI食物；③增加膳食纤维的摄入；④控制脂肪摄入量；⑤选用优质蛋白质；⑥平衡膳食；⑦适当运动。

## 第五节　糖尿病妇女孕前运动与体重管理

孕前超重或肥胖是GDM的明确高危因素，它将增加GDM的发病风险，导致巨大儿等母子不良结局。超重或肥胖在2型糖尿病患者中很常见，目前已证实肥胖是先天畸形，尤其是心血管缺陷的独立危险因素。随着孕妇BMI增加，胎儿主动脉弓畸形、房间隔缺损和动脉导管未闭的发生率也随之增加，而在BMI>40的孕妇中，胎儿大动脉转位的发生率几乎是正常BMI孕妇的2倍。超重或肥胖的育龄妇女在计划怀孕前应进行详细咨询，真正认识到超重或肥胖的潜在危害并予以重视，在此基础上进行适当运动以控制体重。超重或肥胖的育龄妇女在怀孕前应尽量将BMI控制至正常范围内再怀孕。BMI>27的糖尿病女性孕前需减重，可通过控制饮食总热量摄入以及增加运动量，将BMI维持在24以内。超重或肥胖者减重的初步目标为3～6个月减轻体重的5%～10%。

在孕前开始合理锻炼，有助于降低GDM的发病风险。研究显示，女性体育锻炼4小时/周或30分钟/天，能够降低70%的GDM发病风险。每日30分钟中等强度的体育锻炼，如快步行走、骑自行车、游泳等都是有效的锻炼方式。确保锻炼时要监测心率的变化，不要超过推荐的与年龄及体重相适宜的目标心率。应该尽可能多地进行体力活动。适当的体力活动有益于血糖的控制，每日坚持30～60分钟的中等强度有氧运动，每周至少5天。需要减重者还应继续增加每周运动强度和时间。空腹血糖>16.7mmol/L、反复低血糖或血糖波动较大、有糖尿病酮症酸中毒等急性代谢并发症、合并急性感染、增殖性视网膜病、严重肾病、严重心脑血管疾病（不稳定型心绞痛、严重心律失常、一过性脑缺血发作）等情况下暂停运动，病情控制稳定后方可逐步恢复运动。

此外，需控制其他危险因素，如戒烟、戒酒。生活方式干预效果不佳、需加用他汀类等降脂药物的妇女应避孕。妊娠期禁用他汀类药物，但在母体急性胰腺炎危险增加的情况下可使用非诺贝特。服用他汀类药物治疗的女性一旦发现妊娠，应及时停药。

（张琚　杨柳青　黄璐娇）

【参考资料】

［1］American Diabetes Association. Management of diabetes in pregnancy：standards of medical care in diabetes-2020［J］. Diabetes Care，2020，43（1）：S183－S192.

［2］Hod M，Kapur A，Sacks D A，et al. The International Federation of Gynecology and Obstetrics（FIGO）initiative on gestational diabetes mellitus：a pragmatic guide for diagnosis，management，and care［J］. Obstetrics & Gynecology，2015，131（3）：173－211.

［3］Xiang A H，Wang X，Martinez M P，et al. Maternal gestational diabetes mellitus，type 1 diabetes，and type 2 diabetes during pregnancy and risk of ADHD in offspring［J］. Diabetes Care，2018，41（12）：2502－2508.

［4］Alexopoulos A S，Blair R，Peters A L. Management of preexisting diabetes in pregnancy：a review［J］. Journal of the American Medical Association，2019，321（18）：1811－1819.

［5］Persson M，Razaz N，Edstedt B A K，et al. Maternal overweight and obesity and risk of congenital heart defects［J］. Journal of The American College of Cardiology，2019，73（1）：44－53.

［6］魏玉梅，杨慧霞. 重视糖尿病患者孕前孕期的全程管理［J］. 中华糖尿病杂志，2016，8（5）：259－260.

［7］QLD，Queensland Health. Queensland Clinical Guideline：Gestational diabetes mellitus［S］. 2015.

［8］魏玉梅，杨慧霞. 促进妊娠前超重和肥胖孕妇建立健康生活模式以改善母儿预后［J］. 中华围产医学杂志，2015，18（8）：568－570.

# 第十三章　妊娠合并糖尿病临床营养管理实践

从本章开始，我们将对妊娠合并糖尿病的临床实践进行讲述。首先是孕期营养门诊的创建，在营养门诊的就诊患者中，妊娠合并糖尿病孕妇占很大的比例。主要内容包括孕期营养门诊的场所及物品配置、人员配备、管理制度和工作流程等。其次，妊娠合并糖尿病一日门诊的逐步开展为医疗机构提供了一种更加适合孕妇的治疗模式。本章介绍了全国各地妇幼医疗机构一日门诊的管理模式，为广大医务人员提供选择和借鉴。

## 第一节　孕期营养门诊建设

### 一、场所及物品配置

根据各医院情况，可在医务部下设医技科室临床营养科，由临床营养科开设营养门诊。不具备条件者也可在产科或妇女保健科内开设"孕期或围产期营养门诊"。营养门诊应具有完成相应营养诊疗工作所需的场地和仪器设备，以及相应资质的专业人员。

1. 场所要求：与产科门诊邻近，有专用的房间，面积 $20m^2$ 以上。有条件的医院应设有候诊或集体宣教区、体检区、问诊区和食物模型展示区等。

2. 物品配置：安装相应营养软件的计算机、食物模型或食物图谱、身高测量仪、体重秤、皮褶厚度仪、皮尺、听诊器、血压计、血糖仪、食物称量电子秤等。有条件者可配备代谢车、人体成分分析仪等。

### 二、人员配备

1. 可配备营养门诊负责人、营养医生、营养护士或医学助理。

2. 营养门诊负责人：由副高及以上职称医生担任，全面负责营养门诊工作。

3. 营养医生：可由具有医学背景的专业临床营养师或公共营养师担任，或经过营养专业培训的产科医生担任，负责营养门诊日常诊疗工作。

4. 营养护士：可由经过营养专业培训的产科护士担任，负责导诊、协助诊疗、集体宣教等工作。

### 三、管理制度

1. 就诊时间：根据《妇幼保健机构等级评审标准》要求营养门诊每周开设 5～7 天，也可根据实际情况确定每周开设天数。

2. 常用表单：膳食调查表、血糖监测表、膳食和体检分析结果、膳食日记、体重监测表、食物交换份表、个体化膳食处方、运动处方、胰岛素使用指导单、患者满意度调查表等。

3. 制度建立：有妇女儿童营养保健相关的工作制度和工作常规（如妊娠期营养及妊娠期糖尿病测评及干预、饮食行为评估及干预、营养性疾病诊治等）、技术操作规程及营养性疾病转诊流程，如"营养门诊负责人职责""营养医生职责""营养护士职责""营养门诊工作制度""营养门诊质量控制表""营养门诊转诊制度""糖尿病专案管理制度""联合门诊制度"等。

### 四、工作流程

营养门诊工作流程见图 13-1，营养治疗流程见图 13-2。

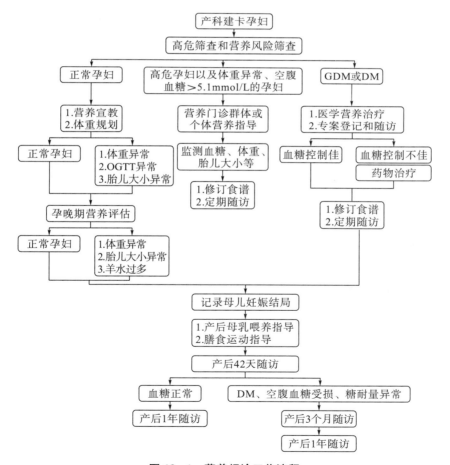

**图 13-1　营养门诊工作流程**

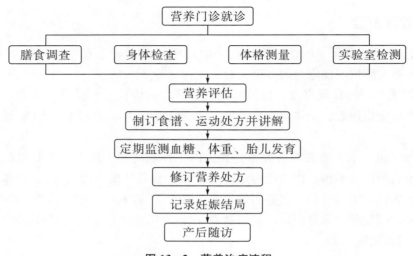

图 13-2　营养治疗流程

1. 营养评估：通过膳食和饮食行为的调查（如膳食模式、食物量、食欲和食欲变化、就餐环境、体力活动、食物过敏和不耐受、食品安全相关因素、使用膳食补充剂情况、药物使用情况等）、身体检查（如面色、体态、是否水肿等）、体格检查（如身高、体重、皮褶厚度测量、体成分测定、血压测量、静态能量消耗测定等）、实验室检查（如 OGTT、血脂、尿常规、糖化血红蛋白、维生素测定等），进行综合的营养评估，给出分析结果。

2. 食谱和运动方案制订。

（1）妊娠合并糖尿病一经诊断，MNT 即应启动，根据综合营养评估结果计算日需平均总能量，对超重或肥胖孕妇应适当限制能量摄入，对消瘦、运动量大的孕妇适当增加能量摄入。

（2）三大产能营养素分配：碳水化合物推荐摄入量占每日膳食总量的 50%～60%，脂肪占 20%～30%，蛋白质占 15%～20%。维生素及矿物质建议达到 DRIs 的推荐标准。若不能满足，可做必要的补充。

（3）根据孕妇的实际条件制订运动处方，包括个体化运动形式、运动频率、运动强度、运动时间、运动前后的注意事项、运动禁忌等。

（4）使用食物模型或图谱，讲解食谱、烹饪方法、食物选择、等量食物交换、饮食安排、饮食禁忌和误区等，讲解运动处方、随访指标、随访时间和频率等。

3. 疗效监测及评估：经过 MNT 之后，需要定期进行营养评估，监测并评估患者的血糖水平、尿酮体水平、血脂变化、体重变化或体成分指标变化、实际膳食摄入、体力活动情况等，如果不能达标，需要结合药物治疗，并评估胎儿情况和孕妇相关指标。根据以上情况及患者的实际接受程度对个体化处方进行调整和修订。

4. 产后随访：若无禁忌证，应鼓励母乳喂养。研究表明，母乳喂养可改善糖代谢，也可降低子代发生 2 型糖尿病的风险。产后 6～12 周进行 OGTT，若正常，至少每 3 年筛查一次，警惕发展为糖尿病或糖尿病前期。建议超重、肥胖或孕期增重超标的妊娠合并糖尿病孕妇减重，体力活动和生活方式调整是控制体重的重要措施，预防包括糖尿病在内的代谢综合征的发生。

# 第二节　体验式一日门诊建设

妊娠合并糖尿病一日门诊是指以糖尿病的"五驾马车"治疗方法为基础，将孕期诊断为妊娠合并糖尿病的孕妇分批次召集在一起进行一天的健康教育式管理，通过授课、实践、演示、交流互动等形式，由临床营养师、产科医生和护士引导孕妇学习血糖测量、食物交换份、烹饪知识、食物选择搭配、餐次安排、记录膳食日记、饮食误区、体力活动、注射胰岛素、心理调节等知识和实践操作。

## 一、场所及物品配置

妊娠合并糖尿病一日门诊一般采用预约制的方式，护士在开诊前一天需与患者电话确认，根据门诊物品清单进行物品准备，并在一日门诊结束后负责清点物品，做到账目清晰。基本物品包括授课用具、食物模型、运动器材、血糖仪、血压计、就餐相关用具、各类表格等。

## 二、人员配备

为保障妊娠合并糖尿病一日门诊的顺利开展，从门诊筹备、与各科室沟通到现场实施的各个环节均需专职人员各司其职，应设立各个岗位，并规定其岗位职责。岗位包括门诊负责人、营养师、产科医生、护士、运动指导师、厨师等。工作内容涵盖门诊管理与监督、授课演示、测定血糖、准备物品、制订食谱、准备糖尿病餐、质量控制等。

## 三、管理制度

### （一）成立质控小组

为保证妊娠合并糖尿病一日门诊的顺利开展，在实施管理前应成立质控小组，并制定质控小组职责、工作制度以及质控管理目标等。质控小组组长为科主任，质控员负责收集质控指标、形成报表、制订质量改进计划等。

### （二）制定质控指标

针对妊娠合并糖尿病一日门诊的关键环节制定质控指标。确定质控指标的名称、意义、选择指标的理由、指标类型、目标值、指标负责人、数据收集人、数据收集方法、预期报告时段、评估周期、数据汇总和分析计划等，采用标准化质量管理工具进行质量管理。

### （三）妊娠合并糖尿病一日门诊各环节的质控

1. 患者的知情告知：为最大限度地保障患者权益，在门诊预约患者时，应就妊娠合并糖尿病一日门诊的意义、时间、安排、运动、收费及相关注意事项等由营养师或医生进行详细告知，就患者提出的相关问题进行详细解答，患者知情并签字同意后再参加一日门诊。

2. 糖尿病餐的质控：在一日门诊当日，患者会在医院进食专门制作的糖尿病餐，这是一日门诊的关键环节，直接关系到患者当日血糖情况以及为患者在家进行糖尿病餐的制备起到示范作用，因此糖尿病餐的质控至关重要。为保证糖尿病餐的质量，可从以下几个方面进行质控：固定专职厨师和送餐员；进行营养培训，考核上岗；营养师监督糖尿病餐的制备和称量。

3. 运动课程的质控：运动是控制血糖的重要手段，针对妊娠合并糖尿病孕妇的运动需同时兼顾有氧运动和抗阻力运动。由运动指导师设计针对妊娠合并糖尿病孕妇的运动计划，包括运动形式、时间、强度等。门诊预约孕妇时确认其是否存在运动禁忌证。对存在运动禁忌证者，建议其只参加一日门诊的讲授部分。门诊当日由运动指导师再次对运动禁忌证进行筛查。运动前进行基础心率监测，运动结束后再次进行运动后心率监测，以评估该运动强度对不同孕妇个体是否合适。制订特殊情况的应急处理预案，如针对低血糖、阴道流血、呼吸困难等情况的应急处理预案。一旦发生以上情况，医护人员各司其职，严格按照预案执行。

4. 血糖监测的质控：血糖监测是妊娠合并糖尿病综合管理的保障措施。一日门诊的血糖监测能够发现妊娠合并糖尿病孕妇进食糖尿病餐后的血糖反应情况，是调整食谱的重要依据。首先，严格按照医院的质控标准，每季度由检验科对血糖仪的准确性和精确性进行质控。其次，对血糖监测人员进行血糖仪使用方法的培训，考核合格方可上岗。在实际操作过程中严格按照操作方法使用血糖仪，确保血糖试纸在保质期以内使用。

5. 随访质控：一日门诊结束后发放膳食日记、血糖监测表、运动记录表，嘱患者记录，并每周门诊随访一次，根据饮食及运动、血糖监测、患者体重增长及胎儿生长发育情况进行个体化膳食及运动指导的调整，督促患者在日常生活中做好自我管理。

6. 总结分析：医疗机构应根据妊娠合并糖尿病一日门诊开展的情况，定期进行（每月或每季度一次）总结分析。总结内容主要包括每月患者参加人数、当日血糖趋势分析、运动指标分析、授课前后效果分析、患者满意度分析和意见总结。定期召开总结分析会议，组织人员进行讨论并持续改进。

## 四、工作流程

妊娠合并糖尿病一日门诊开诊前授课老师应提前备课和沟通，按照课程安排进行准备，授课老师应相对固定。由于患者就餐和测量血糖时间相对固定，课程和演示应安排在餐间进行，每节课时间控制在 20~30 分钟，理论与实践演示课程应交叉进行。医疗机构可根据实际情况调整课程安排和时间。门诊工作流程应提前告知孕妇，以便其做好心理准备和物品准备。流程应该涵盖营养师和产科医生的讲课内容、血糖测定实践、糖尿病餐、运动时间、答疑等。

## 五、一日门诊举例

### （一）四川省妇幼保健院模式

1. 人员设置及职责分工。

四川省妇幼保健院妊娠合并糖尿病一日门诊岗位及职责见表 13-1。

表 13-1 四川省妇幼保健院妊娠合并糖尿病一日门诊岗位及职责

| 岗位 | 职责 |
|---|---|
| 门诊负责人 | 1. 全面负责一日门诊的运行和监督管理<br>2. 一日门诊外部宣传<br>3. 与相关科室沟通协调<br>4. 当日门诊结束前进行患者点评<br>5. 定期召开质量管理总结会议 |
| 营养师 | 1. 预约患者<br>2. 营养课程讲授与演示<br>3. 对食堂人员进行糖尿病餐制作的培训和考核<br>4. 示范餐食谱的制订与营养餐的监督管理<br>5. 讲授血糖监测方法及胰岛素使用方法<br>6. 定期总结分析 |
| 产科医生 | 1. 预约患者<br>2. 讲授 GDM 对母子近远期影响<br>3. 讲授和演示 GDM 孕妇胎儿监测与产时血糖监测 |
| 护士 | 1. 物品准备与清点<br>2. 预约登记和患者知情告知<br>3. 签到、填写"门诊记录单"<br>4. 监测当日餐前、餐后血糖并记录<br>5. 讲授孕期体重监测表和膳食日记的使用<br>6. 患者满意度调查表的收集 |
| 运动指导师 | 1. 运动禁忌证的排查及运动过程中的安全保障<br>2. 孕期运动指南讲解<br>3. 运动课程准备和演示<br>4. 胎儿按摩操和心理疏导 |
| 厨师 | 1. 负责食材的采购、清洗、加工，并保证食材的新鲜和安全<br>2. 称重食材，严格执行糖尿病餐医嘱<br>3. 在规定时间及时送餐<br>4. 餐具的清洁消毒<br>5. 按照患者满意度持续改进餐品质量 |

2. 门诊安排与流程。

四川省妇幼保健院妊娠合并糖尿病一日门诊安排与流程见表 13-2，四川省妇幼保健院妊娠合并糖尿病一日门诊示例见附图 9。

表 13-2　四川省妇幼保健院妊娠合并糖尿病一日门诊安排与流程

| 门诊安排 | 实施者 |
|---|---|
| 签到、测量空腹血糖 | 护士 |
| 营养早餐 | 营养师、厨师 |
| 营养课堂 | 产科医生或营养师 |
| 运动疗法：形体练习 | 运动指导师 |
| 测量餐后2小时血糖 | 护士 |
| 营养早加餐 | 营养师、厨师 |
| 营养课堂 | 营养师 |
| 测量午餐前血糖 | 护士 |
| 营养午餐 | 营养师、厨师 |
| 胎儿按摩操 | 运动指导师 |
| 情绪疗法 | 护士 |
| 运动疗法：肌肉训练 | 运动指导师 |
| 测量午餐后2小时血糖 | 护士 |
| 营养课堂（演示） | 营养师 |
| 产科课堂 | 产科医生 |
| 营养午加餐 | 营养师、厨师 |
| 营养课堂（演示） | 营养师或厨师 |
| 测量晚餐前血糖 | 护士 |
| 产科课堂 | 产科医生或营养师 |
| 总结与答疑 | 营养师、产科医生 |
| 患者带走营养晚餐 | 护士 |

### （二）甘肃省妇幼保健院模式

1. 人员设置及职责分工。

甘肃省妇幼保健院妊娠合并糖尿病一日门诊岗位及职责见表13-3。

表 13-3　甘肃省妇幼保健院妊娠合并糖尿病一日门诊岗位及职责

| 岗位 | 职责 |
|---|---|
| 围产营养、内分泌、代谢专科负责人 | 1. 负责一日门诊的运行和监督管理<br>2. 负责一日门诊内部、外部的宣传<br>3. 对食堂人员进行糖尿病餐制作的培训和考核<br>4. 示范餐食谱的制订与营养餐的监督管理<br>5. 定期召开医疗质量缺陷分析会 |

| 岗位 | 职责 |
|---|---|
| 门诊产科医生 | 1. 规范筛查妊娠合并糖尿病<br>2. 向患者宣教一日门诊的作用，知情告知，预约至一日门诊 |
| 围产营养、内分泌、代谢专科医师 | 1. 规范筛查妊娠合并糖尿病<br>2. 向患者宣教一日门诊的作用，知情告知，预约至一日门诊<br>3. 调查孕妇的相关个人信息，制订个体化的医学营养处方<br>4. 讲解 GDM 及 PGDM 的诊断标准<br>5. 讲解 GDM 及 PGDM 对母儿近远期的影响<br>6. 讲解如何利用食物交换份、GI、GL 控制血糖<br>7. 讲解如何使用个体化的医学营养处方<br>8. 确定 GDM、PGDM 孕妇血糖检测的正常范围，孕前不同 BMI 孕妇体重增长的范围<br>9. 讲解运动的重要性、GDM 孕妇的适宜运动种类、运动的禁忌证及运动过程中的注意事项<br>10. 讲授如何规范记录膳食日记、血糖及体重，以及这么做有何意义<br>11. 胰岛素注射患者的随访 |
| 围产营养、内分泌、代谢专科护士 | 1. 统计次日一日门诊的患者人数，确定食物交换份，通知厨师<br>2. 物品准备与清点<br>3. 签到、填写"门诊记录单"<br>4. 监测当日餐前、餐后血糖并记录<br>5. 讲授如何规范检测末梢血糖<br>6. 带领患者至餐厅就餐<br>7. 指导并带领患者参与有氧运动及耐力训练<br>8. 一日门诊患者满意度调查<br>9. 一日门诊后需要胰岛素治疗患者的胰岛素注射、存放的指导、随访<br>10. 妊娠结局的随访、记录 |
| 厨师 | 1. 负责食材采购、清洗、加工<br>2. 称重食材，严格执行糖尿病餐医嘱<br>3. 在规定时间及时备餐<br>4. 当日妊娠合并糖尿病一日门诊患者餐食样本留存、备查<br>5. 餐具的清洁消毒<br>6. 按照患者满意度调查持续改进与提高 |

2. 门诊物品配备。

妊娠合并糖尿病一日门诊采用预约制。预约时即了解患者的相关个人信息，以制订个体化医学营养处方。专科护士需在前一日将次日妊娠合并糖尿病一日门诊的患者人数、需要的食物交换份通知厨师。开诊前一天需准备一日门诊所需物品，并在一日门诊结束后负责清点物品，妥善保管。基本物品包括食物模型、投影仪、电脑、音响、激光笔、运动器材、血糖仪、棉签、酒精、血压计、洗手液、餐巾纸、签到表、膳食日志、满意度调查表等。

3. 门诊安排与流程。

甘肃省妇幼保健院妊娠合并糖尿病一日门诊安排与流程见表13-4，甘肃省妇幼保健院妊娠合并糖尿病一日门诊示例见附图 10。

表 13-4　甘肃省妇幼保健院妊娠合并糖尿病一日门诊安排与流程

| 时间 | 内容 |
|---|---|
| 7：50—8：10 | 测空腹血糖 |
| 8：10—8：30 | 至餐厅吃早饭 |
| 8：40—9：20 | 糖尿病健康教育：血糖监测 |
| 9：30—10：00 | 运动治疗：有氧训练 |
| 10：10—10：30 | 测早餐后 2 小时血糖 |
| 10：30—10：40 | 吃早加餐 |
| 10：45—11：50 | 糖尿病健康教育：妊娠合并糖尿病的医学营养治疗 |
| 11：50—12：00 | 答疑 |
| 12：10—12：40 | 至餐厅吃午饭 |
| 12：50—13：20 | 糖尿病健康教育：运动治疗 |
| 13：30—14：00 | 运动治疗：耐力训练 |
| 14：10—14：30 | 测午餐后 2 小时血糖 |
| 14：40—14：50 | 吃午加餐 |
| 15：00—15：30 | 总结 |
|  | 患者带走晚餐及晚加餐 |

4. 糖尿病餐的制作。

根据孕妇的各项基础指标、生活方式、运动方式及血糖监测情况，制订个体化的糖尿病餐。计算每日总能量：确定三大产热营养素摄入量（碳水化合物占 50%~60%，蛋白质占 15%~20%，脂肪占 25%~30%）。利用食物交换份，每日膳食四大类八小类，达到膳食平衡。利用 GI、GL 提高控糖效果。

5. 评价标准。

评价标准参考《妊娠合并糖尿病诊治指南（2014）》、血糖控制标准、孕妇体重增长标准、胎儿生长发育标准、妊娠期合并症的发生、远期母儿并发症的发生。

6. 一日门诊后随访。

一日门诊后患者监测 3~5 天血糖，并记录血糖、膳食及运动日志。再次门诊于专科医生处就诊，根据血糖监测表、膳食及运动日志所提供的信息，专科医生将判断患者血糖控制是否达标、食物的量及种类是否合适、就餐时间及膳食制度是否恰当、是否有合理的运动、体重增长是否合适、是否需要调整膳食及运动、是否需要胰岛素进一步治疗。如需要，计算胰岛素剂量、取药，至专科护士处学习胰岛素的保存、注射方法，不良反应的处理等。

（三）南京市妇幼保健院模式

1. 南京市妇幼保健院妊娠合并糖尿病一体化管理流程。

南京市妇幼保健院妊娠合并糖尿病一体化管理流程见图 13-3。

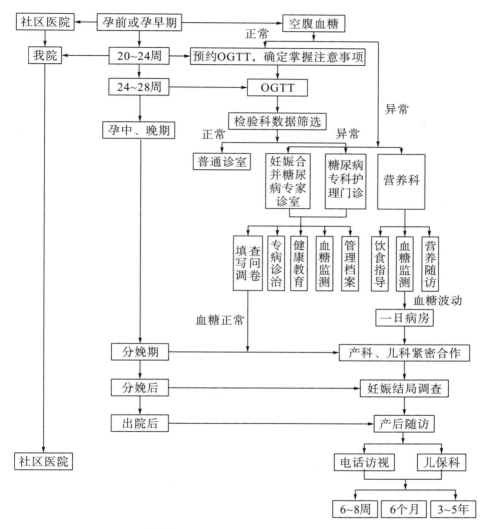

图 13-3　南京市妇幼保健院妊娠合并糖尿病一体化管理流程

2. 一日病房的成立。

南京市妇幼保健院于 2011 年开设妊娠合并糖尿病专病门诊及糖尿病专科护理门诊，2014 年 12 月加入"中国妊娠期糖尿病规范化诊疗合作中心"，开设妊娠合并糖尿病一日病房，由 1 名糖尿病专科护士联合营养师、产科内分泌医生对妊娠合并糖尿病孕妇实施一日全程监控，充分发挥多学科团队合作及孕妇间同伴支持的作用。

3. 一日病房的物品配备。

糖尿病专科护士负责一日病房物品清点，每日清点，账物相符。一日病房配制 12

张病床、电脑、电视机、胎心仪、血压计、电话、空气消毒机、手消液、食物模型、运动器材（弹力带、计步器、跑步器等）、血糖监测物品、一日病房报告单（包括孕妇基本信息、个性化饮食、运动指导方案、血糖日志、指导建议）、满意度评价表、孕妇档案（包括孕妇基本信息、高危因素、OGTT结果以及每次产检的体重、宫高、腹围、血压、血糖、血脂等，还有分娩信息、产后随访内容）、各类登记本等。

4. 一日病房管理制度与流程。

一日病房隶属产科统一管理，由糖尿病专科护士主导实施妊娠合并糖尿病一日病房干预。产科内分泌医生根据孕妇自我管理、血糖控制情况，开具一日病房医嘱。孕妇与一日病房糖尿病专科护士预约，按预约日期转入妊娠合并糖尿病一日病房。每次5~12名孕妇，由1名糖尿病专科护士为主导全程陪护，产科内分泌医生、营养师共同参与孕妇的综合诊疗。一日病房每周开展2次。

（1）一日病房工作制度如下：

1）工作人员须着装整洁，仪表规范，上班时间不得从事与工作无关的事情。

2）一日病房由糖尿病专科护士管理，负责患者的饮食、运动指导及心理疏导，认真做好健康教育工作。

3）保持病房整洁、安静、舒适、安全。

4）物品由专人管理，建立账目，定期清点，物品放在指定位置，使用后及时补充，不得挪用或外借。

5）严格执行无菌技术操作，正确执行各种操作流程。

（2）南京市妇幼保健院妊娠合并糖尿病一日病房岗位职责见表13-5。

表13-5 南京市妇幼保健院妊娠合并糖尿病一日病房岗位职责

| 负责人 | 职责 |
|---|---|
| 门诊内分泌科医生 | 评估患者，开具一日病房医嘱 |
| 糖尿病专科护士 | 1. 预约一日病房，告知注意事项<br>2. 建立一日病房孕妇档案<br>3. 进行个性化饮食指导、个性化运动指导（如五彩运动操）、血糖监测、糖尿病小讲座（饮食、运动、血糖监测）<br>4. 与产科内分泌医生沟通，预约孕妇下次产检或住院治疗<br>5. 发放一日病房报告单<br>6. 一日病房QQ群网络随访，个性化指导<br>7. 产后电话随访，督促内分泌科复诊 |
| 文员 | 产后电话随访，录入一日病房随访资料 |
| 产科及内分泌科医生 | 了解孕妇病情，实施个性化指导与建议，预约孕妇下次产检或住院治疗 |
| 营养师 | 1. 制订妊娠合并糖尿病孕妇食谱<br>2. 监督膳食科的营养餐制备过程<br>3. 讲解妊娠合并糖尿病营养膳食和食物交换份 |
| 膳食科人员 | 负责食材的采购、加工，送至一日病房 |

（3）工作流程：南京市妇幼保健院妊娠合并糖尿病一日病房接诊流程见图 13－4。南京市妇幼保健院妊娠合并糖尿病一日病房评估流程见图 13－5。

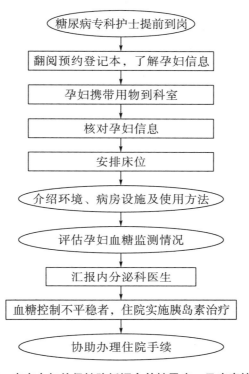

**图 13－4 南京市妇幼保健院妊娠合并糖尿病一日病房接诊流程**

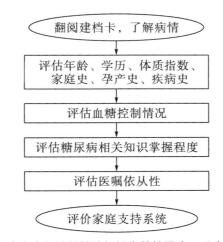

**图 13－5 南京市妇幼保健院妊娠合并糖尿病一日病房评估流程**

（4）南京市妇幼保健院妊娠合并糖尿病一日病房时间安排见表 13－6，南京市妇幼保健院妊娠合并糖尿病一日门诊示例见附图 11。

表 13-6 南京市妇幼保健院妊娠合并糖尿病一日病房时间安排

| 时间 | 内容 |
|---|---|
| 7：30 | 孕妇签到，检测空腹血糖 |
| 7：35 | 早餐（个性化） |
| 8：35 | 餐后活动 |
| 9：10 | 健康教育（血糖监测技术） |
| 9：35 | 监测早餐后 2 小时血糖 |
| 09：45 | 早加餐 |
| 10：10 | 健康教育（饮食疗法） |
| 11：10 | 监测午餐前血糖 |
| 11：15 | 午餐（个性化） |
| 12：15 | 餐后运动 |
| 13：15 | 监测午餐后 2 小时血糖 |
| 13：20 | 午休 |
| 14：30 | 健康教育（运动疗法） |
| 15：10 | 午加餐 |
| 15：30 | 健康教育（当日食谱分析） |
| 16：25 | 监测晚餐前血糖 |
| 16：50 | 晚餐（个性化） |
| 17：50 | 餐后活动 |
| 18：50 | 监测晚餐后 2 小时血糖 |
| 19：00 | 结束一日病房 |

5. 质量控制。

（1）成立多学科团队质控小组。为保证妊娠合并糖尿病一日病房顺利开展，成立多学科团队质控小组，由产科内分泌科主任担任质控组长，联合多学科共同制订糖尿病一日病房工作制度、工作职责、工作流程及质控管理目标等。

（2）妊娠合并糖尿病一日门诊各环节质控。

1）孕妇知情告知：门诊预约时，由糖尿病专科护士详细告知一日病房的意义、时间、内容安排、收费标准及相关注意事项。

2）糖尿病饮食质控：由营养师制订孕妇一日食谱，指导膳食科负责糖尿病餐食材的采购、称重、加工，保证孕妇一日的能量供给及营养摄入。

3）运动质控：根据孕妇病情，主要采用散步、器材运动、五彩运动操（抗阻运动）等。糖尿病专科护士评估孕妇是否存在运动禁忌证，选择合适的运动方式。运动前进行基础心率、血压、血糖监测，运动结束后再次进行心率、血压、血糖监测。运动过程中糖尿病专科护士指导并全程陪伴。制订特殊情况应急处理预案，如低血糖、阴道流液、阴道流血等。一旦发生，各工作人员分工协作、各司其职，严格按照预案执行。

4）血糖监测质控：按照医院质控标准进行血糖仪质控。血糖监测由糖尿病专科护士操作，按血糖仪使用操作 SOP 进行，确保血糖值的准确性。

5）疑难病例讨论：由产科科主任、产科内分泌医生、产科医生、糖尿病专科护士、营养师、B 超室医技人员共同组成专病管理小组，对一日病房疑难病例进行讨论。

6）随访质控：发放一日病房报告单、血糖监测表，指导孕妇门诊定期随访，根据孕妇自我管理能力、血糖值、孕妇体重增长及胎儿生长发育情况，调整诊疗方案及护理措施。糖尿病专科护士完善一日病房孕妇档案并督促孕妇做好自我管理。

### （四）北京海淀区妇幼保健院模式

1. 人员设置及职责分工。

北京海淀区月分娩量为 1000 人左右，妊娠合并糖尿病患者每月 150 人左右，其中参与妊娠合并糖尿病日间门诊的患者每天有 8~12 人。日间门诊参与人员有营养师、营养护士、厨师及配膳员，主要涉及营养门诊及住院食堂两个部门。

2. 日间门诊流程。

妊娠合并糖尿病一日门诊开诊前授课老师应提前备课和沟通，按照课程安排时间进行准备，授课老师应相对固定。由于患者就餐和测量血糖的时间固定，课程和演示应安排在餐间进行，每节课时间控制在 20~30 分钟为宜，理论与实践演示课程应交叉进行。北京海淀区妇幼保健院妊娠合并糖尿病一日门诊流程见表 13-7，北京海淀区妇幼保健院妊娠合并糖尿病一日门诊示例见附图 12。

表 13-7　北京海淀区妇幼保健院妊娠合并糖尿病一日门诊流程

| 时间 | 日间门诊内容 | 实施人员 |
|---|---|---|
| 一周以内 | 日间门诊，妊娠合并糖尿病患者预约 | 营养师 |
| 前一天 15：00 | 上报食堂第二天就诊人数（注：周末或者休假日提前通知） | 营养护士及配膳员 |
| 7：00 | 到岗，通知食堂准时送餐，保持卫生（桌面、地面等孕妇活动区域） | 营养护士 |
| 7：30 | 组织参加示范餐孕妇（查完空腹血糖后）进餐，称重规范：卫生、仔细 | 营养护士、抽血室人员、检验科人员 |
| 8：20—9：20 | 准时带领孕妇进行室外运动（遇到特殊天气，组织孕妇室内阅读、就餐、活动），抽血晚的孕妇进食后院内自行活动，不能外出活动的孕妇进食后室内活动四肢 | 营养护士 |
| 9：30 | 妊娠合并糖尿病孕妇监测餐后 2 小时血糖，组织抽完血的孕妇吃早间餐 | 抽血室人员、检验科人员 |
| 9：40 | 第一节宣教课：糖尿病相关知识 | 营养师 |
| 10：10 | 组织孕妇室内运动，要求动作规范、细致 | 营养护士 |
| 10：40 | 第二节宣教课：医学营养治疗 | 营养师 |

| 时间 | 日间门诊内容 | 实施人员 |
|------|------------|----------|
| 11：30 | 通知食堂中午就餐，并提醒食堂准备就餐环境及餐食 | 营养护士 |
| 12：00 | 带领孕妇到食堂进餐并填写回馈表 | 营养护士 |
| 15：00 | 录入并整理回馈信息 | 营养护士 |

（五）重庆市妇幼保健院模式

1. 预约门诊。

采用预约制的方式，产科护士在开诊前一天与患者电话确认，同时建议患者记录最近3天的饮食和运动情况，携带饮食日记、家用血糖仪来院，家中做饭的家属也可以一起参加。

2. 物品配备。

根据门诊物品清单准备物品，并在一日门诊结束后负责清点物品，做到账目清晰。基本物品包括食物模型、投影仪、电脑、激光笔、音响、运动器材（垫子、瑜伽球、哑铃等）、血糖仪、棉签、酒精、血压计、洗手液、餐巾纸、签到表、体重曲线图、膳食日记、运动评价表、满意度评价表、低GI营养包发放记录表等。

3. 门诊安排与流程（产科为主导模式）。

重庆市妇幼保健院妊娠合并糖尿病一日门诊流程见表13-8，重庆市妇幼保健院妊娠合并糖尿病一日门诊示例见附图13。

**表13-8　重庆市妇幼保健院妊娠合并糖尿病一日门诊流程**

| 时间 | 课程安排 | 实施者 |
|------|---------|--------|
| 7：00—7：30 | 孕妇签到，测量空腹血糖 | 产科护士 |
| 7：30—8：00 | 发放早餐 | 产科护士 |
| 8：00—9：30 | 健康教育：妊娠期糖尿病的营养（含互动及答疑） | 营养科医生/营养师 |
| 9：30—10：00 | 宣教课间运动，测量早餐后2小时血糖 | 产科护士＋运动指导师 |
| 10：00—10：30 | 发放早加餐 | 产科护士 |
| 10：30—11：30 | 健康教育：妊娠期糖尿病的危害（含答疑时间） | 产科医生 |
| 11：30—12：30 | 发放午餐 | 产科护士 |
| 12：30—14：00 | 宣教午餐后活动，休息 | 运动指导师 |
| 14：00—14：30 | 健康教育：自我血糖监测＋数胎动 | 产科护士 |
| 14：30—15：30 | 健康教育：糖尿病饮食交换份 | 产科护士 |
| 15：30—16：00 | 发放午加餐（营养科特配低GI营养包） | 营养科护士 |
| 16：00—16：30 | 健康教育：孕妇居家运动 | 运动指导师 |

| 时间 | 课程安排 | 实施者 |
|---|---|---|
| 17：00—18：00 | 发放晚餐 | 产科护士 |

4. 营养小课堂。

营养科医生完成健康教育后，对孕妇及家属进行互动提问，复习所学知识，解答患者常见的营养问题，强调血糖不是越低越好，应在保证充足营养的前提下，使血糖稳定且体重增长合适，宝宝大小适中才是最好的。点评典型患者的三日饮食运动及血糖日记，请孕妇相互讨论并评价其饮食是否合理，同时还可自由讨论今日的糖尿病示范餐如何搭配，回家及上班后如何执行，三次正餐和加餐如何选择。最后，根据个人意愿决定是否加入糖妈妈微信群，在微信群内患者可上传饮食照片、运动情况及血糖结果，医护人员可查看并给予点评，以便于及时发现问题、解决问题，同时给群内其他孕妇做参考。

（六）糖尿病翻转课堂

目前大多数医院采用的妊娠合并糖尿病一日门诊管理模式取得了良好的临床效果，但存在耗费时间较长、部分上班族孕妇难以参加、部分孕妇难以理解并执行的问题。为更好地探索适合于各层次孕妇和妇幼保健机构的妊娠合并糖尿病管理模式，改善母婴不良结局，中国医师协会医学科普分会产科科普专业委员会主委、北京协和医院产科的马良坤教授创立了一种新型孕期健康管理模式，即妊娠合并糖尿病翻转课堂。翻转课堂将传统式/灌输式宣教模式转变为互动讨论/朋辈教育宣教模式，从事日常孕产妇健康管理的医务工作者可以从1个课程、1个实操、1项检测、1个示范模块，来进行朋辈教育、小组讨论、案例教学、听众互动、体验实践，通过生动、新颖的方式来开展活动，提供最适宜的健康管理方案，规范医疗行为，保证医疗质量，提高营养支持与治疗水平。

翻转课堂让患者与医生互动以便于两者相互增进了解，让患者感受到妇幼工作者是站在患者的角度全心全意为其考虑，并非对立，明白所提供的临床指导方案及营养支持与治疗的理由和依据，增强信任度和依从性。通过课程示范，让每一位参予的医生清楚孕妇的顾虑、疑惑、困难、希望，便于日后从孕妇需求和疑惑之处出发，给予专业的引导与诊疗，让双方都能相互了解，提高配合度，有效地达到临床营养治疗的目的。

1. 参加翻转课堂前对妊娠合并糖尿病患者的要求。

（1）观看和学习妊娠合并糖尿病相关的1个视频、1个音频、1个科普知识。

（2）回顾最近3天的饮食和运动，做好饮食日记，带到课堂，现场互评和点评。

（3）邀请家里做饭的家属一起参加翻转课堂，有利于回家后调整膳食模式。

（4）自行准备血糖仪，监测1天空腹及三餐后两小时的血糖，将血糖仪跟医院的血糖仪比较一下并检测方法和数值。

2. 翻转课堂授课教师的流程。

（1）孕妇签到，测定餐前血糖，每位孕妇做自我介绍，如孕周、诊断、职业。

（2）每位教师分别做自我介绍。

（3）4或5人组成一个小组，复习所学知识，提问互动。

（4）小组讨论，互评三日饮食、运动、血糖日记。

（5）自由讨论，搭配糖尿病示范餐，学习回家及上班后如何执行，加餐如何选择。

（6）请孕妇及家属互相打气加油，迎接妊娠合并糖尿病的挑战，微信群互动。

3. 教师和患者的互动讨论。

（1）如何看待妊娠合并糖尿病：可把疾病当作一次挑战，不恐慌，不焦虑，也不轻视。

（2）提问：妊娠合并糖尿病治疗应该达到的目标是什么？患者回答通常是血糖正常指标（低限与高限）。教师需要强调避免低血糖反应非常重要，强调孕期健康更重要，还要兼顾体重、营养均衡、宝宝大小、胎心监护，适时催产引产。

（3）妊娠合并糖尿病的治疗方法就是吃和动，重要的是主食的选择，如主食的量，三顿正餐、三顿加餐，以及餐后合理运动。

（4）如果有胰岛素治疗，会后单独介绍胰岛素打针的方法及安全性。

（5）准备运动，请孕妇认真执行，家属参观或者同时运动，认可安全有效的运动。

（6）测定餐后血糖，比对血糖仪误差，掌握正确的检测方法。

此外，还可应用微信群或专用APP，患者可上传饮食照片、运动情况及血糖水平，营养科医生/营养师查看并点评，以便于及时发现问题、解决问题。

（张琚　滕越　胡桂凤　周敏）

# 第十四章　临床营养病例分析

本章是该书的实践指导部分，汇集了来自四川、北京、南京、重庆等地区的妇幼营养临床案例的诊疗过程和实践经验，旨在让医务人员能够将理论知识与实际操作相结合，在临床实践中灵活应用个体化治疗。

## 一、孕前肥胖 GDM 孕妇

孕妇停经 11 周，G2P1，40 岁，从事办公室工作，身高 163cm，孕前体重 80kg，现体重 83kg，经产科医生推荐到孕期营养门诊进行饮食指导干预体重。

### （一）营养门诊就诊过程

营养医师采用 SOAP 营养咨询方法来进行营养干预工作。

1. 主观询问（Subjective）。

该孕妇存在糖尿病家族史，三年前第一胎曾被诊断为 GDM，第一胎孕前体重 65kg，分娩前体重 90kg，新生儿出生体重 4200g；产后未恢复至孕前体重，属于生育性肥胖。因其照顾孩子，加上工作较忙，经常熬夜，有睡前吃夜宵的习惯，早餐常吃油炸类面食，如油条、锅贴、油饼等，因工作关系，一周在外就餐 3 或 4 次，喜食辛辣油腻食物和榴莲、芒果、菠萝等热带水果，平均每天水果食用量在 500g 至 1000g。偏爱含糖饮料，孕前每周喝奶茶 2 或 3 次。孕后减少喝奶茶次数，但家庭烧菜烹调用油较多，每周食用排骨汤、鸡汤等 3 次以上。无孕吐反应，易饥饿，主食量比孕前增加，睡前喜食汉堡或甜面包充饥。营养师采用食物频率调查表调查该患者膳食情况（表 14-1）。

表 14-1　食物频率调查表

| 食物品种 | 食用频率（次） | | | | 平均每次食用量（g） | 备注 |
| --- | --- | --- | --- | --- | --- | --- |
| | 每日 | 每周 | 每月 | 每年 | | |
| 主食（精致米、面） | 4 或 5 | | | | 100 | 喜食油煎炸面食及糯米类 |
| 全谷及杂豆（小米、红豆等） | | | 1 或 2 | | 50 | |
| 根茎类食物（山芋、土豆等） | | 3 或 4 | | | 200 | 偶尔吃薯条薯片 |
| 蔬菜类（叶菜及瓜茄类） | 2 | | | | 150 | 炒蔬菜用油多 |

| 食物品种 | 食用频率（次） | | | | 平均每次食用量（g） | 备注 |
|---|---|---|---|---|---|---|
| | 每日 | 每周 | 每月 | 每年 | | |
| 菌藻类 | | | 1或2 | | 50 | |
| 水果类 | 3或4 | | | | 200 | 喜食甜水果 |
| 蛋类 | 1或2 | | | | 50 | 喜食油煎蛋 |
| 水产类（鱼、虾等） | | 1或2 | | | 50 | |
| 畜肉类（猪、牛、羊肉等） | 1或2 | | | | 100 | 喜食荤汤、红烧肉 |
| 禽肉类（鸡、鸭、鸽子等） | | 1或2 | | | 100 | 喜食皮 |
| 动物肝脏（猪肝、鸡肝等） | | | | | 0 | |
| 豆类及制品（豆浆、豆腐等） | | 1或2 | | | | |
| 坚果 | | 2或3 | | | 50 | |
| 奶及奶制品 | | 3或4 | | | 250 | 喜食全脂奶 |
| 甜品 | | 3或4 | | | 100 | 喜食甜面包 |
| 甜饮料（果汁、奶茶等） | | 2或3 | | | 500 | |
| 烹调用油 | 2 | | | | 20 | 用油多 |

2. 客观检查（Objective）。

实验室检查示：甘油三酯，3.4mmol/L；胆固醇，7.3mmol/L；空腹血糖，5.4mmol/L；血红蛋白，131g/L；糖化血红蛋白，5.5%。营养门诊监测25-OH-维生素D：32nmol/L。

3. 营养评价（Assessment）。

该孕妇甘油三酯及胆固醇均超标，空腹血糖及糖化血红蛋白水平偏高，虽目前孕周尚不能确诊GDM，但孕中、晚期发展为妊娠期糖尿病的概率较大。25-OH-维生素D缺乏。

4. 制订营养计划（Plan）。

计算孕前BMI=80/1.63²=30.1（属于孕前肥胖），11周属孕早期，体重应当增长0.5~2.0kg，目前体重已经增长3kg，属于体重增长过快。

其理想体重应该为身高（cm）-105=163-105=58kg。

该孕妇属于轻体力劳动，105kJ/kg×58kg=6090kJ（1457kcal）。考虑到胎儿发育需求，取孕早期最低值6279kJ（1500kcal）。

确定全天主食数量和种类并进行餐次食物分配，根据主、副食及植物油的数量和餐次比例设计一日食谱，饮食处方举例［6279kJ（1500kcal）］见表14-2。

表14-2 孕早期肥胖孕妇一日食谱

| 餐次 | 菜名 | 食物名称 | 数量（g） |
|---|---|---|---|
| 早餐 | 低脂奶 | 低脂牛奶 | 200 |
| | 玉米面鸡蛋饼 | 玉米面 | 50 |
| | | 鸡蛋 | 50 |
| | 植物油 | 橄榄油 | 5 |
| | 炒生菜 | 生菜 | 50 |
| 早点 | 猕猴桃 | 猕猴桃 | 100 |
| 午餐 | 米饭 | 大米 | 70 |
| | 清蒸鲈鱼 | 鲈鱼 | 75 |
| | 鸭血豆腐 | 鸭血 | 30 |
| | | 豆腐 | 50 |
| | 菠菜汤 | 菠菜 | 150 |
| | 植物油 | 大豆油 | 10 |
| 午点 | 银耳莲子红枣羹 | 银耳（干） | 10 |
| | | 红枣（干） | 15 |
| | | 莲子（干） | 5 |
| 晚餐 | 燕麦片粥 | 燕麦片 | 75 |
| | 青椒炒肉片 | 青椒 | 100 |
| | | 瘦猪肉 | 20 |
| | 素炒西兰花 | 西兰花 | 100 |
| | 植物油 | 橄榄油 | 10 |
| 其他 | 盐 | 加碘盐 | 6 |

该食谱热量1504kcal，蛋白质73g，脂肪48g，碳水化合物216g，三大产热营养素供能比：蛋白质19%，脂肪29%，碳水化合物52%。膳食纤维20.4g，钙984mg，铁31mg，锌12mg，维生素A 2180μgRAE，维生素E 17mg，维生素$B_1$ 0.9mg，维生素$B_2$1.3mg，维生素C 237mg，除维生素$B_1$略微低于推荐量，其余营养素全部达到孕早期推荐标准。蛋白质52%来源于动物蛋白，属优质蛋白；动物脂肪与植物脂肪比1:3。三餐三点供能比26%、4%、35%、6%、26%、4%。符合少吃多餐的原则。

发放体重增加曲线表（肥胖），要求每周称重一次，要求晨起、空腹、排空尿液，着单衣称重记录，自行绘制体重增长曲线，每月营养门诊随访一次。

（二）营养门诊随访

1. 孕15周：营养门诊随访，营养师查看体重曲线记录，发现饮食管理后其体重在最初一周下降 0.5kg，第二周持平，第三周增长 0.2kg，第四周增长 0.3kg，体重增长基本符合肥胖孕妇增重标准。实验室复查：甘油三酯 2.4mmol/L，胆固醇 7.0mmol/L，空腹血糖 5.1mmol/L，均有所下降，25－OH－维生素 D 42 nmol/L，有所上升。营养师调查其饮食现状发现有所改善，烧菜用油量减少，油煎油炸食物及荤汤摄入量明显减少，甜水果食用量减少，自诉增加全谷类食物后饥饿感明显减轻。每天运动 6000～8000 步，并增加日晒时间。

2. 孕 24 周：空腹血糖 5.1mmol/L，糖化血红蛋白 5.2%，诊断妊娠期糖尿病。该孕妇属轻体力劳动，孕中期热量计算：105kJ/kg×58kg＋1254kJ（300kcal）＝7344kJ（1757kcal）。考虑到胎儿发育需要，孕中、晚期最低能量不宜低于 7534.8kJ（1800kcal）。因此改进食谱方案，给予 1800kcal/d 一周食谱推荐。

3. 该孕妇一直定期随访营养门诊，孕晚期血糖和体重控制较稳定，至分娩前体重 88kg，共增 8kg，符合肥胖孕妇增重标准，孕 38 周生产男婴 2930g，产后空腹血糖 4.1mmol/L，餐后 2 小时血糖 6.2mmol/L，均为正常。

（三）心得体会

据文献报道，第一胎 GDM 孕妇，再次妊娠 GDM 发生率为 35.6%～69.0%。该孕妇具有高龄（>35 岁）、孕前肥胖（BMI＝30.1）、巨大儿分娩史等 GDM 高危因素，且孕早期已出现体重增长过快、空腹血糖偏高、甘油三酯偏高等问题，因此早期营养干预非常重要。通过合理饮食、运动干预，孕妇不健康的饮食生活习惯得以改变，糖脂代谢趋于正常。尽管在孕中、晚期仍诊断为 GDM，但较轻微，且血糖、体重控制良好，最终获得良好妊娠结局。因此对于有 GDM 高危因素的孕妇，应及早进行医学营养治疗，可有效预防其孕中、晚期的并发症。

## 二、孕前多重高危 GDM 孕妇

患者 36 岁，G3P1$^{+1}$，因"OGTT 异常"于 2017.03.05 在营养门诊就诊。末次月经 2016.09.07，预产期 2017.06.15，根据其末次月经推算就诊时孕周 25$^{+4}$ 周。2016.12.06 孕 12$^{+6}$ 周时 FPG 5.6mmol/L，未进行规范的医学营养治疗和血糖监测。2017.02.24 孕 24$^{+2}$ 周行 OGTT，结果显示空腹、1 小时、2 小时血糖分别为 5.76mmol/L、11.75mmol/L、10.60mmol/L。产科病史：2009 年妊娠 39$^{+2}$ 周剖宫产 1 名男婴，出生体重 4.1kg。孕前因"月经失调"于妇科内分泌门诊就诊，诊断为 PCOS，存在 IR。有糖尿病家族史，母亲、外婆均患有糖尿病，口服降糖药物控制血糖。体格检查：身高 158cm，孕前体重 60kg，孕前 BMI 为 24.0（超重），就诊时体重 69kg。

（一）营养治疗过程

该孕妇 OGTT 筛查 3 项结果均高于正常标准，GDM 诊断成立。按照 GDM 的 MNT 原则为该孕妇制订糖尿病食谱，并预约一周后复查早、午餐后 2 小时血糖及 HbA1c。身高 158cm，孕前 BMI 24.0，以 25kcal/（kg·d）的能量标准制订食谱，孕中期在孕早期的基础上增加 300kcal/d，该孕妇全天摄入总能量 1790kcal，其中蛋白质、脂肪、碳水化合物供能比分别为 15%～20%、25%～30%、50%～60%。早、中、晚三餐供能比分别为 10%～15%、30% 和 30%，早、中、晚加餐供能比为 5%～10%。

该孕妇按照糖尿病食谱执行 1 周后复查血糖显示：FPG 4.90mmol/L，2h-PPG（早餐后）5.76mmol/L，2h-PPG（午餐后）6.21mmol/L，HbA1c 5.6%，血糖控制良好。调整食谱，适当增加主食及水果量。嘱孕妇自行购买血糖仪，每周 2～3 天监测空腹及三餐后 2 小时血糖，并将结果记录在血糖监测表，同时记录饮食日记。每 1～2 周营养门诊复诊。

（二）血糖变化过程

该孕妇在妊娠 26～30 周血糖控制总体达标。FPG 4.7～5.2mmol/L，2h-PPG（早餐后）5.6～6.1mmol/L，2h-PPG（午餐后）5.9～6.5mmol/L，2h-PPG（晚餐后）5.9～6.8mmol/L，并且体重正常增长，约 0.25kg/w。但在妊娠 30～32 周时血糖突然出现上升趋势。FPG 5.3～5.7mmol/L，2h-PPG（早餐后）6.8～7.3mmol/L，2h-PPG（午餐后）7.0～7.8mmol/L，2h-PPG（晚餐后）7.3～8.4mmol/L。2 周体重未增长。因此建议孕妇配合胰岛素控制血糖。该孕妇于内分泌科就诊接受胰岛素治疗，睡前注射地特胰岛素，三餐前注射门冬胰岛素，并于内分泌科调整胰岛素用量，空腹及餐后血糖均控制在正常范围内，直至分娩。

（三）妊娠结局

该孕妇于妊娠 38$^{+5}$ 周剖宫产女婴 1 名，出生体重 3.5kg。新生儿出生后 0 分钟、5 分钟、10 分钟 Apgar 评分分别为 8、10、10，未出现新生儿低血糖、黄疸、呼吸窘迫等并发症。母亲妊娠期间未出现妊娠期高血压疾病等并发症。

（四）心得体会

1. 孕早期进行 GDM 高危因素筛查的重要性。

该孕妇存在 GDM 高危因素：巨大儿分娩史，2009 年剖宫产男婴一名，出生体重 4.1kg，因 2009 年很多医院尚未进行 GDM 筛查，因此该孕妇可疑有 GDM 史；糖尿病家族史，母亲、外婆均患有 T2DM；孕前诊断 PCOS，存在 IR。因此该孕妇在首次产检时即可进行 OGTT 筛查，如发现异常应及时进行管理，做到早发现、早治疗。

2. 孕早期发现 FPG 偏高的处理。

该孕妇早期 FPG 5.6mmol/L，高于孕期 FPG 标准，但未进行规范管理。研究显示，孕早期空腹血糖升高可增加中期 GDM 的风险。因此建议对孕早期发现 FPG 高于标准的孕妇进行规范的 MNT、体重管理和血糖监测，以减少 GDM 的发生风险。

3. 孕期 MNT 无法控制血糖的情况下，使用胰岛素的重要性。

胎儿长期暴露在高糖环境中会增加巨大儿等近期不良健康影响以及增加将来罹患肥胖、2 型糖尿病等的风险。同时，母亲在孕期发生高血压、羊水过多等的风险也会增加。因此在 MNT 无法控制血糖的情况下及时使用胰岛素将血糖控制在正常范围显得尤为重要。根据《妊娠合并糖尿病诊疗指南（2014）》的建议，胰岛素的使用时机是经MNT治疗3~5天，空腹或餐前血糖仍然≥5.3mmol/L及2h－PPG≥6.7mmol/L，调整饮食后出现饥饿性酮体，增加热量后血糖又超标。胰岛素的使用从小剂量开始，0.3~0.8U/（kg·d），每次调整以2~4U为宜，或不超过全天用量的20%，观察2~3天判断疗效。此外，很多孕妇担心胰岛素是否会通过胎盘对胎儿造成影响，以及注射过程中针头是否会伤及胎儿等。其实胰岛素是大分子蛋白质，不会通过胎盘屏障，只会在母体内发挥作用。另外，胰岛素注射针头很细小，不存在刺伤胎儿的风险。

### 三、孕期增重过多 GDM 孕妇

患者32岁，G1P0，停经 $24^{+5}$ 周，OGTT示：空腹血糖5.1mmol/L，餐后1小时血糖10.2 mmol/L，餐后2小时血糖9.6mmol/L，诊断为妊娠期糖尿病。身高160cm，孕前体重60kg，现体重70kg，办公室职员，轻体力活动，早餐自带，午餐和晚餐在单位食堂就餐。

营养师应用食物交换份进行食谱制订。营养建议如下：

1. 计算每日总能量及食物交换份数。

（1）计算孕前体质指数：孕前BMI＝ $60 \div (1.6)^2 \approx 23.44$ ，孕前体重在正常范围。

（2）计算该孕妇的标准体重：160－105＝55kg。

（3）计算每日能量需求：55×30＋200＝1850kcal/d。

（4）计算食物交换份：1850÷90≈20.6份。

2. 确定三大营养素的摄入量。

（1）蛋白质摄入量＝1850×20%÷4≈92.5g。

（2）脂肪摄入量＝1850×25%÷9≈51.4g。

（3）碳水化合物摄入量＝1850×55%÷4≈254.4 g。

3. 餐次及量的分配。

结合孕妇的饮食习惯，给予其一天6餐，为其制订的食谱见表14－3。

表14－3　GDM 患者一日食谱

| 餐次 | 品种 | 食物量（g） |
|---|---|---|
| 早餐 | 煮鸡蛋 | 鸡蛋50g |
| | 牛奶 | 纯牛奶250g |
| | 青菜包 | 青菜20g、玉米粉50g |
| 早加餐 | 核桃 | 山核桃10g |
| 午餐 | 杂粮饭 | 小米25g、大米50g |
| | 清炒菠菜 | 菠菜100g、植物油7g、盐1g |
| | 芹菜牛肉丝 | 芹菜150g、牛肉50g、植物油10g、盐2g |
| 午加餐 | 水果 | 苹果150g |

| 餐次 | 品种 | 食物量（g） |
|------|------|------------|
| 晚餐 | 杂粮馒头 | 面粉50g、玉米粉20g |
| | 胡萝卜炒西兰花 | 胡萝卜50g、西兰花200g、植物油10g、盐2g |
| | 清蒸鱼 | 鲈鱼80g、植物油5g、盐1g |
| 晚加餐 | 燕麦牛奶 | 燕麦片20g、牛奶250g |

## 四、高龄轻症 GDM 孕妇

患者46岁，G4P1；LMP：2018-01-22；EDC：2018-10-29。孕妇于妊娠7周建档，早孕"营养相关高危因素筛查"诊断为高危，2018-03-20妊娠8周营养门诊就诊。既往病史无特殊，否认传染病、外伤史，否认手术史及输血史，无食物过敏史。孕产史：2004-12-28自然分娩女活婴3650g。生命体征平稳，内科查体无特殊。妇科门诊：B超示停经周数与末次月经相符，确诊宫内妊娠，单胎。

实验室检查：空腹血糖5.41mmol/L，血红蛋白155g/L。体格检查：身高155cm，体重63.5kg，妊娠8周增重3.5kg，孕前BMI 24.9。

### （一）营养门诊专科管理过程

1. 病情分析：孕妇45岁高龄，孕前BMI示超重，其母有2型糖尿病，具有糖尿病家族史，有不明原因自然流产、胎停育史，孕早期空腹血糖>5.3mmol/L，头胎出生体重3650g，孕期增重20kg，具备GDM多项高危因素。

2. 营养干预过程。

（1）2018-03-20：停经57天，宫内妊娠，空腹血糖5.41mmol/L，血红蛋白155g/L。

（2）2018-03-23：复查空腹血糖5.46mmol/L，糖化血红蛋白5.4%，红细胞叶酸1165.1ng/mL，给予每天热量1500kcal的能量饮食指导。供能比：碳水化合物55%，蛋白质18%，脂肪27%。妊娠合并糖尿病日间门诊进行糖尿病餐示范，强化饮食概念。

（3）2018-03-29：妊娠9周日间门诊空腹血糖4.97mmol/L，餐后2小时血糖4.52 mmol/L，糖化白蛋白（Glycated Albumin，GA）13%。饮食评价：膳食搭配合理，建议控制膳食盐量。预约4周后监测血糖及糖化白蛋白。

（4）2018-04-18：妊娠12$^{+2}$周，体重63kg。三日膳食记录营养评价：热量日平均1450kcal，膳食搭配较合理，CHO占热比47%，空腹血糖4.97 mmol/L，餐后2小时血糖4.32 mmol/L，糖化白蛋白13.38%。建议保证主食量，继续观察。

（5）2018-05-17：妊娠16$^{+3}$周，体重62.5kg，妊娠16周增重2.5kg，较妊娠12周体重下降。饮食评价：热量1800kcal，三大营养素供能比合理。建议继续观察体重。

（6）2018-06-04：妊娠19周，体重62.5kg，血红蛋白134g/L，糖化白蛋白12.67%，饮食理想，建议保证叶菜摄入，每天补钙600mg。

（7）2018-07-02：妊娠23周，体重63kg，血红蛋白133g/L，叶酸1325.69ng/mL，B超孕周22$^{+6}$周，与停经孕周基本一致，膳食评价理想，日进热量接近1800kcal。

（8）2018-7-16：妊娠25周，体重63kg，增重3kg。OGTT（4.09-9.17-7.41mmol/L）（-），糖化白蛋白14.92%，饮食评价理想，建议5周后复诊。

（9）2018-8-20：妊娠30周，体重63.5kg，糖化白蛋白15.07%，B超孕周29$^{+5}$周，与停经孕周基本一致，建议控制单双糖摄入，给予血糖指数表，建议自我监测餐后血糖。孕末期饮食建议：增加鱼类水产品的摄入，保证膳食DHA摄入量，控制膳食盐量。

（10）2018-10-10：妊娠37$^{+2}$周，体重68kg，7周增重4.5kg，空腹血糖4.6mmol/L，未检测餐后血糖，血红蛋白127g/L，糖化白蛋白14.63%，叶酸1076ng/mL，B超示胎儿2924g。建议适当控制增速，注意膳食中坚果摄入量，含叶酸制剂每周2天。

（11）2018-10-17：妊娠38$^{+2}$周，体重68kg，孕期增重8kg，给予哺乳期饮食指导。

（12）2018-11-05：妊娠41周自娩女婴3840g。

（二）营养干预效果评价

1. 本案例早孕筛查高危因素包括高龄、糖尿病家族史、孕前超重。前一胎出生体重3650g，较大，早孕空腹血糖>5.3mmol/L。及时进行营养干预，在保证热量及营养素供给的基础上，配合运动（孕期孕妇坚持每天60分钟以上的运动），整个孕期增重8kg，较前一胎孕期增重20kg是很大的进步，但存在增重分配不平衡，孕末期30~37周增重集中，考虑与胎儿偏大有关。

2. 积极进行营养干预，整个孕期未被诊断GDM，妊娠25周OGTT（-），且妊娠30周、妊娠37周空腹血糖正常。

3. 整个孕期为减少孕妇抽血次数及等候时间，应用糖化白蛋白评价血糖情况，孕妇接受度较好，在检测空腹、餐后2小时血糖孕妇接受度差的情况下，以糖化白蛋白作为短时间内血糖评价指标。该病案整个孕期除孕早期外，OGTT正常，孕中、晚期空腹血糖正常，只有糖化白蛋白数值波动偏高（图14-1），结合胎儿出生体重偏高，提示GDM高危人群。即使OGTT和空腹血糖正常，是否考虑检测餐后血糖，或结合糖化白蛋白，可以作为以后GDM管理的思路。

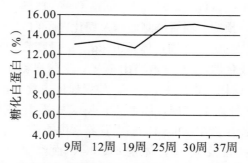

**图14-1　患者糖化白蛋白（Glycated Albumin，GA）变化趋势**

## 五、素食 GDM 孕妇

患者 42 岁，G2P1，停经 26<sup>+5</sup> 周。OGTT 示：空腹血糖 5.3mmol/L，餐后 1 小时血糖 12.3 mmol/L，餐后 2 小时血糖 10.9mmol/L。诊断为妊娠期糖尿病。糖化血红蛋白 5.5%。血常规示：血红蛋白 96g/L，铁蛋白 12.6μg/L，甘油三酯 3.2mmol/L，总胆固醇 6.1mmol/L，高密脂胆固醇 1.5mmol/L，低密脂胆固醇 3.9mmol/L。妊娠 23 周 B 超显示：胎儿偏小 1 周。孕妇身高 156cm，孕前体重 49.5kg，现体重 61kg。饮食习惯：由于信仰素食饮食，不吃肉和牛奶，喜欢吃油炸食品、水果、芝麻糊等糊状食物，久坐生活方式，运动量少。

### （一）病例分析

该患者是高龄孕妇，孕前 BMI 正常，孕 26<sup>+5</sup> 周增重 10.5kg，增重过多；OGTT 显示异常，确诊 GDM，可能由于长期素食，食物血红素铁摄入不足，确诊为缺铁性贫血；由于喜好油腻食物和谷物摄入过量，血脂偏高。

### （二）食谱展示

基于以上分析，患者理想体重为 50kg，建议能量摄入为 50×30kcal＋300kcal＝1800kcal，共计 20 份食物，由于其有素食习惯，建议谷类 10 份、豆类 3 份、鸡蛋 2 份、蔬菜 1 份、水果 1 份、坚果 1.5 份、油脂 1.5 份，具体参考食谱见表 14－4。

表 14－4 素食一日参考食谱

| | |
|---|---|
| 早餐 | 黑豆浆 250mL，水果玉米 1 根（200g），鸡蛋白 2 个，拌莴笋丝（莴笋 100g）<br>餐后：多维片 1 片 |
| 早加餐 | 水果（柚子 100g），坚果（核桃 1 个、瓜子 1 把） |
| 午餐 | 杂粮米饭（大米 80g、小米 20g），苦瓜炒鸡蛋（鸡蛋 50g、苦瓜 100g），拌海带（水发海带 100g）<br>餐后：铁剂 60～150mg |
| 午加餐 | 水果（草莓 100g），红枣 |
| 晚餐 | 杂粮米饭（大米 80g、红豆 20g），豆花（豆花 150g），拌黄瓜（100g），素炒藤藤菜（100g） |
| 晚加餐 | 黄豆浆 250mL，粗粮饼干 20g |
| 全天用烹调油 15g，盐 4～6g，水 1500～1700mL | |

## 六、孕晚期确诊 GDM 孕妇

患者 38 岁，G2P1。LMP：2018－06－06；EDC：2019－3－13（早孕 B 超核实孕周无误）。孕妇于妊娠 7 周建档，早孕"营养相关高危因素筛查"诊断为高危，但未到营养门诊就诊。既往病史无特殊，无食物过敏史。孕产史：2015 年外院头胎女活婴，确诊 GDM，出生体重 3650g，自述头胎孕期增重 10kg。生命体征平稳，内科查体无特殊。妇科门诊：B超示停经周数与末次月经相符，确诊宫内妊娠，单胎。实验室检查：空腹血糖 5.32mmol/L，血红蛋白 115g/L。体格检查：身高 159cm，体重 74kg，妊娠 36 周增重 9kg，孕前 BMI 25.7。

（一）营养门诊专科管理过程

1. 病情分析。

孕妇 38 岁属于高龄，孕前 BMI 示超重，GDM 史，孕早期空腹血糖>5.3mmol/L，具备 GDM 多项高危因素。妊娠 36 周增重 9kg。早孕空腹血糖 5.32mmol/L，妊娠 24 周增重 5kg，OGTT 正常，妊娠 30 周增重 8kg，空腹血糖 4.95mmol/L，妊娠 36 周增重 10kg，空腹血糖 5.3mmol/L，确诊 GDM 就诊。检测血糖：空腹血糖 4.69mmol/L，餐后 2 小时血糖 7.43mmol/L，糖化血红蛋白 5.5%。孕妇妊娠 16 周轻度贫血，维生素 A 水平偏低。

2. 营养干预过程。

（1）2019－02－14：妊娠 36 周就诊，建议 0.5kg/2 周，给予 GDM 饮食，预约 2019－02－19GDM 日间门诊，检测红细胞叶酸及糖化蛋白。

（2）2019－02－19：妊娠 36$^{+6}$周，体重 75kg，空腹血糖 4.66mmol/L，餐后 2 小时血糖 4.89mmol/L，糖化蛋白 15.78%，红细胞叶酸 381.938ng/mL。膳食评价：热量过高，三大营养素供热比不合理。建议增加鱼、禽、肉、蛋等含蛋白质丰富的食物以及富含铁的食物，每天补充含叶酸制剂，建议产后复查叶酸。

（3）2019－03－05：妊娠 39$^{+2}$周剖宫产女婴 3500g。

（二）营养干预效果评价

本案例高龄、超重、GDM 史，孕妇本身营养意识较差，孕早期确定具备多项妊娠期营养高危因素且未给予重视，整个孕期持续轻度贫血状态，直至妊娠 36 周确诊 GDM 就诊，HbA1c 5.5%，糖化白蛋白 15.78%，自行控制饮食时餐后 2 小时血糖 7.43mmol/L，参加 GDM 日间门诊给予糖尿病餐后血糖控制较为理想，提示对于具备 GDM 高危因素的孕妇进行早期干预可能会改善血糖水平，乃至改善妊娠结局。

## 七、合并高血压 GDM 孕妇

孕妇 39 岁，因剖宫产术后 11$^{+}$年，停经 32$^{+4}$周，发现血压增高 5$^{+}$月于 2020－02－04 10：46 入院，平素月经规律。LMP：2019－06－21；EDC：2020－03－28。停经后有轻微恶心、呕吐等早孕反应。孕期于外院定期产检：孕早期甲状腺功能未见明显异常，空腹血糖 4.55mmol/L。因"高龄"行羊水穿刺，染色体检查未见明显异常。孕 9$^{+}$周于××医院首次产检建档时测血压 145～150/115mmHg，考虑慢性高血压，于该院心内科就诊，给予硝苯地平控释片 30mg/d，控制血压，嘱定期复诊。孕妇偶有头昏，在家未监测血压，未加强产检。妊娠 24$^{+}$周于××医院门诊测血压 130mmHg－133/80mmHg－89mmHg，于心内科就诊后，继续给予硝苯地平控释片，30mg，口服，每天一次，拉贝洛尔 100mg 口服，每天一次，阿司匹林 100mg 口服，每天一次。1 周后复诊并逐渐调整拉贝洛尔用量为 100mg，每日三次。2020－01－29（31$^{+5}$ 周）于该院复诊，门诊测血压 138mmHg －160/103mmHg－112mmHg，因血压控制欠佳，建议住院治疗。孕妇因故未住院，自行回家观察。在家监测血压波动于 128mmHg － 136/98mmHg － 105mmHg，偶有头昏，无眼花、视物模糊、呼吸困难等，夜间睡眠欠佳，食欲尚可。2020－01－31：出现双下肢水肿，家务后感心累、气促，休息后缓解，无端坐呼吸，因感头昏，无头痛，来院就诊，门诊测血压 170/120mmHg，以 "慢性高血压并发重度子痫前期，妊娠期糖尿病，妊娠合并子宫瘢痕，妊娠 32$^{+4}$ 周 G2P1 待产" 收治入院。2019－12－14（妊娠 25$^{+}$ 周）：于 ×× 医院行 OGTT 提示：5.1mmol/L－12.11mmol/L－10.82mmol/L，考虑妊娠期糖尿病。经饮食及运动控制血糖，但血糖控制不佳，于妊娠 28$^{+}$ 周起给予门冬胰岛素（诺和锐）控制血糖，初始剂量为 6U－6U－6U，自行监测血糖，空腹血糖波动于 3.9~5.0mmol/L，餐后 2 小时血糖波动于 4.8~10.4mmol/L。2020－01－31 起自行停止使用胰岛素，不规律监测空腹血糖（4.1~5.0mmol/L），餐后 2 小时 8.8~14.8mmol/L，平素尿多，无烦渴。

身高 158cm，基础体重 60kg，基础血压不详，孕期体重增加 10kg。2008 年因试产失败于 ×× 医院足月剖宫产一女，约 3000g，现健在，孕期否认高血压、糖尿病等合并症，手术顺利，无产后出血、感染等。父母体健，否认家族遗传病史。

（一）治疗过程讨论

1. 患者分级：该患者入院诊断为慢性高血压并发重度子痫前期、妊娠期糖尿病 A2 级，孕期使用降压药和胰岛素治疗，属橙色高危孕产妇，应进入高危孕产妇管理流程。

2. 询问孕期控制血糖及血压的情况：患者为高龄孕产妇，头次妊娠为 11 年前，既往无妊娠期糖尿病、妊娠期高血压疾病等病史。本次妊娠前期以外院产检为主，妊娠 9$^{+}$ 周发现慢性高血压并口服降压药治疗，但在家未监测血压，且未加强产检。妊娠 31$^{+5}$ 周外院复诊，因血压控制欠佳，建议住院治疗，但孕妇因故未住院，自行回家观察。确诊为妊娠期糖尿病后，经饮食及运动控制血糖，但血糖控制不佳，于妊娠 28$^{+}$ 周起给予门冬胰岛素（诺和锐）控制血糖，自行监测血糖，空腹血糖正常，但餐后 2 小时血糖波动较大，且入院前 5 天自行停止使用胰岛素，说明该患者对妊娠期糖尿病和妊娠期高血压疾病的认识不足，依从性较差。

3. 饮食设计。

妊娠期糖尿病的营养治疗原则：①合理控制总能量，维持体重的适宜增长；②适当限制和选择合适的碳水化合物；③保证充足的蛋白质；④合理的脂肪摄入；⑤摄入充足的膳食纤维；⑥保证足够的维生素、矿物质；⑦适宜的体力活动；⑧合理的餐次安排；⑨治疗效果不满意时，及时使用胰岛素。

妊娠期高血压疾病的营养治疗原则：①控制总能量的摄入；②减少脂肪的摄入量；③增加优质蛋白质；④减少盐的摄入量；⑤补充充足的钙和锌。

分析：该孕妇于妊娠 32$^{+4}$ 周入院，身高 158cm，孕前体重 60kg，孕前 BMI 24.03，现体重 70kg，孕前体重在正常范围，孕期体重增加 10kg，增重合理，轻体力劳动。建议每日摄入能量：（158－105）×30＋200＝1790kcal。根据孕中、晚期每天热量不能低于

1800kcal 的要求，1800÷90＝20 份交换份。

4. 营养制剂的应用：患者依从性较差，不愿坚持使用胰岛素治疗，且不能在家定期监测血糖，故与患者及家属沟通后，营养科给予膳食纤维和复合益生菌辅助控制血糖和血压。

## （二）效果评价

营养科医生每日查房，行营养宣教，查看患者饮食日记和血糖、血压水平，鼓励患者坚持合理饮食和适宜运动，指出膳食错误之处，督促患者及家属及时改正。建议患者同时使用家用血糖仪与医院血糖仪进行对比，观察产科护士的血糖测量操作方法，查看血糖仪是否存在误差。

## （三）产后管理

建议产后坚持母乳喂养，产后 42 天复查 OGTT、血压、体重、体质指数、腰臀比、人体成分分析，告知妊娠期糖尿病孕妇和后代是肥胖、糖尿病、高血压等疾病的高危人群，即使产后血糖恢复正常，在日常的饮食中仍应做到少量多餐，保证粗杂粮、新鲜蔬菜、低 GI 水果、蛋、奶、鱼虾、瘦肉等均衡营养的摄入，餐后适当活动，避免 2 型糖尿病和高血压的发生。

## （四）实践经验

对于依从性不好的妊娠合并糖尿病患者，需要反复对其进行营养宣教与指导，强调控制血糖的重要性，指导患者及家属在保证充足营养的前提下，做好日常饮食的准备工作，尤其需告知如何选择合适的食物种类，教育兼具可操作性及实用性。

## 八、胰岛素治疗 GDM 孕妇

患者 30 岁，G2P1，因停经 32$^{+5}$ 周，阴道流血 1 小时于 2017－08－27 20：15 急诊入院。LMP：2017－01－10；EDC：2017－10－17（根据孕早期彩超核实孕周）。妊娠 3 个月于当地妇幼保健院建卡规律产检，妊娠 25 周行 OGTT 示：空腹血糖 5.6mmol/L，餐后 1 小时血糖 8.5mmol/L，餐后 2 小时血糖 10.2mmol/L，诊断为妊娠期糖尿病，血糖控制不理想，空腹血糖波动于 4.5～6.0mmol/L，餐后 1 小时血糖波动于 6.1～9.7mmol/L，两周后于当地人民医院住院治疗，给予胰岛素调整血糖 4 天出院。后转院时给予重和林 R（短效胰岛素）三餐前 18U－18U－18U，睡前给予重和林 N（精蛋白重组人胰岛素，中效胰岛素）20U 皮下注射，空腹血糖波动于 4.6～5.3mmol/L，餐后 2 小时血糖波动于 5.5～8.7mmol/L。妊娠 28$^{+6}$ 周因阴道少许流血伴不规则腹痛以"中央性前置胎盘伴出血"住院，给予硫酸镁、地屈孕酮等保胎治疗，住院期间病情平稳，于 4 天后出院。1 小时前无明显诱因出现阴道流血，出血量约 10mL，伴不规则下腹胀痛，遂急诊入院。既往 2012 年外院诊断为多囊卵巢综合征，余无特殊。否认传染病史及外伤史，否认手术史及输血史。2016 年于当地医院顺娩一活女婴，产后出血 1500mL，具体原因不详。前次妊娠患妊娠期糖尿病，自诉饮食及运动控制血糖波动可，产后未行

OGTT 复查。入院查体：体温 36.4℃，脉搏 82 次/分，呼吸 20 次/分，血压 128/82mmHg，内科查体无特殊。产科查体：宫高 27cm，腹围 97cm。胎方位：头位，胎先露，高浮，胎心率 140 次/分。阴道窥诊：宫颈口可见一暗红色血凝块堵塞，未见活动性出血。辅助检查：2017-07-31（餐后 28+ 周）HbA1c 5.1%，2017-08-03（餐后 29+ 周）我院行核磁共振提示：头位，中央性前置胎盘，帆状胎盘，胎盘主要位于后壁，下段向前完全覆盖宫颈内口，胎盘下段厚。2017-08-27（餐后 32+5 周）HBA1c 5.2%。彩超提示：宫内单活胎，帆状胎盘，前置胎盘。入院诊断：①中央性前置胎盘伴出血；②妊娠期糖尿病；③帆状胎盘；④G2P1，妊娠 32+5 周宫内孕头位单活胎先兆早产。

入院后监测生命体征、胎心胎动、阴道出血及血糖波动，给予硫酸镁抑制宫缩、倍他米松促胎肺成熟等治疗。空腹血糖波动于 4.2～6.9mmol/L，餐后 2 小时血糖波动于 6.1～9.3mmol/L。入院后 3 天（2017-08-30 21：30）因阴道活动性出血，约 360mL，伴不规则宫缩行急诊剖宫产术，手术顺利。术后处理：预防感染，缩宫，对症治疗，观察子宫收缩及阴道流血情况，监测血糖波动于 4.0～4.3mmol/L，术后第 1 天及 2 天 q4h 血糖监测波动于 4.1～7.6mmol/L，术后第 3 天测大轮廓空腹血糖 6.2～6.7mmol/L，餐后 2 小时血糖 5.6～7.8mmol/L。于术后第 4 天出院，嘱产后 6 周门诊复诊，并行 OGTT。

（一）治疗过程讨论

1. 发生 GDM 的高危因素包括：年龄>35 岁；孕前体重超过正常；GDM 高发种族；有糖尿病家族史、糖耐量异常史；不明原因死胎、死产、流产史、巨大儿，特别是有肩难产史、胎儿畸形和羊水过多史，有子痫前期病史，或有 GDM 病史；外阴瘙痒伴反复念珠菌感染，严重感染史；肥胖；空腹尿糖二次阳性等。

该患者第一次妊娠即为 GDM，产后应行 OGTT，或者计划妊娠前应行 OGTT，以明确是否为孕前糖尿病。目前进行早期筛查的高危妊娠女性的选择标准尚未统一。

2. 应对前次妊娠期糖尿病的情况进行详细询问及记录，包括血糖控制情况，是通过饮食和运动还是加用药物来进行控制，控制的效果如何，新生儿出生体重及分娩孕周，产后有无复查 OGTT 等。如果情况不详，可通过评估第一胎新生儿体重来判断前次 GDM 病情的轻重。该病例两次妊娠间隔时间较短，本次妊娠时体重的恢复情况也是评估病情的重要因素。而该病例中上述病史的描述并不完善，后追问现病史，前次 GDM 经饮食和运动血糖控制良好，于妊娠 39+ 周顺娩一活女婴，出生体重 3200g，头次妊娠孕末期体重增加 20kg，此次妊娠前基础体重较头次妊娠增加 15kg，或许是此次 GDM 病情进展迅速的原因。在 OGTT 中餐后 2 小时血糖远远高于餐后 1 小时血糖的情况罕见，主要见于 1 型糖尿病或者 2 型糖尿病晚期（进食后胰岛素释放曲线低平所致）。对于医院 OGTT，应该进行实验室质控，不然会影响检测的判断，需要核对其准确性。

3. 饮食设计：GDM 的食谱需根据基础体重、BMI、工作强度，制订个性化的方案。①一般孕早期每日能量的摄入不低于 1500kcal/d，在孕中、晚期分别增加 300kcal/d

和 450kcal/d，而多胎妊娠者，应在单胎的基础上每日增加 200～300kal 能量摄入；②碳水化合物的摄入量占每日膳食总量的 50%～55%，在同等量的情况下优先选择低 GI 的食物；③蛋白质供能应占膳食总能量的 15%～20%，富含蛋白质的食物包括禽、畜、鱼、蛋类、奶类，以及大豆类；④推荐膳食脂肪量占总能量百分比为 25%～30%，其中饱和脂肪酸摄入量不应超过总摄入量的 7%；⑤推荐每日摄入 20～35g 膳食纤维，适当补充多种维生素及矿物质。GDM 孕妇需注意餐次的合理安排、定时定量，科学搭配食物，不能为了血糖达标而忍饥挨饿。

分析：该孕妇妊娠 32$^{+5}$ 周入院，身高 150cm，孕前体重 55kg，现体重 70kg，孕前 BMI 24.4，属于超重，孕期体重增加 15kg，增重过多，轻体力劳动。建议每日摄入能量：$45×30+450=1800$，$1800÷90=20$ 份。由于餐后 2 小时血糖达到峰值，同时存在胰岛素治疗和激素保胎治疗，建议暂时不添加水果，换成低 GI 的谷物，全天食物包括谷类 9 份、蔬菜 1 份、奶 2 份、蛋 1 份、肉 3.5 份、豆类 1 份、坚果 0.5 份、油脂 2 份。

4. 运动疗法：GDM 的运动疗法包括：①中等强度或以下的有氧运动；②运动的方式有步行、慢跑、登山、游泳、骑自行车等，步行是目前国内外常用的方式，应快速甩开双臂行走，有轻度出汗才可以达到效果；③运动宜在餐后进行，应从吃第一口饭后 0.5 小时开始运动，每次 30～40 分钟，每周 3～5 次。

分析：该病例为中央性前置胎盘合并妊娠期糖尿病，病历记录"步行 10000 米"不妥，对于中央性前置胎盘不适合，建议采取上肢运动（如举哑铃）、原地自行车运动等。这些运动对腹部影响小，同时也能达到消耗能量的目的。建议来诊糖尿病孕妇较多的医院，可以购置孕妇专用的训练自行车，满足住院或门诊患者的需求。

5. 效果评价：对于饮食和运动的效果，建议 3～5 天后监测血糖大轮廓，血糖控制范围应在：空腹及餐前 3.3～5.3mmol/L，餐后 2 小时血糖 4.4～6.7mmol/L。同时监测尿酮体以排除摄入不足的状态。如果通过饮食和运动血糖仍然控制不理想，应及时添加胰岛素治疗，而不该继续等待更长时间。该病例血糖监测两周后才开始胰岛素治疗，有所延误。同时可每 2 个月检测 1 次糖化血红蛋白，A1 级控制在 5.5% 以下，A2 级控制在 6% 以下较好；也可以开展糖化血清蛋白检测，该指标可以反映近 2 周的血糖水平。医生对于血糖监测表中的每一个血糖值应进行判断，如果某一次血糖值异常偏高或偏低（如该病例有一次晨空腹血糖 11.4mmol/L），在不能明确是否存在检测误差的情况下，建议进行静脉血核对，同时核实患者饮食情况，以免使用胰岛素后发生低血糖而反射性导致血糖升高。对于新诊断的高血糖孕妇、血糖控制不良或不稳定者及妊娠期胰岛素治疗者，每日行大轮廓监测直至血糖稳定；对于血糖控制稳定者，每周应行血糖轮廓监测 1 或 2 次，根据血糖监测结果调整胰岛素用量。

6. 胰岛素治疗：GDM 孕妇经医学营养治疗及运动治疗效果不佳者，应尽早使用胰岛素，可根据具体情况选择长效或中效胰岛素配伍短效或超短效胰岛素进行治疗。①初始剂量为 0.3～0.8U/（kg·d），可先用总量的 1/2～2/3 作为试探量。②一般情况下胰岛素用量：早餐前>晚餐前>午餐前。③剂量的调整不要太频繁，幅度不要太大，每次调整后应观察 2～3 天判断疗效，每次调整剂量的幅度为 10%～20%，距离血糖达标值越近，调整幅度越小。④胰岛素的使用不是越多越好，而是在患者血糖控制在正常范围内越少越好，如果存在胰岛素抵抗，可以早期加用二甲双胍。目前研究表明，二甲双胍可以提高 PCOS 患者的妊娠率，降低自然流产率及 GDM 的发生率，增加孕妇及胎儿胰岛素的敏感性，减少胰岛素的用量，对于新生儿无不良影响。该病例两次妊娠间隔仅 1 年，头次妊娠经饮食和运动控制结局良好，而此次妊娠胰岛素治疗每日近 80U，可能与此次妊娠基础体重偏重导致病情加重有关，也可能存在胰岛素过量使用的问题。若在早期加用二甲双胍，对于减少胰岛素的用量、改善母儿结局会有一定的益处。

7. GDM 终止妊娠时机：A1 级严密监测至预产期后终止，A2 级妊娠 39 周后终止妊娠。对于 GDM 孕妇产程中和计划性剖宫产围术期的管理：引产者临产后应停用所有皮下注射胰岛素，密切监测产程中的血糖，可使用 5％葡萄糖水或者盐水加短效胰岛素输注控制血糖，每 2 小时检测血糖，维持血糖水平在 4.4～6.7mmol/L，择期剖宫产手术尽量安排在清晨，术前 1 天停用中效或长效胰岛素及手术日所用胰岛素，如果手术推迟至下午甚至更晚，则需要监测血糖水平，必要时 5％葡萄糖水加短效胰岛素输注维持血糖稳定，避免酮症。

8. 产后管理：GDM 孕妇产后应能恢复常规膳食。产后胎盘激素产生的升血糖效应迅速消失。因此大多数孕妇几乎会立即恢复到孕前的血糖控制状态。然而，因为一些 GDM 孕妇可能之前就有未诊断出的 2 型糖尿病，因此应在阴道分娩后 24 小时和剖宫产术后 48 小时期间常规检测产妇血糖（空腹血糖及餐后血糖）。若产后空腹血糖低于 7mmol/L，可以建议继续饮食和运动疗法，达到健康体重以预防糖尿病；若产后空腹血糖大于或等于 7mmol/L，检测餐后血糖，根据血糖水平决定胰岛素用量。所有 GDM 孕妇应于产后 6～8 周行 2 小时的 75g 口服葡萄糖耐量试验以确定血糖状况，但并不要求她们出院后自我监测末梢血血糖水平。该病例为中央性前置胎盘伴活动性出血的急诊手术，术后若血糖水平低于 7mmol/L，没必要 q1h 监测血糖，术后 1 天随机测空腹或餐前血糖 1 或 2 次即可，术后 3 天行大轮廓监测血糖是可取的。

## （二）实践经验

对于妊娠前即患有糖尿病的女性，产后需要密切监测血糖，为了避免胰岛素过量导致严重低血糖，产后 24～48 小时，按比例增减应用短效胰岛素，以维持较为宽松的目标血糖水平（7.8～8.9mmol/L）。患有 1 型糖尿病的女性，在可以正常进食的情况下，为满足产后基础胰岛素需求量，所需胰岛素量约为产前胰岛素量的 1/3～1/2。患有 2 型糖尿病的女性，产后可能不需要任何药物治疗。如果产妇需要使用胰岛素同时又能进食，可以按照 0.6U/kg 开始给予胰岛素；也可以于产后 24～48 小时且出院之前，开始使用口服降糖药物，如二甲双胍或格列本脲等，这些药物在母乳喂养期间使用也是安全的。

## 九、PGDM 孕妇

患者停经 14 周，34 岁，身高 160cm，孕前 54kg，现体重 58kg，孕前 BMI 21.1，有糖尿病家族史，孕前至少两次监测空腹血糖 7.0mmol/L 以上，饮食加运动控制降至 6.3mmol/L 后怀孕。近期产检时监测空腹静脉血糖 6.9～7.0mmol/L，糖化血红蛋白 6.5％。孕前存在便秘，孕后便秘加重，5～6 天排便一次，转诊至医院营养门诊就诊。

初步诊断为 PGDM 及妊娠便秘。

## （一）营养科治疗方案

1. 计算能量：参考《中国居民膳食营养素参考摄入量（2013）》中推荐的孕前 BMI，正常妇女每日能量需要量为 30～35kcal/kg。该孕妇孕前 BMI 正常，确诊为 PGDM，其理想体重为 55kg，则其每日所需能量为 1650～1950kcal。

2. 计算食物交换份：妊娠 14 周属孕中期，已增重 4kg 超标，故按 1650kcal＋300kcal（孕中期增加能量）＝1950kcal，参考食物交换份 90kcal 能量计算，则共需 1950÷90≈21.6 份。给予其一周治疗饮食方案，教会其食物交换份并发放食物 GI 表。

3. 饮食建议：考虑其便秘严重，给予小麦纤维素 2 包/天，建议增加杂粮粥、无糖酸奶等黏稠半流质食物的摄入，作为早餐及睡前加餐。建议三餐后休息半小时，再散步 20～30 分钟。要求孕妇认真执行治疗饮食方案三天后自行监测血糖小轮廓，并记录膳食日记。一周后随访，观察血糖监测情况及饮食执行情况。建议其必要时考虑胰岛素治疗。

4. 随访：孕妇一周后复诊，饮食及运动干预后三天空腹血糖降至 6.5mmol/L，一周时降至 5.8mmol/L，餐后血糖在 6.1～10.5mmol/L，空腹尿酮（＋）。自述服用小麦纤维素 2 天后便秘明显缓解，现每天正常排便一次。患者不敢多吃主食，有饥饿感，体重下降 0.5kg，查看其就诊前两天膳食记录及相应血糖测定情况。膳食日记及血糖监测单见表 14－5。

### 表 14－5　膳食日记及血糖监测单

| 餐次 | 谷类 | 奶类 | 肉蛋 | 豆类 | 蔬菜 | 水果 | 运动 | 血糖 |
|---|---|---|---|---|---|---|---|---|
| 早餐 | 切片面包 55 | 牛奶 250 | 鸡蛋 50 | | | | 无 | 空腹 6.0 |
| 早加餐 | | | | | | | | 早餐后 9.5 |
| 午餐 | 杂粮饭 50 | | 虾 100 | 豆腐 150 | 青菜 150 | | 散步 30 | |
| 午加餐 | | | | | 黄瓜 100 | | | 中餐后 6.1 |
| 晚餐 | 烧饼 50 凉皮 250 | | 虾 80 肉丝 20 | | 芹菜 100 | | 散步 20 | |
| 晚加餐 | 小麦纤维素 5 | 酸奶 100 | | | | | | 晚餐后 10.5 |
| 早餐 | | 酸奶 200 | 鸡蛋 75 | | | | 无 | 空腹 5.8 |
| 早加餐 | 烧饼 30 饼干 9 | | | | | | | 早餐后 5.8 |
| 午餐 | 玉米 50 | | 蟹柳 100 | 冻豆腐 80 | 香菇青菜 200 | | 散步 30 | |
| 午加餐 | 饼干 9 | | | | | 火龙果 200 | | 中餐后 6.3 |
| 晚餐 | | | 虾 50 | | 豇豆 50 青菜 50 | | 散步 20 | |
| 晚加餐 | 小麦纤维素 5 | 无糖酸奶 100 | | | | | | 晚餐后 6.0 |

注：食物的单位为 g，运动时间单位为分钟，血糖单位为 mmol/L。

5. 复诊饮食指导：肯定该孕妇的进步，如空腹血糖逐渐下降，便秘明显好转，分析其在饮食治疗执行中存在的问题及调整建议：①主食不够规律，中餐、晚餐、加餐均有漏吃主食现象，饥饿感强烈后下一餐会过量进食主食，如膳食记录第一天晚餐后2小时血糖10.5mmol/L，这一餐主食明显过量，且为精白米面，导致餐后血糖明显升高。同样，早餐吃精致白面包，且缺乏蔬菜和餐后运动，导致早餐后血糖明显升高，建议少吃多餐，将主食正确分配在一日六餐中。②蔬菜量偏少，一天约300g，且品种相对单调，建议增加蔬菜量，并增加菌菇类食物，达到每天500g以上。③主食摄入量总体不足，能量摄入偏低，导致脂肪不完全分解，产生酮体，建议主食达到250g，注意粗细搭配，杂粮及全谷类食物达到主食的30%~50%。④早餐后运动不足，三餐饭后均应有一定量的运动。

（二）门诊随访

改善饮食及运动一周后复查，体重回升0.5kg，空腹尿酮（-），空腹血糖自测5.3~5.6mmol/L，餐后2小时血糖在5.9~7.2mmol/L波动，基本达到PGDM控制标准。建议其回当地继续进行医学营养治疗。妊娠32周在当地医院进行血生化检测，通过电话随访反馈其空腹血糖4.75mmol/L，餐后2小时血糖6.02mmol/L，CHO 6.02mmol/L，HDL 2.22mmol/L，LDL 2.95mmol/L，TG 1.87mmol/L，HbA1c蛋白5.1%。

妊娠结局：妊娠39$^{+3}$周生产3150g、50cm女婴，孕末期体重62kg，产后复测空腹血糖5.3mmol/L，妊娠结局良好。

（三）治疗过程讨论

1. 诊断PGDM标准：根据《中国2型糖尿病防治指南（2017年版）》的诊断标准，空腹血糖≥7.0mmol/L即可被诊断为糖尿病。该孕妇孕前被诊断为糖尿病，所以孕期初次就诊时即可诊断为PGDM。

2. 孕前血糖目标：根据指南建议，在不出现低血糖的前提下，空腹和餐后血糖尽可能接近正常水平，糖化血红蛋白<6.5%时可妊娠。应用胰岛素治疗者可<7.0%，餐前血糖控制在3.9~6.5mmol/L，餐后血糖控制在8.5mmol/L以下。该孕妇是一名护士，因此对糖尿病有所了解，通过饮食和运动将空腹血糖控制在6.3mmol/L后怀孕，基本符合孕前血糖控制目标，但如果能再监测糖化血红蛋白及餐后血糖则更为妥当。

3. 医学营养治疗过程评价：医学营养治疗是糖尿病预防、治疗、自我管理、教育的一个重要组成部分，指通过饮食治疗，本着个体化原则，使患者摄入适宜的能量和营养素，在满足母体和胎儿营养需要的同时，保证血糖平稳，避免或减少各类并发症，保证母子平安的非药物干预手段。研究显示，70%~85%的GDM孕妇仅需通过饮食和运动治疗就能使血糖达到正常范围。中国数据显示：2011年采用新标准后，单纯膳食运动治疗可使90%患者血糖达标。该糖尿病孕妇在医学营养治疗初期，尚未完全掌握合理饮食及食物选择方法，所以导致一周左右自测血糖出现空腹血糖未达标，个别餐后血糖异常升高的现象。因此医学营养治疗需要不断随访和修正，让患者逐步掌握膳食技巧。本着个体化原则，在保证适宜能量和营养素的前提下控制好患者血糖。

4. 膳食纤维补充效果评价：《中国慢性便秘诊治指南》中提到，便秘患者膳食纤维摄入应保证 25～35g/d。便秘基础治疗还包括饮水 1.5～2L/d，适度运动（例如每天快走 6000 步以上），建立良好的排便习惯（注意力集中，晨起或餐后 2 小时内排便）。多项随机对照研究显示，添加膳食纤维可延长糖尿病患者胃排空时间，延缓葡萄糖的消化与吸收，改善餐后血糖代谢。谷物膳食纤维还可增强胰岛素敏感性，从而改善体内胰岛素抵抗。推荐糖尿病患者的膳食纤维摄入量应达到并超过健康人群的推荐摄入量，具体推荐量为 25～30g/d 或（10～14）g/1000kcal。该孕妇为糖尿病合并便秘患者，因此使用膳食纤维补充剂对两种疾病的改善都有一定效果，每天额外服用 7g 膳食纤维，服用 2 天后便秘好转。该孕妇虽然诊断为妊娠合并糖尿病，但血糖控制相对理想，整个孕期并未使用胰岛素，因此坚持服用膳食纤维也有助于血糖控制。

（四）心得体会

医学营养治疗在防治妊娠合并糖尿病的工作中起到重要作用。低 GI/GL 食物交换份各有优缺点，应该综合运用在医学营养治疗中。医学营养治疗应该个体化，且需连续指导直至患者掌握符合个体生活习惯的控糖规律。特殊医学用途食品级别的膳食纤维（水溶性或不溶性）或者 OTC 膳食纤维提取物对于改善糖尿病患者的血糖状况和其他不适（如便秘）均有一定辅助作用，可合理运用，提高营养干预效果。

## 十、远程医疗平台管理 GDM 孕妇

患者 27 岁，G2P0，停经 24$^{+3}$ 周，双胎妊娠，身高 158cm，孕前体重 52kg，孕早期妊娠反应严重，体重下降 3kg，轻体力劳动，既往饮食习惯：很少吃肉类，口味偏重，喜辛辣刺激食物。现体重 58.5kg，行 OGTT 示：空腹血糖 3.95mmol/L，餐后 1 小时血糖 10.22mmol/L，餐后 2 小时血糖 9.12mmol/L，诊断为妊娠期糖尿病。孕妇居住处离医院较远，不方便经常到院随访，遂推荐远程医疗平台进行居家妊娠期糖尿病管理。

1. 互联网远程医疗平台管理流程见图 14-2。

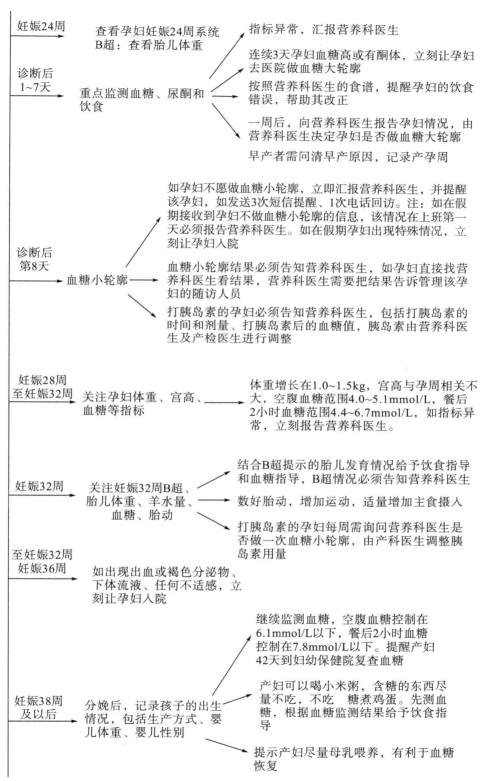

妊娠24周

查看孕妇妊娠24周系统B超：查看胎儿体重 → 指标异常，汇报营养科医生

诊断后1~7天

重点监测血糖、尿酮和饮食
- 连续3天孕妇血糖高或有酮体，立刻让孕妇去医院做血糖大轮廓
- 按照营养科医生的食谱，提醒孕妇的饮食错误，帮助其改正
- 一周后，向营养科医生报告孕妇情况，由营养科医生决定孕妇是否做血糖大轮廓
- 早产者需问清早产原因，记录产孕周

诊断后第8天

血糖小轮廓
- 如孕妇不愿做血糖小轮廓，立即汇报营养科医生，并提醒该孕妇，如发送3次短信提醒、1次电话回访。注：如在假期接收到孕妇不做血糖小轮廓的信息，该情况在上班第一天必须报告营养科医生。如在假期孕妇出现特殊情况，立刻让孕妇入院
- 血糖小轮廓结果必须告知营养科医生，如孕妇直接找营养科医生看结果，营养科医生需要把结果告诉管理该孕妇的随访人员
- 打胰岛素的孕妇必须告知营养科医生，包括打胰岛素的时间和剂量、打胰岛素后的血糖值，胰岛素由营养科医生及产检医生进行调整

妊娠28周至妊娠32周

关注孕妇体重、宫高、血糖等指标 → 体重增长在1.0~1.5kg，宫高与孕周相关不大，空腹血糖范围4.0~5.1mmol/L，餐后2小时血糖范围4.4~6.7mmol/L，如指标异常，立刻报告营养科医生。

妊娠32周

关注妊娠32周B超、胎儿体重、羊水量、血糖、胎动
- 结合B超提示的胎儿发育情况给予饮食指导和血糖指导，B超情况必须告知营养科医生
- 数好胎动，增加运动，适量增加主食摄入
- 打胰岛素的孕妇每周需询问营养科医生是否做一次血糖小轮廓，由产科医生调整胰岛素用量

至妊娠32周妊娠36周

如出现出血或褐色分泌物、下体流液、任何不适感，立刻让孕妇入院

妊娠38周及以后

分娩后，记录孩子的出生情况，包括生产方式、婴儿体重、婴儿性别
- 继续监测血糖，空腹血糖控制在6.1mmol/L以下，餐后2小时血糖控制在7.8mmol/L以下。提醒产妇42天到妇幼保健院复查血糖
- 产妇可以喝小米粥，含糖的东西尽量不吃，不吃糖煮鸡蛋。先测血糖，根据血糖监测结果给予饮食指导
- 提示产妇尽量母乳喂养，有利于血糖恢复

**图14-2　互联网远程医疗平台管理流程**

2. 患者入远程系统第 1 周血糖和尿酮监测情况见图 14-3 和图 14-4。

| 血糖 | 监测时间 | 录入方式 | 录入时间 |
|---|---|---|---|
| 6.3mmol/L | 睡前 | 手动录入 | 2012-12-02 00:19:00 |
| 6.8mmol/L | 晚餐后 | 手动录入 | 2012-12-01 21:05:00 |
| 5.0mmol/L | 晚餐前 | 手动录入 | 2012-12-01 18:38:00 |
| 5.5mmol/L | 午餐后 | 手动录入 | 2012-12-01 15:29:00 |
| 5.6mmol/L | 午餐前 | 手动录入 | 2012-12-01 13:32:00 |
| 5.8mmol/L | 早餐后 | 手动录入 | 2012-12-01 11:19:00 |
| 5.3mmol/L | 空腹 | 手动录入 | 2012-12-01 08:44:00 |

**图 14-3　患者入远程系统第 1 周血糖监测情况**

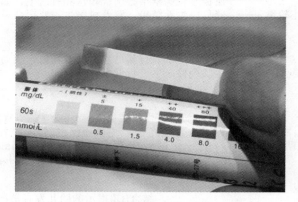

**图 14-4　患者入远程系统第 1 周尿酮监测情况**

3. 患者入远程系统后随访反馈的三餐及加餐情况见图 14-5。

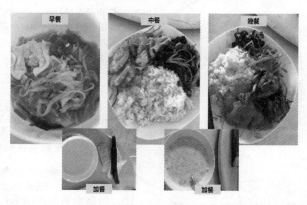

**图 14-5　患者入远程系统后随访反馈的三餐及加餐情况**

4. 患者入远程系统 2 周以后血糖和尿酮监测情况见图 14-6 和图 14-7。

| 血糖 | 监测时间 | 录入方式 | 录入时间 |
|---|---|---|---|
| 5.6mmol/L | 晚餐后 | 手动录入 | 2019-12-08 20:19:00 |
| 6.2mmol/L | 午餐后 | 手动录入 | 2019-12-08 15:17:00 |
| 4.8mmol/L | 早餐后 | 手动录入 | 2019-12-08 11:11:00 |
| 4.5mmol/L | 空腹 | 手动录入 | 2019-12-08 08:52:00 |

**图 14-6　患者入远程系统 2 周以后血糖监测情况**

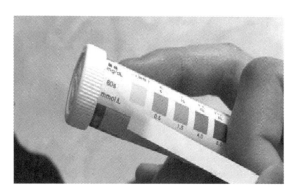

**图 14-7　患者入远程系统 2 周以后尿酮监测情况**

5. 患者入远程系统与在线医生沟通交流情况见图 14-8。

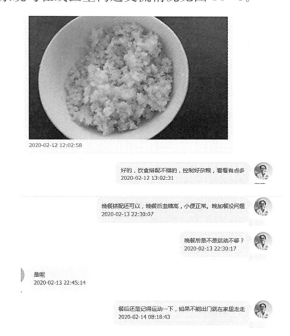

**图 14-8　患者入远程系统与在线医生沟通交流情况**

6. 患者妊娠结局。

患者整个妊娠期间远程系统管理依从性非常好，经饮食和运动调整血糖一直控制在正常范围。从妊娠 24 周入系统后，三个多月体重增加 5.6kg。患者妊娠 $37^{+5}$ 天行剖宫产，新生儿体重 3200g/2570g，产后第 5 天复查血糖正常。继续远程指导产后血糖管理，鼓励采取母乳喂养直至产后 42 天随访。产后 42 天行 OGTT，结果：4.4mmol/L（空腹血糖）、8.7 mmol/L（餐后 1 小时血糖）、6.3mmol/L（餐后 2 小时血糖）。产后远程血糖指导见图 14-9。

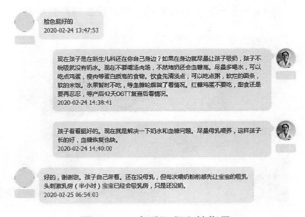

**图 14-9　产后远程血糖指导**

（高岩　戴永梅　芮溧　孙海岚）

# 附录 1

## 一、常见食物交换份

附表 1-1　等值谷薯类交换表

| 食品 | 重量（克） | 食品 | 重量（克） |
|---|---|---|---|
| 大米/小米/糯米/薏米 | 25 | 鲜玉米（1 中个带棒心） | 200 |
| 高粱米/玉米渣 | 25 | 干粉条/干莲子 | 25 |
| 面粉/米粉/玉米面 | 25 | 油条/油饼/苏打饼干 | 25 |
| 混合面 | 25 | 烧饼/烙饼/馒头 | 35 |
| 燕麦片/莜麦面 | 25 | 咸面包/窝头 | 35 |
| 荞麦面/苦荞面 | 25 | 生面条/魔芋生面条 | 35 |
| 各种挂面/龙须面 | 25 | 马铃薯 | 100 |
| 通心粉 | 25 | 湿粉皮 | 150 |

注：每交换份谷薯类供蛋白质约 2 克，碳水化合物约 20 克，热量约 90 千卡。

附表 1-2　等值蔬菜类交换表

| 食品 | 重量（克） | 食品 | 重量（克） |
|---|---|---|---|
| 大白菜/圆白菜/菠菜/油菜 | 500 | 白萝卜/青椒/茭白/冬笋 | 400 |
| 韭菜/茴香/圆头蒿 | 500 | 倭瓜/南瓜/鲜豇豆/扁豆 | 350 |
| 芹菜/苤蓝/莴笋/油菜薹 | 500 | 扁豆/洋葱/蒜苗 | 250 |
| 西葫芦/西红柿/冬瓜/苦瓜 | 500 | 胡萝卜 | 200 |
| 黄瓜/茄子/丝瓜 | 500 | 山药/荸荠/藕/凉薯 | 150 |
| 芥蓝菜/瓢儿菜 | 500 | 百合/芋头 | 100 |
| 雍菜/苋菜/龙须菜 | 500 | 毛豆/鲜豌豆 | 70 |
| 绿豆芽/鲜蘑/水浸海带 | 500 | | |

注：每交换份蔬菜供蛋白质约 5 克，碳水化合物约 17 克，热量约 90 千卡。

### 附表1-3 等值肉蛋类交换表

| 食品 | 重量（克） | 食品 | 重量（克） |
|---|---|---|---|
| 熟火腿/香肠 | 20 | 鸡蛋粉 | 15 |
| 肥瘦猪肉 | 25 | 鸡蛋（1个带壳） | 60 |
| 熟叉烧肉（无糖）/午餐肉 | 35 | 鸭蛋/松花蛋（1个带壳） | 60 |
| 熟酱牛肉/熟酱鸭/大肉肠 | 35 | 鹌鹑蛋（6个带壳） | 60 |
| 瘦猪/牛/羊肉 | 50 | 鸡蛋清 | 150 |
| 带骨排骨 | 50 | 带鱼 | 80 |
| 鸭肉 | 50 | 草鱼/鲤鱼/甲鱼/比目鱼 | 80 |
| 鹅肉 | 50 | 大黄鱼/鳝鱼/黑鲢/鲫鱼 | 80 |
| 兔肉 | 100 | 对虾/青虾/鲜贝 | 80 |
| 蟹肉/水浸鱿鱼 | 100 | 水浸海参 | 350 |

注：每交换份肉蛋类供蛋白质约9克，脂肪约6克，热量约90千卡。

### 附表1-4 等值大豆类交换表

| 食品 | 重量（克） | 食品 | 重量（克） |
|---|---|---|---|
| 腐竹 | 20 | 北豆腐 | 100 |
| 大豆（黄豆） | 25 | 南豆腐（嫩豆腐） | 150 |
| 大豆粉 | 25 | 豆浆 | 400 |
| 豆腐丝/豆腐干 | 50 | | |

注：每交换份大豆类供蛋白质约9克，脂肪约4克，碳水化合物约4克，热量约90千卡。

### 附表1-5 等值奶类交换表

| 食品 | 重量（克） | 食品 | 重量（克） |
|---|---|---|---|
| 奶粉 | 20 | 牛奶 | 160 |
| 脱脂奶粉 | 25 | 羊奶 | 160 |
| 奶酪 | 25 | 无糖酸奶 | 130 |

注：每交换份奶类供蛋白质约5克，脂肪约5克，碳水化合物约6克，热量约90千卡。

### 附表1-6 等值水果类交换表

| 食品 | 重量（克） | 食品 | 重量（克） |
|---|---|---|---|
| 柿/香蕉/鲜荔枝（带皮） | 150 | 李子/杏（带皮） | 200 |
| 梨/桃/苹果（带皮） | 200 | 葡萄（带皮） | 200 |
| 橘子/橙子/柚子（带皮） | 200 | 草莓 | 300 |
| 猕猴桃（带皮） | 200 | 西瓜 | 500 |

注：每交换份水果类供蛋白质约1克，碳水化合物约21克，热量约90千卡。

附表 1-7　等值油脂类交换表

| 食品 | 重量（克） | 食品 | 重量（克） |
|---|---|---|---|
| 花生油/香油 | 10 | 猪油 | 10 |
| 玉米油/菜籽油 | 10 | 牛油 | 10 |
| 豆油 | 10 | 羊油 | 10 |
| 西瓜子（带壳） | 40 | 黄油 | 10 |
| 核桃/杏仁 | 25 | 葵花籽（带壳） | 25 |
| 花生米 | 25 | | |

注：每交换份油脂类供脂肪约 10 克，热量约 90 千卡。

来源：中国食物交换份（北京协和医院营养科制）。

## 二、常见食物的 GI 和 GL

附表 2-1　常见食物的 GI 和 GL

| 食物名称 | GI | 每 100g 食物碳水化合物含量（g） | 每份食物重量（g） | 每份食物 GL |
|---|---|---|---|---|
| 粮谷类 | | | | |
| 米线 | 108.0 | 11.8 | 25 | 3.2 |
| 大麦（整粒，煮） | 25.0 | 64.0 | 25 | 4.0 |
| 绿豆挂面 | 33.4 | 60.0 | 25 | 5.0 |
| 面条（全麦粉，细） | 37.0 | 69.0 | 25 | 6.4 |
| 小麦（整粒，煮） | 41.0 | 64.0 | 25 | 6.6 |
| 黑麦（整粒，煮） | 34.0 | 78.0 | 25 | 6.6 |
| 面条（硬，扁，粗） | 45.0 | 59.5 | 25 | 6.7 |
| 方便面 | 47.0 | 61.6 | 25 | 7.2 |
| 黑米粥 | 42.3 | 8.0 | 225 | 7.6 |
| 通心面（管状，粗） | 45.0 | 75.8 | 25 | 8.5 |
| 荞麦（黄） | 54.0 | 67.0 | 25 | 9.0 |
| 酥皮糕点 | 59.0 | 62.0 | 25 | 9.2 |
| 普通面条 | 61.0 | 61.9 | 25 | 9.4 |
| 玉米面粥 | 50.9 | 8.2 | 225 | 9.4 |
| 黄豆挂面 | 66.6 | 59.0 | 25 | 9.8 |
| 荞麦方便面 | 53.2 | 76.0 | 25 | 10.1 |
| 大麦粉 | 66.0 | 64.0 | 25 | 10.5 |

| 食物名称 | GI | 每100g食物碳水化合物含量（g） | 每份食物重量（g） | 每份食物GL |
|---|---|---|---|---|
| 荞麦面条 | 59.3 | 72.0 | 25 | 10.6 |
| 小米粥 | 61.5 | 8.4 | 225 | 11.5 |
| 粗麦粉（蒸） | 65.0 | 75 | 25 | 12.2 |
| 桂格燕麦片 | 83.0 | 62 | 25 | 12.8 |
| 玉米面 | 68.0 | 75.2 | 25 | 12.8 |
| 荞麦馒头 | 66.7 | 78 | 25 | 13.0 |
| 白馒头 | 76.0 | 49.8 | 35 | 13.3 |
| 小米（煮） | 71.0 | 75 | 25 | 13.3 |
| 烙饼 | 79.6 | 53 | 35 | 14.7 |
| 玉米片 | 78.5 | 78 | 25 | 15.3 |
| 大米饭 | 83.2 | 78 | 25 | 16.2 |
| 糙米（煮） | 87.0 | 76 | 25 | 16.5 |
| 糯米饭 | 87.0 | 82 | 25 | 17.8 |
| 饼干面包类 | | | | |
| 达能牛奶香脆 | 39.3 | 59.0 | 25 | 5.8 |
| 达能闲趣饼干 | 47.1 | 59.0 | 25 | 6.9 |
| 面包（混合谷物） | 45.0 | 50.0 | 35 | 7.9 |
| 面包（黑麦粒） | 50.0 | 50.0 | 35 | 8.8 |
| 华夫饼干 | 76.0 | 48.0 | 25 | 9.1 |
| 燕麦面包 | 55.0 | 56.0 | 35 | 10.8 |
| 面包（黑麦粉） | 65.0 | 50.0 | 35 | 11.4 |
| 面包（80%燕麦粒） | 65.0 | 50.0 | 35 | 11.4 |
| 面包（高纤维） | 68.0 | 50.0 | 35 | 11.9 |
| 面包（全麦粉） | 69.0 | 50.0 | 35 | 12.1 |
| 苏打饼干 | 72.0 | 76.0 | 25 | 13.7 |
| 荞麦面包 | 53.0 | 88.4 | 35 | 16.4 |
| 棍子白面包 | 90.0 | 53.0 | 35 | 16.6 |
| 白面包 | 87.9 | 58.2 | 35 | 17.9 |
| 薯类及其制品 | | | | |
| 马铃薯粉条 | 13.6 | 79.0 | 25 | 2.7 |
| 藕粉 | 32.6 | 93.0 | 25 | 6.9 |

| 食物名称 | GI | 每100g食物碳水化合物含量（g） | 每份食物重量（g） | 每份食物GL |
|---|---|---|---|---|
| 苕粉 | 34.5 | 82.1 | 25 | 7.1 |
| 马铃薯（烤） | 60.0 | 16.6 | 100 | 9.9 |
| 马铃薯片（油炸） | 60.3 | 41.9 | 100 | 9.9 |
| 马铃薯（蒸） | 65.0 | 16.4 | 100 | 10.7 |
| 马铃薯（煮） | 66.4 | 17.0 | 100 | 11.0 |
| 马铃薯泥 | 73.0 | 16.2 | 100 | 12.0 |
| 马铃薯（微波烤） | 82.0 | 16.4 | 100 | 13.5 |
| 甘薯（山芋） | 54.0 | 26.3 | 100 | 14.3 |
| 甘薯（红，煮） | 76.7 | 24.2 | 100 | 18.6 |
| 干豆及坚果 | | | | |
| 花生 | 14.0 | 19.0 | 15 | 0.4 |
| 豆腐（冻） | 22.3 | 2.4 | 150 | 0.8 |
| 黄豆（浸泡，煮） | 18.0 | 18.0 | 25 | 0.8 |
| 腰果 | 14.2 | 41.6 | 15 | 0.9 |
| 豆腐干 | 23.7 | 11.0 | 50 | 1.3 |
| 豆腐（炖） | 31.9 | 4.1 | 100 | 1.3 |
| 腰豆 | 33.0 | 15.0 | 35 | 1.7 |
| 蚕豆（五香） | 16.9 | 59.0 | 25 | 2.5 |
| 红豆 | 18.0 | 63.4 | 25 | 2.9 |
| 芸豆（罐头四季豆） | 52.0 | 7.4 | 25 | 3.3 |
| 绿豆 | 27.2 | 62 | 25 | 3.8 |
| 利马豆（棉豆） | 31.0 | 57 | 25 | 4.4 |
| 鹰嘴豆 | 33.0 | 57 | 25 | 4.7 |
| 莲子 | 29.0 | 67.2 | 26 | 5.0 |
| 黑豆汤 | 64.0 | 4.2 | 200 | 5.4 |
| 栗子 | 47.0 | 46 | 50 | 10.7 |
| 鲜豆及蔬菜 | | | | |
| 洋葱 | 5.0 | 9.0 | 250 | 1.1 |
| 四季豆 | 27.0 | 4.2 | 250 | 2.8 |
| 青刀豆 | 39.0 | 5.1 | 250 | 4.9 |
| 扁豆 | 38.0 | 7.4 | 250 | 7.0 |

续附表2-1

| 食物名称 | GI | 每100g食物碳水化合物含量（g） | 每份食物重量（g） | 每份食物GL |
|---|---|---|---|---|
| 芋头（蒸） | 47.7 | 13.0 | 100 | 6.2 |
| 百合 | 39.0 | 38.8 | 60 | 9.1 |
| 山药 | 51.0 | 12.4 | 150 | 9.5 |
| 莲藕 | 45.0 | 16.4 | 130 | 9.6 |
| 胡萝卜 | 71.0 | 8.8 | 200 | 12.5 |
| 南瓜 | 75.0 | 5.3 | 350 | 13.9 |
| 鲜豌豆 | 46.2 | 21.2 | 125 | 12.2 |
| 甜菜 | 64.0 | 17.6 | 175 | 19.7 |
| 玉米（甜，煮） | 55.0 | 22.8 | 200 | 25.1 |
| 水果 | | | | |
| 李子 | 24.0 | 8.7 | 200 | 4.2 |
| 樱桃 | 22.0 | 10.2 | 200 | 4.5 |
| 柚 | 25.0 | 9.5 | 200 | 4.8 |
| 桃 | 28.0 | 12.2 | 200 | 6.8 |
| 梨 | 36.0 | 13.3 | 200 | 9.6 |
| 芒果 | 55.0 | 7.1 | 200 | 7.8 |
| 葡萄 | 43.0 | 10.3 | 200 | 8.8 |
| 草莓 | 40.0 | 7.1 | 300 | 8.5 |
| 橙子 | 40.0 | 11.1 | 200 | 8.9 |
| 苹果 | 36.0 | 13.5 | 200 | 9.7 |
| 杏 | 48.0 | 9.1 | 200 | 8.7 |
| 香蕉 | 30.0 | 21 | 150 | 9.5 |
| 柑 | 43.0 | 11.5 | 200 | 9.9 |
| 猕猴桃 | 52.0 | 14.5 | 200 | 15.1 |
| 菠萝 | 66.0 | 10.8 | 200 | 14.3 |
| 杏干 | 31.0 | 83.2 | 60 | 15.5 |
| 木瓜 | 119.0 | 7.0 | 200 | 16.7 |
| 西瓜 | 72.0 | 5.8 | 500 | 20.9 |
| 芭蕉 | 53.0 | 26.0 | 200 | 27.6 |
| 奶类 | | | | |

| 食物名称 | GI | 每100g食物碳水化合物含量（g） | 每份食物重量（g） | 每份食物GL |
|---|---|---|---|---|
| 全脂牛奶 | 27.0 | 3.5 | 160 | 1.5 |
| 牛奶 | 27.6 | 3.4 | 160 | 1.5 |
| 酸奶（原味） | 15.0 | 11.9 | 130 | 2.3 |
| 脱脂牛奶 | 32.0 | 5.1 | 160 | 2.6 |
| 豆奶 | 170.0 | 1.8 | 160 | 4.9 |
| 老年奶粉 | 40.8 | 52.0 | 25 | 5.3 |
| 酸奶（加糖） | 48.0 | 9.3 | 130 | 5.8 |
| 冰激凌 | 61.0 | 17.3 | 70 | 11.1 |

资料来源：杨慧霞．妊娠合并糖尿病实用手册［M］．北京：人民卫生出版社，2012。

## 三、中国居民膳食营养素参考摄入量(2013)

附表3-1　中国居民膳食能量需要量(EAR)

| 人群(岁) | 能量(MJ/d) | | | | | | 能量(kcal/d) | | | | | |
| --- | --- | --- | --- | --- | --- | --- | --- | --- | --- | --- | --- | --- |
| | 身体活动水平(轻) | | 身体活动水平(中) | | 身体活动水平(重) | | 身体活动水平(轻) | | 身体活动水平(中) | | 身体活动水平(重) | |
| | 男 | 女 | 男 | 女 | 男 | 女 | 男 | 女 | 男 | 女 | 男 | 女 |
| 0~ | —a | — | 0.38MJ/(kg·d) | 0.38MJ/(kg·d) | — | — | — | — | 90kcal/(kg·d) | 90kcal/(kg·d) | — | — |
| 0.5~ | — | — | 0.33MJ/(kg·d) | 0.33MJ/(kg·d) | — | — | — | — | 80kcal/(kg·d) | 80kcal/(kg·d) | — | — |
| 1~ | — | — | 3.77 | 3.35 | — | — | — | — | 900 | 800 | — | — |
| 2~ | — | — | 4.60 | 4.18 | — | — | — | — | 1100 | 1000 | — | — |
| 3~ | — | — | 5.23 | 5.02 | — | — | — | — | 1250 | 1200 | — | — |
| 4~ | — | — | 5.44 | 5.23 | — | — | — | — | 1300 | 1250 | — | — |
| 5~ | — | — | 5.86 | 5.44 | — | — | — | — | 1400 | 1300 | — | — |
| 6~ | 5.86 | 5.23 | 6.69 | 6.07 | 7.53 | 6.90 | 1400 | 1250 | 1600 | 1450 | 1800 | 1650 |
| 7~ | 6.28 | 5.65 | 7.11 | 6.49 | 7.95 | 7.32 | 1500 | 1350 | 1700 | 1550 | 1900 | 1750 |
| 8~ | 6.90 | 6.07 | 7.74 | 7.11 | 8.79 | 7.95 | 1650 | 1450 | 1850 | 1700 | 2100 | 1900 |
| 9~ | 7.32 | 6.49 | 8.37 | 7.53 | 9.41 | 8.37 | 1750 | 1550 | 2000 | 1800 | 2250 | 2000 |
| 10~ | 7.53 | 6.90 | 8.58 | 7.95 | 9.62 | 9.00 | 1800 | 1650 | 2050 | 1900 | 2300 | 2150 |
| 11~ | 8.58 | 7.53 | 9.83 | 8.58 | 10.88 | 9.62 | 2050 | 1800 | 2350 | 2050 | 2600 | 2300 |
| 14~ | 10.46 | 8.37 | 11.92 | 9.62 | 13.39 | 10.67 | 2500 | 2000 | 2850 | 2300 | 3200 | 2550 |
| 18~ | 9.41 | 7.53 | 10.88 | 8.79 | 12.55 | 10.04 | 2250 | 1800 | 2600 | 2100 | 3000 | 2400 |
| 50~ | 8.79 | 7.32 | 10.25 | 8.58 | 11.72 | 9.83 | 2100 | 1750 | 2450 | 2050 | 2800 | 2350 |
| 65~ | 8.58 | 7.11 | 9.83 | 8.16 | — | — | 2050 | 1700 | 2350 | 1950 | — | — |
| 80~ | 7.95 | 6.28 | 9.20 | 7.32 | — | — | 1900 | 1500 | 2200 | 1750 | — | — |
| 孕妇(早) | — | +0[b] | — | +0 | — | +0 | — | +0 | — | +0 | — | +0 |
| 孕妇(中) | — | +1.26 | — | +1.26 | — | +1.26 | — | +300 | — | +300 | — | +300 |
| 孕妇(晚) | — | +1.88 | — | +1.88 | — | +1.88 | — | +450 | — | +450 | — | +450 |
| 乳母 | — | +2.09 | — | +2.09 | — | +2.09 | — | +500 | — | +500 | — | +500 |

a：未制定参考值者用"—"表示；b："+"表示在同龄人群参考值基础上的额外增加量。

**附表 3-2 中国居民膳食蛋白质参考摄入量（DRIs）**

| 人群（岁） | EAR (g/d) 男 | EAR (g/d) 女 | RNI (g/d) 男 | RNI (g/d) 女 |
|---|---|---|---|---|
| 0~ | —a | — | 9 (AI) | 9 (AI) |
| 0.5~ | 15 | 15 | 20 | 20 |
| 1~ | 20 | 20 | 25 | 25 |
| 2~ | 20 | 20 | 25 | 25 |
| 3~ | 25 | 25 | 30 | 30 |
| 4~ | 25 | 25 | 30 | 30 |
| 5~ | 25 | 25 | 30 | 30 |
| 6~ | 25 | 25 | 35 | 35 |
| 7~ | 30 | 30 | 40 | 40 |
| 8~ | 30 | 30 | 40 | 40 |
| 9~ | 40 | 40 | 45 | 45 |
| 10~ | 40 | 40 | 50 | 50 |
| 11~ | 50 | 45 | 60 | 55 |
| 14~ | 60 | 50 | 75 | 60 |
| 18~ | 60 | 50 | 65 | 55 |
| 50~ | 60 | 50 | 65 | 55 |
| 65~ | 60 | 50 | 65 | 55 |
| 80~ | 60 | 50 | 65 | 55 |
| 孕妇（早） | — | +0b | — | +0 |
| 孕妇（中） | — | +10 | — | +15 |
| 孕妇（晚） | — | +25 | — | +30 |
| 乳母 | — | +20 | — | +25 |

a：未制定参考值者用"—"表示；b："+"表示在同龄人群参考值基础上的额外增加量。

附表 3-3　中国居民膳食碳水化合物、脂肪酸参考摄入量 (DRIs)

| 人群（岁） | 总碳水化合物 (g/d) | 亚油酸 (%E$^b$) | α-亚麻酸 (%E) | EPA+DHA (g/d) |
|---|---|---|---|---|
| | EAR | AI | AI | AI |
| 0~ | 60 (AI) | 7.3 (0.15g$^c$) | 0.87 | 0.10$^d$ |
| 0.5~ | 85 (AI) | 6.0 | 0.66 | 0.10$^d$ |
| 1~ | 120 | 4.0 | 0.60 | 0.10$^d$ |
| 4~ | 120 | 4.0 | 0.60 | — |
| 7~ | 120 | 4.0 | 0.60 | — |
| 11~ | 150 | 4.0 | 0.60 | — |
| 14~ | 150 | 4.0 | 0.60 | — |
| 18~ | 120 | 4.0 | 0.60 | — |
| 50~ | 120 | 4.0 | 0.60 | — |
| 65~ | —$^a$ | 4.0 | 0.60 | — |
| 80~ | — | 4.0 | 0.60 | — |
| 孕妇（早） | 130 | 4.0 | 0.60 | 0.25 (0.20$^d$) |
| 孕妇（中） | 130 | 4.0 | 0.60 | 0.25 (0.20$^d$) |
| 孕妇（晚） | 130 | 4.0 | 0.60 | 0.25 (0.20$^d$) |
| 乳母 | 160 | 4.0 | 0.60 | 0.25 (0.20$^d$) |

a：未制定参考值者用 "—" 表示。

b：%E 为占能量的百分比。

c：为花生四烯酸。

d：DHA。

注：我国 2 岁以上儿童及成人膳食中来源于食品工业加工产生的反式脂肪酸的 UL<1%E。

附表 3-4　中国居民膳食宏量营养素可接受范围 (AMDR)

| 人群 (岁) | 总碳水化合物 (%E[a]) | 添加糖 (%E) | 总脂肪 (%E) | 饱和脂肪酸 U-AMDR (%E) | n-6 多不饱和脂肪酸 (%E) | n-3 多不饱和脂肪酸 (%E) | EPA+DHA (g/d) |
|---|---|---|---|---|---|---|---|
| 0~ | —[b] | — | 48 (AI) | — | — | — | — |
| 0.5~ | — | — | 40 (AI) | — | — | — | — |
| 1~ | 50~65 | — | 35 (AI) | — | — | — | — |
| 4~ | 50~65 | <10 | 20~30 | <8 | — | — | — |
| 7~ | 50~65 | <10 | 20~30 | <8 | — | — | — |
| 11~ | 50~65 | <10 | 20~30 | <8 | — | — | — |
| 14~ | 50~65 | <10 | 20~30 | <8 | — | — | — |
| 18~ | 50~65 | <10 | 20~30 | <10 | 2.5~9.0 | 0.5~2.0 | 0.25~2.0 |
| 50~ | 50~65 | <10 | 20~30 | <10 | 2.5~9.0 | 0.5~2.0 | 0.25~2.0 |
| 65~ | 50~65 | <10 | 20~30 | <10 | 2.5~9.0 | 0.5~2.0 | 0.25~2.0 |
| 80~ | 50~65 | <10 | 20~30 | <10 | 2.5~9.0 | 0.5~2.0 | 0.25~2.0 |
| 孕妇 (早) | 50~65 | <10 | 20~30 | <10 | 2.5~9.0 | 0.5~2.0 | — |
| 孕妇 (中) | 50~65 | <10 | 20~30 | <10 | 2.5~9.0 | 0.5~2.0 | — |
| 孕妇 (晚) | 50~65 | <10 | 20~30 | <10 | 2.5~9.0 | 0.5~2.0 | — |
| 乳母 | 50~65 | <10 | 20~30 | <10 | 2.5~9.0 | 0.5~2.0 | — |

a: %E 为占能量的百分比。

b: 未制定参考值者用 "—" 表示。

附表 3—5 中国居民膳食微量营养素平均需要量（EAR）

| 人群（岁） | 钙(mg/d) | 磷(mg/d) | 镁(mg/d) | 铁(mg/d)男 | 铁(mg/d)女 | 碘(μg/d) | 锌(mg/d)男 | 锌(mg/d)女 | 硒(μg/d) | 铜(mg/d) | 钼(μg/d) | 维生素A(μgRAE/d)男 | 维生素A(μgRAE/d)女 | 维生素D(μg/d) | 维生素B1(mg/d)男 | 维生素B1(mg/d)女 | 维生素B2(mg/d)男 | 维生素B2(mg/d)女 | 维生素B6(mg/d) | 维生素B12(μg/d) | 叶酸(μgDFE/d) | 烟酸(mgNE/d)男 | 烟酸(mgNE/d)女 | 维生素C(mg/d) |
|---|---|---|---|---|---|---|---|---|---|---|---|---|---|---|---|---|---|---|---|---|---|---|---|---|
| 0~ | —a | — | — | — | — | — | — | — | — | — | — | — | — | — | — | — | — | — | — | — | — | — | — | — |
| 0.5~ | — | — | — | — | 7 | — | 2.8 | 2.8 | — | — | — | — | — | — | — | — | — | — | — | — | — | — | — | — |
| 1~ | 500 | 250 | 110 | 6 | 6 | 65 | 3.2 | 3.2 | 20 | 0.25 | 35 | 220 | 220 | 8 | 0.5 | 0.5 | 0.5 | 0.5 | 0.5 | 0.8 | 130 | 5 | 5 | 35 |
| 4~ | 650 | 290 | 130 | 7 | 7 | 65 | 4.6 | 4.6 | 25 | 0.30 | 40 | 260 | 260 | 8 | 0.6 | 0.6 | 0.6 | 0.6 | 0.6 | 1.0 | 150 | 7 | 6 | 40 |
| 7~ | 800 | 400 | 180 | 10 | 10 | 65 | 5.9 | 5.9 | 35 | 0.40 | 55 | 360 | 360 | 8 | 0.8 | 0.8 | 0.8 | 0.8 | 0.8 | 1.3 | 210 | 9 | 8 | 55 |
| 11~ | 1000 | 540 | 250 | 11 | 14 | 75 | 8.2 | 7.6 | 45 | 0.55 | 75 | 480 | 450 | 8 | 1.1 | 1.0 | 1.1 | 0.9 | 1.1 | 1.8 | 290 | 11 | 10 | 75 |
| 14~ | 800 | 590 | 270 | 12 | 14 | 85 | 9.7 | 6.9 | 50 | 0.60 | 85 | 590 | 480 | 8 | 1.3 | 1.1 | 1.3 | 1.0 | 1.2 | 2.0 | 320 | 14 | 11 | 85 |
| 18~ | 650 | 600 | 280 | 9 | 15 | 85 | 10.4 | 6.1 | 50 | 0.60 | 85 | 560 | 480 | 8 | 1.2 | 1.0 | 1.2 | 1.0 | 1.2 | 2.0 | 320 | 12 | 10 | 85 |
| 50~ | 800 | 600 | 280 | 9 | 9 | 85 | 10.4 | 6.1 | 50 | 0.60 | 85 | 560 | 480 | 8 | 1.2 | 1.0 | 1.2 | 1.0 | 1.3 | 2.0 | 320 | 12 | 10 | 85 |
| 65~ | 800 | 590 | 270 | 9 | 9 | 85 | 10.4 | 6.1 | 50 | 0.60 | 85 | 560 | 480 | 8 | 1.2 | 1.0 | 1.2 | 1.0 | 1.3 | 2.0 | 320 | 11 | 9 | 85 |
| 80~ | 800 | 560 | 260 | 9 | 9 | 85 | 10.4 | 6.1 | 50 | 0.60 | 85 | 560 | 480 | 8 | 1.2 | 1.0 | 1.2 | 1.0 | 1.3 | 2.0 | 320 | 11 | 8 | 85 |
| 孕妇（早） | +0e | +0 | +30 | — | +0 | +75 | — | +1.7 | +4 | +0.10 | +7 | — | +0 | +0 | — | +0 | — | +0 | +0.7 | +0.4 | +200 | — | +0 | +0 |
| 孕妇（中） | +160 | +0 | +30 | — | +4 | +75 | — | +1.7 | +4 | +0.10 | +7 | — | +50 | +0 | — | +0.1 | — | +0.1 | +0.7 | +0.4 | +200 | — | +0 | +10 |
| 孕妇（晚） | +160 | +0 | +30 | — | +7 | +75 | — | +1.7 | +4 | +0.10 | +7 | — | +50 | +0 | — | +0.2 | — | +0.2 | +0.7 | +0.4 | +200 | — | +0 | +10 |
| 乳母 | +160 | +0 | +0 | — | +3 | +85 | — | +3.8 | +15 | +0.50 | +3 | — | +400 | +0 | — | +0.2 | — | +0.2 | +0.2 | +0.6 | +130 | — | +2 | +40 |

a：未制定参考值者用"—"表示。

b：视黄醇活性当量（RAE，μg）=膳食或补充剂来源全反式视黄醇（μg）+1/2补充剂纯品全反式β-胡萝卜素（μg）+1/12膳食全反式β-胡萝卜素（μg）+1/24其他膳食维生素A原类胡萝卜素（μg）。

c：膳食叶酸当量（DFE，μg）=天然食物来源叶酸（μg）+1.7×合成叶酸（μg）。

d：烟酸当量（NE，mg）=烟酸（mg）+1/60色氨酸（mg）。

e："+"表示在同龄人群参考值基础上的额外增加量。

附表3-6 中国居民膳食矿物质推荐摄入量（RNI）或适宜摄入量（AI）

| 人群(岁) | 钙(mg/d) RNI | 磷(mg/d) RNI | 钾(mg/d) AI | 钠(mg/d) AI | 镁(mg/d) RNI | 氯(mg/d) AI | 铁(mg/d) RNI 男 | 铁(mg/d) RNI 女 | 碘(µg/d) RNI | 锌(mg/d) RNI 男 | 锌(mg/d) RNI 女 | 硒(µg/d) RNI | 铜(mg/d) RNI | 氟(mg/d) AI | 铬(µg/d) AI | 锰(mg/d) AI | 钼(µg/d) RNI |
|---|---|---|---|---|---|---|---|---|---|---|---|---|---|---|---|---|---|
| 0~ | 200(AI) | 100(AI) | 350 | 170 | 20(AI) | 260 | 0.3(AI) | 0.3(AI) | 85(AI) | 2.0(AI) | 2.0(AI) | 15(AI) | 0.3(AI) | 0.01 | 0.2 | 0.01 | 2(AI) |
| 0.5~ | 250(AI) | 180(AI) | 550 | 350 | 65(AI) | 550 | 10.0 | 10.0 | 115(AI) | 3.5 | 3.5 | 20(AI) | 0.3(AI) | 0.23 | 4.0 | 0.70 | 15(AI) |
| 1~ | 600 | 300 | 900 | 700 | 140 | 1100 | 9.0 | 9.0 | 90 | 4.0 | 4.0 | 25 | 0.3 | 0.60 | 15.0 | 1.50 | 40 |
| 4~ | 800 | 350 | 1200 | 900 | 160 | 1400 | 10.0 | 10.0 | 90 | 5.5 | 5.5 | 30 | 0.4 | 0.70 | 20.0 | 2.00 | 50 |
| 7~ | 1000 | 470 | 1500 | 1200 | 220 | 1900 | 13.0 | 13.0 | 90 | 7.0 | 7.0 | 40 | 0.5 | 1.00 | 25.0 | 3.00 | 65 |
| 11~ | 1200 | 640 | 1900 | 1400 | 300 | 2200 | 15.0 | 18.0 | 110 | 10.0 | 9.0 | 55 | 0.7 | 1.30 | 30.0 | 4.00 | 90 |
| 14~ | 1000 | 710 | 2200 | 1600 | 320 | 2500 | 16.0 | 18.0 | 120 | 11.5 | 8.5 | 60 | 0.8 | 1.50 | 35.0 | 4.50 | 100 |
| 18~ | 800 | 720 | 2000 | 1500 | 330 | 2300 | 12.0 | 20.0 | 120 | 12.5 | 7.5 | 60 | 0.8 | 1.50 | 30.0 | 4.50 | 100 |
| 50~ | 1000 | 720 | 2000 | 1400 | 330 | 2200 | 12.0 | 12.0 | 120 | 12.5 | 7.5 | 60 | 0.8 | 1.50 | 30.0 | 4.50 | 100 |
| 65~ | 1000 | 700 | 2000 | 1400 | 320 | 2200 | 12.0 | 12.0 | 120 | 12.5 | 7.5 | 60 | 0.8 | 1.50 | 30.0 | 4.50 | 100 |
| 80~ | 1000 | 670 | 2000 | 1300 | 310 | 2000 | 12.0 | 12.0 | 120 | 12.5 | 7.5 | 60 | 0.8 | 1.50 | 30.0 | 4.50 | 100 |
| 孕妇(早) | +0[b] | +0 | +0 | +0 | +40 | +0 | —[a] | +0 | +110 | — | +2.0 | +5 | +0.1 | +0 | +1 | +0.40 | +10 |
| 孕妇(中) | +200 | +0 | +0 | +0 | +40 | +0 | — | +4.0 | +110 | — | +2.0 | +5 | +0.1 | +0 | +4 | +0.40 | +10 |
| 孕妇(晚) | +200 | +0 | +0 | +0 | +40 | +0 | — | +9.0 | +110 | — | +2.0 | +5 | +0.1 | +0 | +6 | +0.40 | +10 |
| 乳母 | +200 | +0 | +400 | +0 | +0 | +0 | — | +4.0 | +120 | — | +4.5 | +18 | +0.6 | +0 | +7 | +0.30 | +3 |

a: 未制定参考值者用"—"表示。

b: "+"表示在同龄人群参考值基础上的额外增加量。

171

附表 3-7　中国居民膳食维生素推荐摄入量（RNI）或适宜摄入量（AI）

| 人群（岁） | 维生素A（μgRAE/d）c RNI 男 | 维生素A 女 | 维生素D（μg/d）RNI | 维生素E（mgα-TE/d）d AI | 维生素K（μg/d）AI | 维生素$B_1$（mg/d）RNI 男 | 维生素$B_1$ 女 | 维生素$B_2$（mg/d）RNI 男 | 维生素$B_2$ 女 | 维生素$B_6$（mg/d）RNI | 维生素$B_{12}$（μg/d）RNI | 泛酸（mg/d）AI | 叶酸（μgDFE/d）e RNI | 烟酸（mgNE/d）f RNI 男 | 烟酸 女 | 胆碱（mg/d）AI 男 | 胆碱 女 | 生物素（μg/d）AI | 维生素C（mg/d）RNI |
|---|---|---|---|---|---|---|---|---|---|---|---|---|---|---|---|---|---|---|---|
| 0~ | 300 (AI) | 300 (AI) | 10 (AI) | 3 | 2 | 0.1 (AI) | 0.1 (AI) | 0.4 (AI) | 0.4 (AI) | 0.2 (AI) | 0.3 (AI) | 1.7 | 65 (AI) | 2 (AI) | 2 (AI) | 120 | 120 | 5 | 40 (AI) |
| 0.5~ | 350 (AI) | 350 (AI) | 10 (AI) | 4 | 10 | 0.3 (AI) | 0.3 (AI) | 0.5 (AI) | 0.5 (AI) | 0.4 (AI) | 0.6 (AI) | 1.9 | 100 (AI) | 3 (AI) | 3 (AI) | 150 | 150 | 9 | 40 (AI) |
| 1~ | 310 | 310 | 10 | 6 | 30 | 0.6 | 0.6 | 0.6 | 0.6 | 0.6 | 1.0 | 2.1 | 160 | 6 | 6 | 200 | 200 | 17 | 40 |
| 4~ | 360 | 360 | 10 | 7 | 40 | 0.8 | 0.8 | 0.7 | 0.7 | 0.7 | 1.2 | 2.5 | 190 | 8 | 8 | 250 | 250 | 20 | 50 |
| 7~ | 500 | 500 | 10 | 9 | 50 | 1.0 | 1.0 | 1.0 | 1.0 | 1.0 | 1.6 | 3.5 | 250 | 11 | 10 | 300 | 300 | 25 | 65 |
| 11~ | 670 | 630 | 10 | 13 | 70 | 1.3 | 1.1 | 1.3 | 1.1 | 1.3 | 2.1 | 4.5 | 350 | 14 | 12 | 400 | 350 | 35 | 90 |
| 14~ | 820 | 630 | 10 | 14 | 75 | 1.6 | 1.3 | 1.5 | 1.2 | 1.4 | 2.4 | 5.0 | 400 | 16 | 13 | 500 | 400 | 40 | 100 |
| 18~ | 800 | 700 | 10 | 14 | 80 | 1.4 | 1.2 | 1.4 | 1.2 | 1.4 | 2.4 | 5.0 | 400 | 15 | 12 | 500 | 400 | 40 | 100 |
| 50~ | 800 | 700 | 10 | 14 | 80 | 1.4 | 1.2 | 1.4 | 1.2 | 1.6 | 2.4 | 5.0 | 400 | 14 | 12 | 500 | 400 | 40 | 100 |
| 65~ | 800 | 700 | 15 | 14 | 80 | 1.4 | 1.2 | 1.4 | 1.2 | 1.6 | 2.4 | 5.0 | 400 | 14 | 11 | 500 | 400 | 40 | 100 |
| 80~ | 800 | 700 | 15 | 14 | 80 | 1.4 | 1.2 | 1.4 | 1.2 | 1.6 | 2.4 | 5.0 | 400 | 13 | 10 | 500 | 400 | 40 | 100 |
| 孕妇（早） | —a | +0b | +0 | +0 | +0 | — | +0 | — | +0 | +0.8 | +0.5 | +1.0 | +200 | — | +0 | — | +20 | +0 | +0 |
| 孕妇（中） | — | +70 | +0 | +0 | +0 | — | +0.2 | — | +0.2 | +0.8 | +0.5 | +1.0 | +200 | — | +0 | — | +20 | +0 | +15 |
| 孕妇（晚） | — | +70 | +0 | +0 | +0 | — | +0.3 | — | +0.3 | +0.8 | +0.5 | +1.0 | +200 | — | +0 | — | +20 | +0 | +15 |
| 乳母 | — | +600 | +0 | +3 | +5 | — | +0.3 | — | +0.3 | +0.3 | +0.8 | +2.0 | +150 | — | +3 | — | +120 | +10 | +50 |

a：未制定参考值者用"—"表示。
b："+"表示在同龄人群参考值基础上的额外增加量。
c：视黄醇活性当量（RAE，μg）=膳食或补充剂纯品全反式视黄醇（μg）+1/2补充剂纯品全反式β-胡萝卜素（μg）+1/12膳食全反式β-胡萝卜素（μg）+1/24其他膳食维生素A原类胡萝卜素（μg）。
d：α-生育酚当量（α-TE），膳食中总α-TE（mg）=1×α-生育酚（mg）+1.5×β-生育酚（mg）+0.1×γ-生育酚（mg）+0.02×δ-生育酚（mg）+0.3×α-三烯生育酚（mg）。
e：膳食叶酸当量（DFE，μg）=天然食物来源叶酸（μg）+1.7×合成叶酸（μg）。
f：烟酸当量（NE，mg）=烟酸（mg）+1/60色氨酸（mg）。

附表 3-8　中国居民膳食营养素建议摄入量（PI-NCD）

| 人群（岁） | 钾（mg/d） | 钠（mg/d） | 维生素 C（mg/d） |
|---|---|---|---|
| 0~ | —a | — | — |
| 0.5~ | — | — | — |
| 1~ | — | — | — |
| 4~ | 2100 | 1200 | — |
| 7~ | 2800 | 1500 | — |
| 11~ | 3400 | 1900 | — |
| 14~ | 3900 | 2200 | — |
| 18~ | 3600 | 2000 | 200 |
| 50~ | 3600 | 1900 | 200 |
| 65~ | 3600 | 1800 | 200 |
| 80~ | 3600 | 1700 | 200 |
| 孕妇（早） | 3600 | 2000 | 200 |
| 孕妇（中） | 3600 | 2000 | 200 |
| 孕妇（晚） | 3600 | 2000 | 200 |
| 乳母 | 3600 | 2000 | 200 |

a：未制定参考值者用"—"表示。

附表 3—9 中国居民膳食微量营养素可耐受最高摄入量 (UL)

| 人群 (岁) | 钙 (mg/d) | 磷 (mg/d) | 铁 (mg/d) | 碘 (μg/d) | 锌 (mg/d) | 硒 (μg/d) | 铜 (mg/d) | 氟 (mg/d) | 锰 (mg/d) | 钼 (μg/d) | 维生素 A f (μgRAE/d)b | 维生素 D (μg/d) | 维生素 E (mgα-TE/d)c | 维生素 B6 (mg/d) | 叶酸 (μgDFE/d)e | 烟酸 (mgNE/d)d | 烟酰胺 (mg/d) | 胆碱 (mg/d) | 维生素 C (mg/d) |
|---|---|---|---|---|---|---|---|---|---|---|---|---|---|---|---|---|---|---|---|
| 0~ | 1000 | —a | — | — | — | 55 | — | — | — | — | 600 | 20 | — | — | — | — | — | — | — |
| 0.5~ | 1500 | — | — | — | — | 80 | — | — | — | — | 600 | 20 | — | — | — | — | — | — | — |
| 1~ | 1500 | — | 25 | — | 8 | 100 | 2 | 0.8 | — | 200 | 700 | 20 | 150 | 20 | 300 | 10 | 100 | 1000 | 400 |
| 4~ | 2000 | — | 30 | 200 | 12 | 150 | 3 | 1.1 | 3.5 | 300 | 900 | 30 | 200 | 20 | 400 | 15 | 130 | 1000 | 600 |
| 7~ | 2000 | — | 35 | 300 | 19 | 200 | 4 | 1.7 | 5.0 | 450 | 1500 | 45 | 350 | 25 | 600 | 20 | 180 | 1500 | 1000 |
| 11~ | 2000 | — | 40 | 400 | 28 | 300 | 6 | 2.5 | 8.0 | 650 | 2100 | 50 | 500 | 35 | 800 | 25 | 240 | 2000 | 1400 |
| 14~ | 2000 | — | 40 | 500 | 35 | 350 | 7 | 3.1 | 10.0 | 800 | 2700 | 50 | 600 | 45 | 900 | 30 | 280 | 2500 | 1800 |
| 18~ | 2000 | 3500 | 42 | 600 | 40 | 400 | 8 | 3.5 | 11.0 | 900 | 3000 | 50 | 700 | 55 | 1000 | 35 | 310 | 3000 | 2000 |
| 50~ | 2000 | 3500 | 42 | 600 | 40 | 400 | 8 | 3.5 | 11.0 | 900 | 3000 | 50 | 700 | 60 | 1000 | 35 | 310 | 3000 | 2000 |
| 65~ | 2000 | 3000 | 42 | 600 | 40 | 400 | 8 | 3.5 | 11.0 | 900 | 3000 | 50 | 700 | 60 | 1000 | 35 | 300 | 3000 | 2000 |
| 80~ | 2000 | 3000 | 42 | 600 | 40 | 400 | 8 | 3.5 | 11.0 | 900 | 3000 | 50 | 700 | 60 | 1000 | 30 | 280 | 3000 | 2000 |
| 孕妇 (早) | 2000 | 3500 | 42 | 600 | 40 | 400 | 8 | 3.5 | 11.0 | 900 | 3000 | 50 | 700 | 60 | 1000 | 35 | 310 | 3000 | 2000 |
| 孕妇 (中) | 2000 | 3500 | 42 | 600 | 40 | 400 | 8 | 3.5 | 11.0 | 900 | 3000 | 50 | 700 | 60 | 1000 | 35 | 310 | 3000 | 2000 |
| 孕妇 (晚) | 2000 | 3500 | 42 | 600 | 40 | 400 | 8 | 3.5 | 11.0 | 900 | 3000 | 50 | 700 | 60 | 1000 | 35 | 310 | 3000 | 2000 |
| 乳母 | 2000 | 3500 | 42 | 600 | 40 | 400 | 8 | 3.5 | 11.0 | 900 | 3000 | 50 | 700 | 60 | 1000 | 35 | 310 | 3000 | 2000 |

a: 未制定参考值者用 "—" 表示，有些营养素未制定可耐受最高摄入量，主要是因为研究资料不充分，并不表示过量摄入没有健康风险。

b: 视黄醇活性当量 (RAE, μg) =膳食或补充剂来源全反式视黄醇 (μg) +1/2 补充剂纯品全反式β-胡萝卜素 (μg) +1/12 膳食全反式β-胡萝卜素 (μg) +1/24 其他膳食维生素 A 原类胡萝卜素 (μg)。

c: α-生育酚当量 (α-TE)，膳食中总 α-TE (mg) =1×α-生育酚 (mg) +0.1×γ-生育酚 (mg) +0.02×δ-生育酚 (mg) +0.3×α-三烯生育酚 (mg)。

d: 烟酸当量 (NE, mg) =烟酸 (mg) +1/60 色氨酸 (mg)。

e: 指合成叶酸摄入量上限，不包括天然食物来源的叶酸。

f: 不包括来自膳食维生素 A 原类胡萝卜素来源的 RAE。

资料来源:《中国居民膳食营养素参考摄入量 (2013)》。

## 四、名词术语

1. 孕前糖尿病（Pre-Gestational Diabetes Mellitus，PGDM）：孕前已经确诊的糖尿病患者和在妊娠期首次发现且血糖升高已经达到糖尿病的诊断标准的患者，也称糖尿病合并妊娠。

2. 妊娠期糖尿病（Gestational Diabetes Mellitus，GDM）：妊娠期发生的不同程度的葡萄糖耐量异常，一般是指在妊娠 24~28 周及 28 周后做 75g 口服葡萄糖耐量试验，空腹、服糖后 1 小时、服糖后 2 小时任意一点血糖值超过标准值即可诊断，不包括妊娠前已存在的糖尿病。

3. 妊娠合并糖尿病包括孕前糖尿病（PGDM）和妊娠期糖尿病（GDM）。

4. 医学营养治疗（Medical Nutrition Therapy，MNT）：在临床条件下，对特定疾病患者采取的营养干预和管理措施，包括对患者进行个体化营养筛查、评定、诊断，以及营养治疗方案的制订、实施和监测。

5. 血糖指数（Glycemic Index，GI）：进食含 50g 碳水化合物的食物后，2~3 小时内的血糖曲线下面积相比空腹时的增幅除以进食 50g 葡萄糖后的相应增幅。通常定义 GI<55 为低 GI 食物，55≤GI≤70 为中 GI 食物，GI>70 为高 GI 食物。

6. 血糖负荷（Glycemic Load，GL）：单位重量的食物中可利用的碳水化合物的实际数量（g）与血糖生成指数（GI）的乘积。通常定义 GL≤10 为低 GL 食物，11<GL<19 为中 GL 食物，GL≥20 为高 GL 食物。

7. 食物交换份（Food Exchangelist）：将常见食物按照来源和性质划分为不同类别，同类食物在一定重量内所含的蛋白质、脂肪、碳水化合物的比例相似，产生能量也相似。食物间可以互换，以丰富食物选择的范围。

8. 理想体重（Ideal Body Weight，IBW）：营养学中的理想体重，以增长寿命及促进健康为原则，依照个人体型、身高与体重皆不同，以体质指数（Body Mass Index，BMI）为测量方法。

9. 体质指数（Body Mass Index，BMI）：是用体重（公斤）数除以身高（米）数平方得出的数字，是目前国际上常用的衡量人体胖瘦程度以及是否健康的一个标准。

10. 空腹血糖受损（Impaired Fasting Glucose，IFG）：服糖后 2 小时血糖正常，<7.8 mmol/L（<140mg/dL），而空腹血糖高于正常，但尚未达到糖尿病水平，即≥6.1mmol/L（≥110mg/dL）但<7.0mmol/L（<126mg/dL）。

11. 糖耐量异常（Impaired Glucose Tolerance，IGT）：服糖后 2 小时血糖超过7.8mmol/L，但仍未达到 11.1mmol/L 的糖尿病诊断标准，是介于糖尿病与正常人之间的一种中间状态。

12. 胰岛素抵抗（Insulin Resistance，IR）：各种原因使胰岛素促进葡萄糖摄取和利用的效率下降，机体代偿性地分泌过多胰岛素产生高胰岛素血症，以维持血糖的稳定。

## 五、常见单位换算表

1 磅（1b）＝0.454 千克（kg）。

1 千卡（kcal）＝4186.75 焦耳（J）。

葡萄糖：1 毫摩尔/升（mmol/L）＝18 毫克/分升（mg/dL）。

血肌酐：1 毫克/分升（mg/dL）＝88.7 微摩尔/升（μmol/L）。

尿素氮：1 毫摩尔/升（mmol/L）＝2.8 毫克/分升（mg/dL）

## 六、常见工具书

1. 杨月欣，中国疾病预防控制中心营养与健康所. 中国食物成分表标准版（第 6 版）［M］. 北京：北京大学医学出版社，2018。

2. 中国营养学会. 中国居民膳食指南（2016）［M］. 北京：人民卫生出版社，2016。

3. 中国营养学会. 中国居民膳食营养素参考摄入量（2013 版）［M］. 北京：科学出版社，2014。

4. 杨月欣. 中国营养科学全书［M］. 2 版. 北京：人民卫生出版社，2019。

# 附录 2

## 中国居民平衡膳食宝塔（2016）

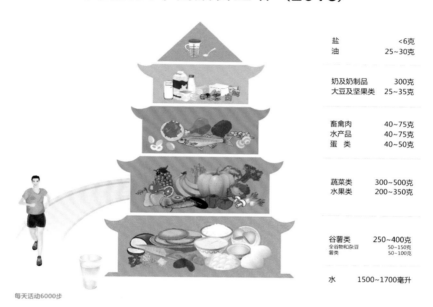

| | |
|---|---|
| 盐 | <6克 |
| 油 | 25~30克 |
| 奶及奶制品 | 300克 |
| 大豆及坚果类 | 25~35克 |
| 畜禽肉 | 40~75克 |
| 水产品 | 40~75克 |
| 蛋 类 | 40~50克 |
| 蔬菜类 | 300~500克 |
| 水果类 | 200~350克 |
| 谷薯类 | 250~400克 |
| 全谷物和杂豆 | 50~150克 |
| 薯类 | 50~100克 |
| 水 | 1500~1700毫升 |

每天活动6000步

**附图 1　一般人群平衡膳食宝塔（适合育龄妇女）**

中国营养学会 Chinese Nutrition Society　MCNC-CNS 中国营养学会 妇幼营养分会　中国备孕妇女平衡膳食宝塔

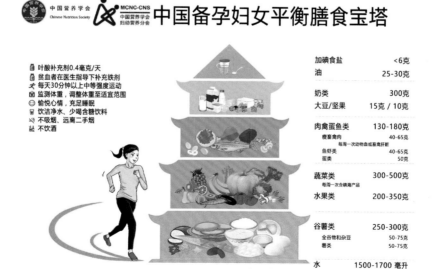

叶酸补充剂0.4毫克/天
贫血者在医生指导下补充铁剂
每天30分钟以上中等强度运动
监测体重，调整体重至适宜范围
愉悦心情，充足睡眠
饮洁净水、少喝含糖饮料
不吸烟、远离二手烟
不饮酒

| | |
|---|---|
| 加碘食盐 | <6克 |
| 油 | 25-30克 |
| 奶类 | 300克 |
| 大豆/坚果 | 15克 / 10克 |
| 肉禽蛋鱼类 | 130-180克 |
| 瘦畜禽肉 | 40-65克 |
| 每周一次动物血或畜禽肝脏 | |
| 鱼虾类 | 40-65克 |
| 蛋类 | 50 |
| 蔬菜类 | 300-500克 |
| 每周一次含碘海产品 | |
| 水果类 | 200-350克 |
| 谷薯类 | 250-300克 |
| 全谷物和杂豆 | 50-75克 |
| 薯类 | 50-75克 |
| 水 | 1500-1700 毫升 |

**附图 2　备孕妇女平衡膳食宝塔**

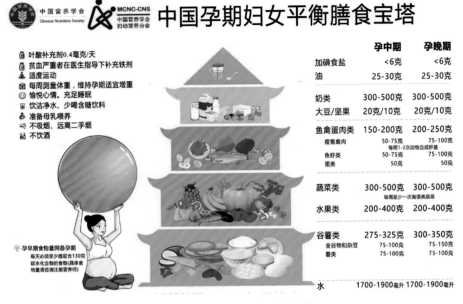

附图 3　孕期妇女平衡膳食宝塔

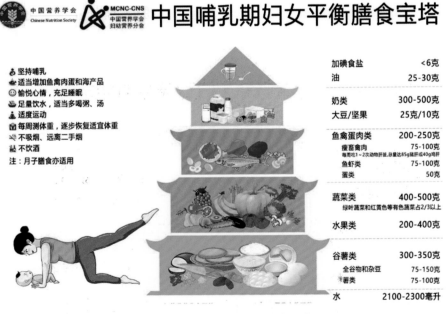

附图 4　哺乳期妇女平衡膳食宝塔

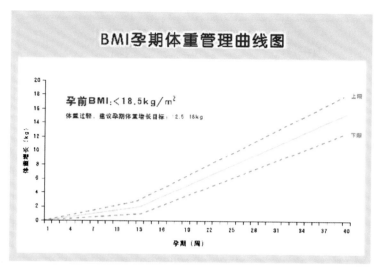

**附图 5　孕前消瘦孕妇体重管理曲线图**

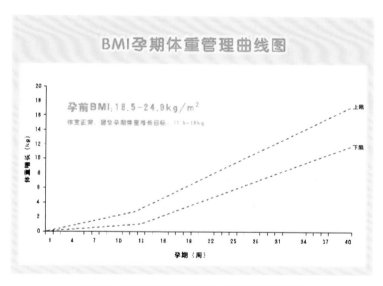

**附图 6　孕前 BMI 正常孕妇体重管理曲线图**

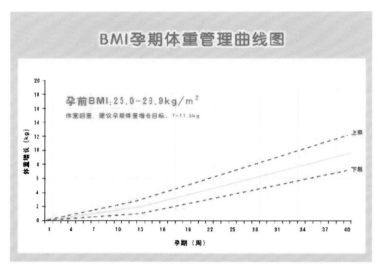

**附图 7    孕前超重孕妇体重管理曲线图**

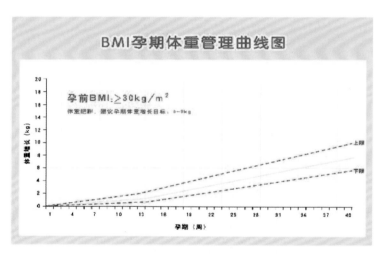

**附图 8    孕前肥胖孕妇体重管理曲线图**

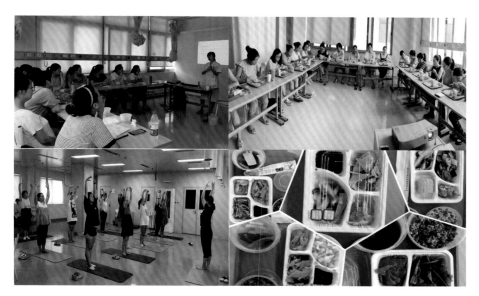

附图 9　四川省妇幼保健院妊娠合并糖尿病一日门诊示例

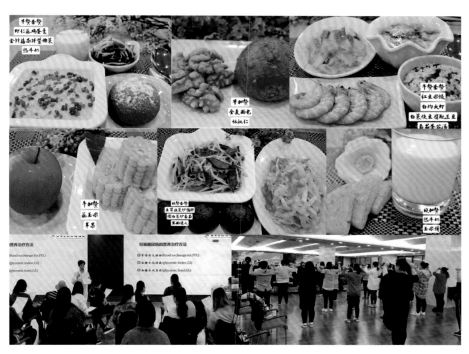

附图 10　甘肃省妇幼保健院妊娠合并糖尿病一日门诊示例

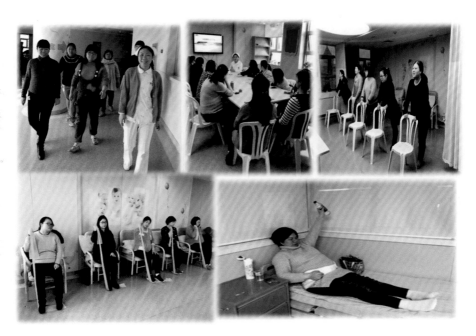

附图11　南京市妇幼保健院妊娠合并糖尿病一日门诊示例

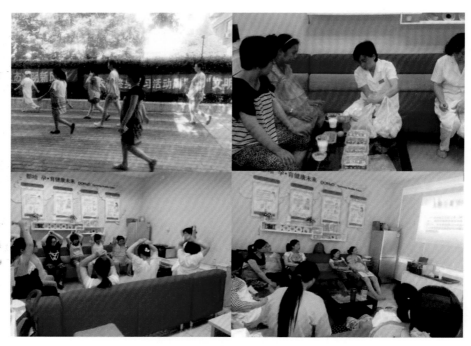

附图12　北京海淀区妇幼保健院妊娠合并糖尿病一日门诊示例

182

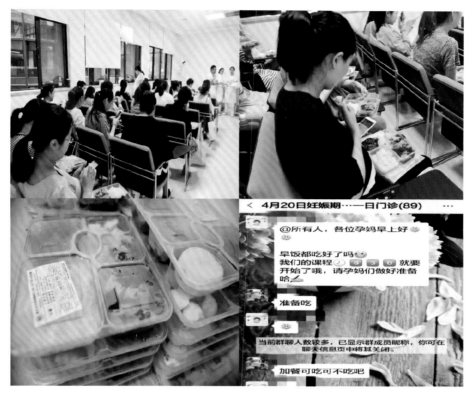

附图 13　重庆市妇幼保健院妊娠合并糖尿病一日门诊示例